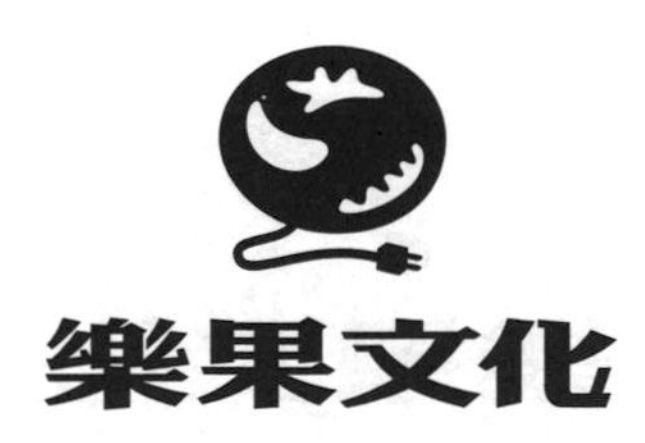
樂果文化

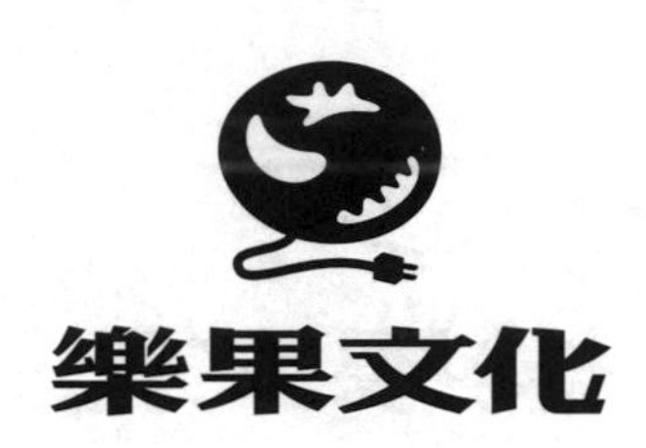
樂果文化

腸道抗癌力

中西醫大腸腫瘤防治錦囊

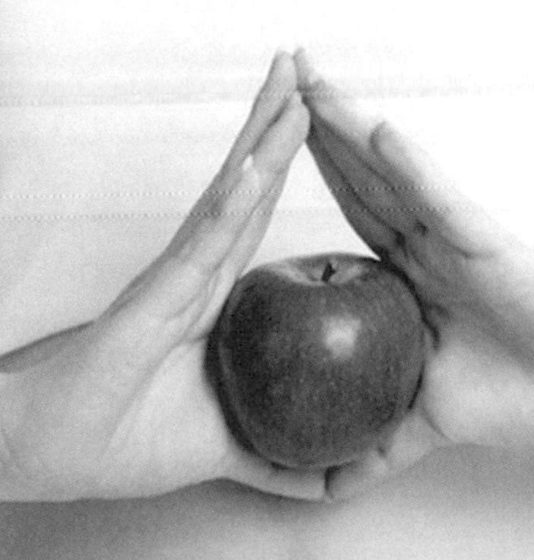

李岩、李春華——編著

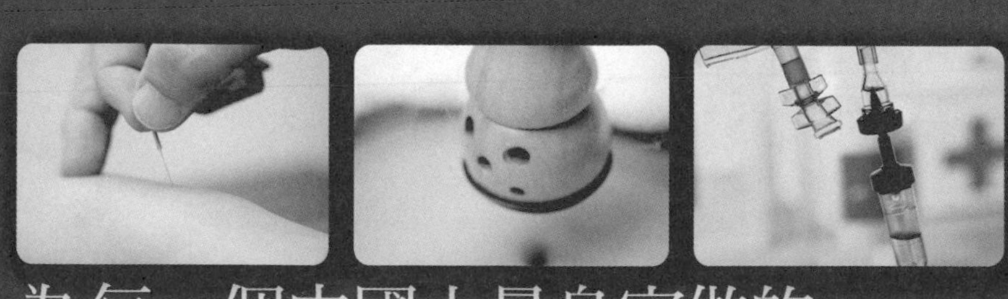

為每一個中國人量身定做的

腸道抗癌聖經

序

恩師李岩教授的《腸道抗癌力》即將出版，讓末學為之寫序，實在是班門弄斧。自六年前拜入師門，就跟他隨診切案抄方，課堂聆聽講授，茶餘飯後，醫話醫事，盡是他六十年來醫道生涯的零金碎玉。李教授一九六二年就已完成了中西兩個醫學院校的本科畢業，分配到北京中醫院從事腫瘤的防治研究工作十四年，隨後在北大附院動物實驗室展開動物腫瘤實驗研究十年，其後任中日友好醫院副院長兼腫瘤主任教授十餘年，屆齡退休。李教授不甘這一生所學與研究隨之退隱，一九九五年在兩岸三地創建腫瘤防治研究所，展開腫瘤學術交流，並成立醫、教、研、藥、書五位一體的腫瘤研治模式，這是一家具有中國特色的中西醫結合防治腫瘤的研究機構。李教授終其一生攻克腫瘤，繼承和發揚中國的傳統醫學。在當今學術界可謂是開路導師。

他常常教導我們說：「子不孝，父子過；教不嚴，師之惰。」栽培學生如兒女。為中國古老的醫學傳承接下堅韌的紐帶，他一生兢兢業業，科研態度嚴謹，奔赴於診療台、講台、手術台、實驗台而孜孜不倦。他經常提醒我們，應該怎樣穿好

這件白袍，威嚴的身影後面，我們應潛心鑽研，為每一位病患盡心盡力。李教授他精於辯證，善於用藥，時時叮囑臨證如臨陣，用藥如用兵。他的臨床總結，實驗報告都非常有公信力，常被後學們借鑒引用。

大腸癌是大腸黏膜上皮起源的惡性腫瘤，是最常見的消化道惡性腫瘤之一，僅次於胃癌、食道癌。也是中國常見的惡性腫瘤。手術切除後的五年生存率平均可達四十%至六十%，早期發現、早期診斷、早期治療以及配合中醫藥的綜合治療是提高大腸癌療效的關鍵。

《腸道抗癌力》一書診斷上有西醫的病理、影像診斷，也有中醫的辯證論治，審證求因基本理論。本病在中醫臨床中屬於「髒毒」、「腸覃」、「鎖肛痔」、「下痢」、「症瘕」等範疇。中國醫學認為憂思抑鬱，脾胃失和，濕濁內生，鬱而化熱；或飲食不節，誤食不潔之品，損傷脾胃，釀生濕熱，均可導致濕熱下注，浸淫腸道，腸道氣血運行不暢，日久蘊蒸化為熱毒，血肉腐敗故見腹痛腹瀉，便中夾有黏液膿血或為便血，濕、毒、痰、瘀、凝結成塊，腫塊日益增大，腸道狹窄，出現排便因難，如病情遷延，脾胃虛弱，生化乏源，氣血虧虛，或由脾及腎，還可以出現脾腎陽虛，虛實夾雜，甚至陰陽離決等變化。綜上觀之，李教授主張原發病灶爭取手術切除，隨後中醫關注病機、病位、病症來綜合施治。治療上根據辯證論治的理論，遵照理法方藥的原則，再加上他多年的抗癌經驗物來組方如：鱗癌在八鋼辯證的基礎方上再加入山豆根、半枝蓮、莪朮；腺癌在基礎方上加入龍葵、白英、莪朮；對於晚期腫瘤多調理脾胃扶正蕩邪為治療原則，使機體與腫瘤暫時可以和平共處，以待機體恢復好轉再行清除根治。

李教授的《腸道抗癌力》一書，是以中西醫結合的形式面世。不僅是臨床醫務人員頗具借鑒的一本醫學專著，更是患者殷切關注的有用資料，是一本值得廣大讀者認真研讀的好書。

諒其斗膽為序。

何思儀

二〇一二年四月廿二日於廣州中醫大學

作者簡介：

李岩，教授，研究員，主任醫師帶研究生導師。醫道生涯五十載，腫瘤防治研究半世紀，承擔國家教委研究生導師及科委重點研究項目帶頭人。學術著作：《腫瘤臨證備要》、《腫瘤病人自家療養》、《腫瘤預防治療保健》、《李岩腫瘤驗方選》、《中華中草藥最新治癌全集》、《腫瘤醫護錦囊》、《腫瘤心理錦囊》、與《腫瘤防治錦囊》，前兩本專著修訂三版並有日文譯本。其合著有《中醫臨證備要》、《腫瘤病問答》、《康復醫學》、《中國傳統康復醫學》、《胃癌》及《肝癌》、《肺癌》、《老年醫學》等國內外發表論文五十餘篇，譯文二十餘篇。共撰寫專業稿三〇〇餘萬言。

李春華，女，出生於一九六三年六月，學生出身，一九八一年畢業於呼和浩特「四大經典」函授班，一九八三年畢業于呼倫貝爾衛生學校。事後跟隨李岩教授六年餘，一九八九年曾在北京朝陽醫院進修一年。一九九八年曾在哈爾濱中醫學院進修一年。從事臨床工作二十餘年，現在呼盟根河市中醫院從事中醫內科臨床工作，並擔任中醫內科主任。曾發表過很多論文，如〈自擬玄黃芪蒼石湯治療糖尿病一〇三例臨床觀察〉等。

【目錄】

第一章 緒論　11

第一節 大腸癌流行病學特點／12

第二節 大腸癌發病因素／17

第二章 中國傳統醫學對大腸癌的論述　25

第一節 中國傳統醫學歷代對大腸癌的認識與文獻記載／27

第二節 近代中西醫對大腸癌防治研究的進展／34

第三章 大腸癌的解剖、生理特徵及發病　65

第一節 解剖、生理／66

第二節 大腸常見疾患／85

一、良性疾病／85

二、惡性疾病：大腸癌／138

第四章 大腸癌診斷與鑒別診斷 151

第一節 大腸癌的診斷／152

第二節 大腸癌的鑒別診斷／189

第五章 癌前病變的防治 191

第一節 腸息肉與腸息肉病／192

第二節 潰瘍性結腸炎／198

第六章 大腸癌的治療法則 211

第一節 外科治療原則／212

第二節 大腸癌的化學治療／271

第三節 晚期大腸癌的化學治療／289

第四節 大腸癌的輔助化療／323

第五節 大腸癌的中醫辯證施治治療／346

第六節 中西醫結合治療／354

第七章 大腸癌的護理及康復 377

第一節 護理／378

第二節 康復／395

第八章 大腸癌的預防和預後 405

第一節 大腸癌的預防／406

第二節 早期發現、早期診斷和早期治療（大腸癌的預後）／415

第一章

緒論

大腸癌是常見的惡性腫瘤之一，但大腸上長的腫瘤並非一定就是大腸癌。大腸癌可發生在大腸的任何部位，但分佈不均勻，國內外也有明顯的差異。中國大腸癌的發病占全球癌症發病的第三位；大腸癌是最常見的癌瘤之一，其發病率仍處於上升趨勢，中國大腸癌發病率和死亡正以每年四・二%遞增。

本書以中、西醫結合特點對大腸癌進行系統論述。採用當代西醫檢測手段並列出有效方藥，組成綜合方案為大腸癌預防治療、康復所應用。

本書內容共分八章，論述了大腸癌的生理解剖，大腸癌的流行病學特點，中國傳統醫學對大腸癌的論述，大腸癌的診斷與鑒別診斷，癌前病變的防治，大腸癌的治療法則，大腸癌的護理及康復，本書合理聯合應用多種有效方法才能進一步提高療效。

第一節　大腸癌流行病學特點

從全世界範圍看，大腸癌發病率呈上升趨勢，尤其是結腸癌的發病率迅速上升。世界上也有不少國家及地區大腸癌的發病部位發生了明顯的變化，從原來直腸癌多於結腸癌而變為結腸癌多於直腸癌。美國二〇世紀四〇年代時的大腸癌中直腸癌占五五％，一九九二年只占二八．八％。隨著人們的生活方式變化，尤其是飲食結構的改變，預測結腸癌發病率將可能繼續上升。因此，有必要充分認識大腸癌的流行病學性和探討影響大腸癌發病的可能病因因素，以便為大腸癌的防治提供依據。

一、發病率和死亡率

大腸癌是歐美發達國家常見的惡性腫瘤，在發病譜和死亡譜上均居第三位。從全世界範圍看，中國為大腸癌低發地區，但其發病率呈上升趨勢，尤其是結腸癌的發病率迅速上升。目前，大腸癌已成為中國第五位常見惡性腫瘤，在大城市幅度更快。以上海為例，一九九三—一九九四年與一九七二—一九七四年比較，男性結腸癌增加一〇四％，女性增加九九％，男女性結腸癌的標化發病率上升一〇〇％，每年增加四％左右。一九九四年，男女結腸癌分別為16.2/10萬及14.5/10萬。直腸癌的上升幅度較小，男性增加十一%，女性增加七%。總之，九〇年代與七〇年代相比，大腸癌的發病率在城市上升三一・九五%，在農村上升八・五一%。在城鎮也升高，如浙江嘉善縣女性發病率居第三位。據預測，中國大腸癌的發病率與死亡率在今後很長一段時間內將穩步上升，成為中國最常見的、發病率上升的惡性腫瘤之一。

大腸癌死亡率的變化也較大。在中國城市試點地區，男性的大腸癌死亡率居全部惡性腫瘤的第五位；北京市女性為第二位，上海女性為第三位，天津市與武漢市的女性為第四位，哈爾濱市的女性為第五位。農村試點地區的大腸癌死亡率大多為第五位。（浙江嘉善的女性為第二位，江蘇啟東的女性為第四位，福建長樂的男女性均為第六位，山東臨沂的女性為第六位）。城市試點地區大腸癌的死亡發病比小於農村試點地區，以世界人口年會調整率計，城市男性比值波動在〇・四四一—〇・六二五之間，女性在〇・四六七—〇・六三五之間，農村試點地區男性比值在〇・七〇七—〇・七三九之間，女性在〇・六八九—〇・七八八之間。

二、大腸癌的流行特徵

（一）時間趨勢

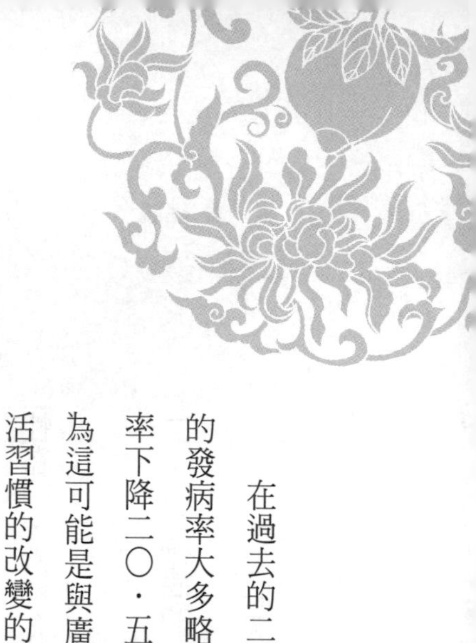

在過去的二十年中世界大多數國家和地區結腸癌的發病率有所下降。而同期直腸癌的發病率大多略有升高或基本處於穩定狀態。美國自一九七三—一九九五年大腸癌死亡率下降二〇．五％，發病率下降七．四％，特別是一九八六年後下降速率加快，一般認為這可能是與廣泛開展大腸癌篩檢和結腸鏡摘除發現的息肉有關，不可能是飲食和生活習慣的改變的結果。

（二）地區分佈

世界各地結直腸癌的發病率和死亡率差異較大，美國、加拿大、丹麥、盧森堡等西歐及北美發達國家是大腸癌發病率最高的國家，發病率高達35—50/10萬，東歐等地區的發病率為20—30/10萬；目前，在美國，大腸癌患者死亡率僅次於第一位的肺癌，位居惡性腫瘤第二位。一些社會經濟較發達的國家或城市及以色列猶太人的發病率居高；亞洲、非洲和大多數拉丁美國家的發病率最低。在中國，大腸癌發病率的地理分佈特徵為：沿海東部地區比內陸西北地區高發，其中最高的是長江中下游地區，也就是經濟發達地區發病率高，城市較農村高，大城市較中小城市高，該分佈特徵同樣表明大腸癌發病與地區經濟、生活習慣、飲食結構等因素相關。一九七〇年代的全國死因調查表明，浙江省嘉善縣大腸癌的發病率和死亡率居全國最高，分別為25.6/10萬和20.6/10萬。

（三）移民因素

從移民因素看，中國和日本大腸癌發病率低於美國，但移居到美國後，其第二代發病率明顯上升，接近於當地居民，且發病部位與分佈與當地居民相似。在進行了大量移民流行病學研究後證實，就大腸癌病因學而言，起決定性作用的因素是環境因素而非遺傳因素。移居美國的第一代與第二代日本移民患大腸癌的機會是生活在本土的日本人的二．五倍。移居美國的中國移民大腸癌的發病率與死亡率也明顯高於中國居民，而與美國居民相接近。Whittemore等（一九八九）報導中國上海市結直腸癌與美國華人、美國及加拿大白人結直腸癌流行特徵比較結果，顯示美國老年男性華人的結腸癌發病率大致與當地白人雷同，是中國上海人的七倍；而女性華人結腸癌發病率處於中國人與美國白人之間，比中國人高三－四倍。美國老年男性華人的直腸癌發病率是中國人的二倍，女性差別不大。認為該現象與他們的生活方式改變有關，尤其是飲食結構的變化。同樣的情況也見於新加坡華人。這些流行病學特徵表明大腸癌的發病與地區經濟、生活習慣、飲食結構等因素明顯相關。

（四）宗教因素

生活在美國加利福尼亞第七日安息會教徒（the seventll day Adrentists)以素食為主，其大腸癌的死亡率比該地區的一般人群低六成。同樣美國的摩門教徒（該教徒吃肉，同

時也吃較多的穀物、麵類食品），他們的大腸癌發病率也比其他的人群低。在印度孟買，多吃肉類食品祆教徒（Parsees）大腸癌的發病率比食素的印度教徒(Hindccs)高。宗教因素的研究反映生活方式、飲食習慣對結直腸癌發病的影響。

（五）解剖部位分佈

在大腸癌高發地區，乙狀結腸與上段直腸（包括直腸乙狀結腸交界處）較多見。高發區與低發區大腸癌不同解剖部位的比例大致相同，而差異較大的是低發區乙狀結腸癌發病率較低；與此相反，低發地區的右半結腸癌比例較高。這就顯示不同地區、不同部位結腸癌的致病因素可能有所差異。下段直腸癌差異較大，顯示影響不同部位直腸癌的發病因素也可能不同。

第二節 大腸癌發病因素

大腸癌的發病是一個多因素多步驟的過程，這個過程是一個機體內因與環境、飲食生活習慣等外部因素交互作用 的過程，相應形成不同病理階段的表型（圖1–2–1）。遺傳因素是遺傳物質的不穩定性，也包括代謝酶的多態性，在大腸癌的發生與發展亦起著重要作用。大腸癌的病因包括多種因素（生物、物理、化學等因素），並且各種因素間相互作用。中國二十多年來進行的對大腸癌多項流行病學研究，包括了中美華人以及中國六地區間大腸癌大樣本的配對，調查研究，進行了分項分析包括對大腸癌危險因素Meta分析，明確了中國人大腸癌的高危因素，從而為

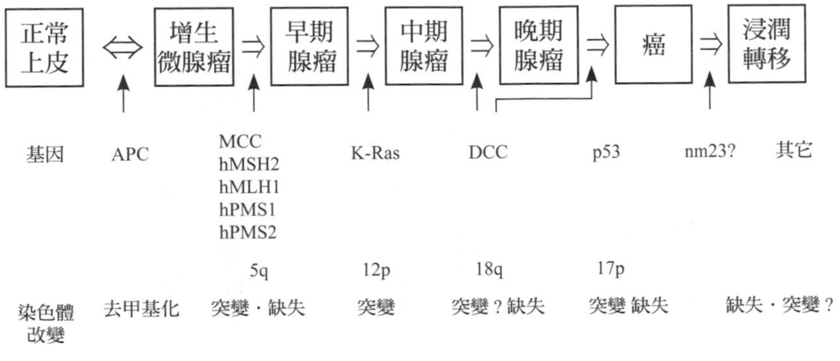

正常上皮 ⇔ 增生微腺瘤 ⇒ 早期腺瘤 ⇒ 中期腺瘤 ⇒ 晚期腺瘤 ⇒ 癌 ⇒ 浸潤轉移

基因：APC；MCC hMSH2 hMLH1 hPMS1 hPMS2；K-Ras；DCC；p53；nm23?；其它

5q　12p　18q　17p

染色體改變：去甲基化；突變・缺失；突變；突變？缺失；突變 缺失；缺失・突變？

圖1–2–1 大腸癌發生發展各階段的分子事件

建立中國大腸癌的高危人群提供了基礎，為篩查及監控（隨訪）提供了目標人群。

一、大腸癌的發病因素

一些大腸癌流行病學研究表明，社會發展狀況、生活方式及飲食結構與結直腸癌密切相關，並有現象顯示影響不同部位、不同年齡組大腸癌發病的環境、遺傳因素可能存在差異。

（一）飲食因素

流行病學研究表明，大約有七成—九成的腫瘤發病與環境因素和生活方式有關，而其中四成—六成的環境因素在一定程度上與飲食、營養相關聯，故在大腸癌發病中飲食因素被看作是極為重要的因素。

1. 高脂、高蛋白、低纖維素

上海市大腸癌發病率時間趨勢與飲食結構的相關分析表明，結腸癌發病率變化與飲食結構的改變密切相關。上海市居民八〇年代一些主要食品人均消耗量比五〇年代明顯增加，其中豬肉增加了三倍，禽蛋二·二倍，新鮮蔬菜一·六倍。美國動物性食品的構成比較中國高二—五倍，兩組間之攝入量的差異則更大。該飲食結構的不同，可能部分解釋不同地區間結直腸癌的發病率差異。

Whittemore等（一九九〇）比較影響中國杭州，北美華人大腸癌危險因素的研究結

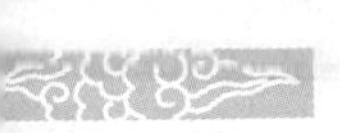

果，高攝入飽和脂肪酸者較低攝入組的結直腸癌發病危險顯著增高，並比對與北美華人聯繫較為密切。北美華人：男性OR=2:1,95%CI=6.1—2.7.，女性OR=2:2,95%CI=1.5—3.5。中國杭州：男性OR=1:2,95%CI=0.8—1.71.，女性OR=1:4,95%CI=0.9—2.3。而兩組與飽和脂肪酸聯繫性的差異可能以人群飲食結構差異來解釋。焦登鼇等（一九八八年）的病例對照研究結果，對照組比病例組攝入較多的粗纖維和維生素C，且差異達到顯著性水準。

食物纖維(dittay fiber)是指植物性食物中不能被人的消化酶所分解的植物多糖類和木質素。研究表明，增加麥麩纖維的攝入，可以促進糞便致突變物的排出或抑制其產生，並降低次級膽酸的濃度。飲食纖維抑癌的重要環節是影響腸道酸鹼度。通常大腸癌低發地區糞便的PH值要比高發地區高。纖維素還具有改變腸道菌群，影響腸粘膜結構和功能的作用，並影響黏膜上皮細胞的生長速率，調節腸道酸鹼度，以及通過粘蛋白加強黏膜屏障作用，減少腸內有毒物質對腸上皮的侵害。

2. 維生素

楊工等（一九九三）的一項病例對照研究表明，胡蘿蔔素維生素B_2、維生素C、維生素E（維生素Be、Eγ、Eε）均與降低結直腸癌發病相對危險度有關，統計學檢驗均達到顯著性水準，並呈劑量反應關係。維生素D和鈣具有保護作用。

3. 油煎炸食品

食物烤（炸）焦的部分（尤其是肉類食品）中可能含有能用於結腸的致癌劑。楊工（一九九四）的病例對照研究結果顯示每周攝取三次以上油炸食品在發生結腸癌的超額危險是不足一次者的二・三倍（$p<0.01$），直腸癌為二・六倍，右半結腸癌為一・九倍。焦登鼇、陳坤等報導紅燒魚亦為高危因素。

4. 蔥蒜類

蔥蒜類食品對腫瘤的保護作用已受到廣泛的重視，並在實驗中多次證實了該食物對腫瘤生長的抑制作用。Wargouich（一九八七）報導大蒜油能明顯減少由二甲基膽蒽引起的大腸黏膜細胞損傷，並能使小鼠大腸癌誘發率降低七五％。

5. 食鹽和醃製食品

楊工（一九九三）的病例對照研究結果顯示，每周攝取三次以上醃製食品者發生結腸癌的超額危險是不足一次者的二・二倍（$p<0.01$），直腸癌為二・三倍（$p<0.01$），左半結腸癌為二・一倍，右半結腸癌為一・八倍。該危險因素的解釋可能與食品醃製過程所產生的致癌物有關，而高鹽攝入可能是一種伴隨狀態。

6. 微量元素和礦物質

硒，由幾項國家間的大規模研究發現，多種癌症的死亡率（包括結、直腸癌與當地飲食硒攝入量及土壤硒會呈負相關）。也有認為這些因素並不直接影響人群結、直腸癌的發病和風險。飲食鈣對結、直腸癌的保護作用不但與攝入量有關，還與鈣的攝 入來源密切相關。動物性飲食降低結、直癌發生風險有關，而植物性飲食鈣則與此不相關。

7. 職業因素與體力活動

Donham等（一九八〇）報導，大腸癌患者中石棉絕源材料生產工人較常見，並且動物實驗也證實吞食石棉纖維能夠穿透腸黏膜。上海市職業與腫瘤發病率關係研究表明（高玉堂一九九〇），各類專業、技術人員結腸癌標準化發病率比（SIR）顯著增高。但一般並不認為結腸癌是一種職業病。

在職業體力活動的分析中發現，長期或經常處於坐位的職業類別患結腸癌的危險性是比體力活動較大的職業的一．四倍，並與盲腸癌的聯繫較為密切。體力活動可以刺激前列腺素的產生與分泌。因此缺少體力活動可以增加患結腸癌的危險性。Whittemore（一九九〇）的病例對照研究結果也支持體力活動可以防止大腸癌（尤其是結腸癌的保護性作用）。

（二）遺傳因素

據估計二〇%—三〇%的結直腸癌患者中，遺傳因素可能起著重要的作用。大腸癌患者的家族成員發生結直腸癌的危險性也較大（RR=3.5—4.0）。

楊工等（一九九四）通過基於全國人群的對照譜系調查（一三二八大腸癌先證者家系和一四五一人群對照家系）結果表明：(1)各不同先證者組別一等親屬大腸癌曾患率顯著高於二等親屬。一等親屬大腸癌曾患率（九〇〇）分別為：大腸癌組七．四、結腸癌組九．四、左半結腸癌組九．六、右半結腸癌組六．七、直腸癌組四．九，對照組一等親屬大腸癌曾患 率為二．七%。(2)各先證者組別分離比均顯著低於〇．二五（在〇．〇一六—〇．〇二二之間）。(3)各組一等親屬遺傳度明顯高於二等親屬；不同先證者一等親屬組間遺傳度比較，左半結腸癌組為二八．五%，右半結腸癌組二〇%，直腸癌組二．九%。並估計了大腸癌家庭成員（一等親屬）的大腸癌發生危險性。

（三）疾病因素

1. 腸道慢性炎症和息肉、腺瘤

患慢性潰瘍性結腸炎超過十年者，發生大腸癌的危險性較一般人群高數倍。家族性息肉綜合症（包括遺傳結直腸腺瘤等）大多為常染色體顯性遺傳。患遺傳性腺瘤病（綜合症）者，發生結直腸癌的可能性極大，對於未接受治療的患者到四十歲時，八成可發生癌變。大腸息肉患者發生大腸癌的超額危險度是非息肉人群的二二倍，病程在五年以上者的OR是五年以下者的四倍，分別為十一．六（$p<0.01$）和四五．七（$p<0.01$）。

2. 血吸蟲病

中國南方十二個省（市、自治區）和浙江省嘉興地區十個縣的血吸蟲病發病率與大腸癌死亡率之間的等級相關係數分別為〇．七〇六和〇．九〇三，都具有非常顯著的相關性。顯示在中國血吸蟲病嚴重流行地區，血吸蟲病可能與大腸癌高發有關。從流行病學研究所得到的關於大腸癌與血吸蟲病相關的證據很少。如目前血吸蟲病已日漸控制的大腸癌高發區浙江嘉興縣，大腸癌的發病率、死亡率均未下降。浙江海寧地區血吸蟲與大腸息肉的流行病學及病理學研究報告也認為，息肉癌變與息肉中血吸蟲蟲卵的存在與否無關。此外，在上述兩地區進行的人群大腸癌普查結果也不支持血吸蟲病是大腸癌的危險因素。焦登鼇等（一九八八）報告大腸癌高發區浙江嘉善的病例—對照研究結果，未發現血吸蟲與大腸癌發病存在相關性（RR=1.25，$p<0.05$）。血吸蟲病與結直腸癌的相關性均不密切。顯示可能存在觀察偏高。

3. 膽囊切除術

近年的文獻論及膽囊切除術與結直腸癌發病的關係時，發現膽囊切除術後可以增加患結腸癌的危險性，尤其是近端大腸癌。但有研究表明膽囊切除術後可能增大該組人群患結腸癌的危險性，但未達顯著性水準。

第二章

中國傳統醫學對大腸癌的論述

中國古代醫學家早就有關於腸解剖的論述，其中最早見於《內經》、《難經》，如《靈樞．腸胃篇》載「……小腸後附脊，左環周迭積，其注於回腸者，外附於臍上，回運環十六曲，……大四寸，經一寸寸之少半，長二丈一尺。廣腸傳脊，以長六丈四寸四分，回曲環反，三十二曲也。」《難經．四十二難》：「大腸重二斤十二兩，長二丈一尺，廣四寸，經一寸，當齊右回十六曲，盛穀一斗，水七升半」。「大腸小腸會為闌門，下級為魄門」。後世《針灸甲乙經》、《備急千金要方》等也記述了腸解剖內容，大抵與《內經》的記載相似。至明代《醫學入門》中提出（肛門與其他臟腑及氣血的關係：「肛……總通於肺，而心腎膀胱連絡系膈下馬脊連心腎膀胱，相系膈膜筋絡散佈包裹，然後名分紋理羅絡大小腸與膀胱，其細脈之小，乃氣血津液走之道」），此為大小腸血液供給，血管由腸系膜包裹散佈，並有細小分支至腸管，營養物質此輸送大小腸。由此可見，古代通過對人體的如實解剖，對腸管的形狀、大小、長短、容積及其他臟器的關係者較詳盡的度量衡測，其描述基本符合實際，實屬可貴。

對腸生理的認識

（1）主傳導變化：《素問．六節脾象論》：「脾胃、大腸、小腸，膀胱者，倉稟之本，營之居也，名曰器，能化糟粕，轉味而出入者也」。《素問．靈蘭秘典論》云：「大腸者，傳導之官，變化出焉」。《素問．五臟別論》有：「夫胃、大腸、小腸、三焦、膀胱，此五者，天氣之所生也，其氣向天，故瀉而不藏，此受五臟濁氣，名曰傳化之腑，此不能久留輸瀉者也。魄門安五臟使，水各不得久藏」。《靈樞．平人絕穀篇》又有「胃滿則腸虛，腸滿則胃虛，更虛更滿，故氣得上下，五臟安定，血脈和利，精神乃居」。以上說明，胃、大小腸為傳導之官，具有消化吸收水各精氣津液，排出糟粕濁氣的功能。

（2）主津的吸收：《靈樞．經脈篇》有「大腸……是津液所生病者」。李幹垣的《蘭室秘藏》中云：「夫大腸庚也，主津，本性燥清，清腸庚金也，主津，本性燥清，清肅釘之氣。本位主收，其所司行津，以從足陽明旺則生化萬物者也……」。津液來源於飲食。津液的生成、輸布、吸收、轉化、排泄與肺、脾、腎三焦、膀胱有密切關係，而吸收主要在大腸，通過胃之「泌糟粕，蒸津液」後則輸運給大腸，大腸則吸收津液，使糟粕形成有形之糞便。如大腸吸收其津液失常則或為腹瀉，或為便秘，所以大腸主津液所生病。

第一節 中國傳統醫學歷代對大腸癌的認識及文獻記載

中國傳統醫學認為大腸癌屬於「腸覃」，「積聚」範疇，在歷代文獻中有極為豐富的論述。資料除古醫籍之外，還包括不少古典文學、歷史、地理等著述，如《說文解字》、《爾雅》、《周家》，甚至殷墟甲古文中也有對腫瘤症狀，治法的描述。以下根據年代記載，介紹如下：

（一）秦—西漢時期（西元前二二一年—西元二五年）

西元前五—三世紀，中國現存較早的醫學書籍《黃帝內經》中，對腫瘤病的病因解釋為「營衛不通」、「寒氣客於腸外與衛氣相博」、「喜怒於不適……寒溫不時，邪氣勝之，積聚之留」。

《靈樞．水脹篇》曰：「腸覃如何」？岐伯曰：「寒氣客於腸外，與衛氣相博，氣不得榮，因有所繫，癖而內著，惡氣乃起，息肉內生。其始生也，大如雞卵。」

《靈樞．五變篇》說：「卜之善病腸中積聚。」

《素問．氣厥論篇》則說：「小腸移熱於大腸，為沉。」

《靈樞．刺節真邪》云：「有所結，氣歸之，衛氣留之，不得反，津液久留，俁而為腸瘤，久者數發乃成……。」

（二）東漢—三國時期（二五—二六五年）

華佗在《中藏經》卷中〈論癰疽瘡腫第四十一〉提出：「夫癰疽瘡腫之所作也，皆五臟六腑蓄毒不流則生矣，外毒因榮衛雍塞而發者也。」按其論述，腫瘤並非因榮衛失調體表感受外邪所致，更重要的是強調內部臟腑失調，蓄毒不化而成。可見中國古代對腫瘤發病的認識，不認為它是全身性疾病的局部表現，而且認為它具一種內因為主的發病機制。

張仲景著《鑫匱要略》中說：「脈弦者虛也，胃氣無餘，朝食暮吐，變為胃反。」「朝食暮吐，宿食不化，名曰辦胃反。」此兩段均類似胃竇癌幽門梗阻現象。

（三）晉、南北朝、隋代時期（二六五—六一八年）

葛洪在《肘後備急方》卷四〈治卒心腹堅方第二十六〉中說：「風瘕堅之起，多以漸生，如有卒覺便牢大，自難治也。腹中瘕有結節，便害飲食，轉羸瘦。」指出腫瘤發生發展有一定過程，往往自我發覺時多屬晚期，形成惡液質，預後不良。

（四）唐代時期（六一八—九〇七年）

唐太宗時所編的《晉書》中記載：「帝目有大瘤疾，使臣割之。」這是用外科手術

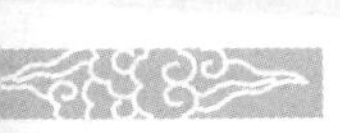

治療腫瘤較早的歷史。

孫思邈著《千金藥方》卷第二十三〈腸癰〉後附「妒乳」說：「婦人女子乳頭生小淺熱瘡，癢搔之，黃汁出，浸淫為長，百科治療不瘥者，動經年月，名為妒乳。」其描述頗似乳腺濕疹樣癌（帕傑氏病），還有「婦人崩中漏下，赤白青黑，腐臭不可近，令人面黑無顏色，皮骨相連，月經失度，經來無常，小腹弦急，或若絞痛，上至心，兩脇腹痛，食不生肌膚，令人偏枯，氣息乏心，腰背痛連脇，不能久立，每嗜臥困頓……陰中腫如有瘡之狀。」「所下之物，一日狀如膏，二日如黑血。三日如紫汁，四日如赤肉，五日如膿血。」描述了陰道不規則出血，五色帶下並有臭味，病人貧血，羸瘦，腰腹痛，甚至衰竭，與晚期子宮頸癌頗相似。

藏醫宇妥甯瑪．元丹貢布主持編著的《四部醫典》〈甘露精兒支秘訣續第三卷，秘訣醫典第七章〉記載的「大瘮腫瘤病療法」「大瘮消耗症療法」「癭瘤療法」等，對腫瘤均有較好療效，治療方法以炙刺、藥粉為主。

（五）宋代時期（九六〇——一二七九年）

宋徽宗下詔編修的《聖濟部錄》一書記載的腫瘤病概念為：「瘤之為義，留津而不去也。氣血流行不失其常，則形體和平，無或餘贅。及鬱結壅塞，則乘虛投隙，病所由生。」

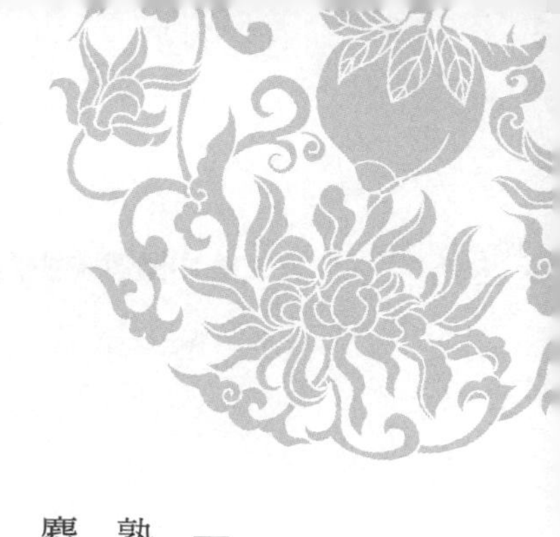

東軒居士所著《衛濟寶書》（西元一一七一年）中，第一次使用「癌」字，所謂「癌疾初發，卻無頭緒，只是內熱病，過一七或二七，忽然紫赤微腫，漸不疼痛，迤邐熟紫赤色，只是不破。宜下大車螯散取之，然後服排膿、敗毒托裡、內補等散，然後用麝香膏貼之。」其後，宋、元兩代醫家論述「乳岩」均以「岩」字代替「癌」字。

（六）元代時期（一二七九－一三六八年）

朱丹溪著《丹溪心法》中「其槁在上，近咽之下，水飲不行，食物難入，名之日噎。其槁在下與胃為近，食雖可入，食久多出，名之日噎。」可見丹溪治療噎膈分為上下兩種，上者可能為食道癌，下者可能為胃賁門癌。《格致餘論．乳硬論》一書中說：「憂怒抑鬱，朝夕積累，脾氣消沮，肝氣橫逆，遂成隱核，如大棋子不痛不癢，數十年原方瘡陷，名曰乳岩，以其瘡形嵌凹似岩穴也，不成治矣。」上述隱核可能良性腫瘤，十數年後為瘡陷，則屬於惡變。

（七）明代時期（一三六八－一六四四年）

由斗垣著《外科啟玄》卷十四〈凡三十七條〉中有論「癌發」的記述：「初起時不寒熱疼痛，紫黑色不破，裡面先自黑爛，二十歲以後不慎房事積熱所生，四十歲以上，血虧氣衰，厚味過多所生，十全一二，皮黑者難治必死。」比較詳細地論述了腫瘤的病因、病機及變化過程。

（八）二〇世紀三〇年代

張錫純著《醫學衷中參西錄》〈十四治膈食方〉中提出參赭培氣湯治療膈食症：「人之一身，自飛門以至魄門，一氣之下，亦一氣懸之。故人之中氣充盛，則其賁門（胃之上口）寬展，自能容受水穀，下通幽門（胃之下口）以及小腸、大腸出為二便病何由而作？若中氣衰憊，不能撐懸於內，則賁門縮小，以及幽、小腸、大腸皆為之緊縮。觀膈證之病劇者，大便如羊矢，固因液短，實亦腸細也。汽中氣不旺，胃氣不能息息下降而沖氣轉因胃氣下降，而乘虛上幹，致痰涎亦隨逆氣上並，以壅塞賁門。夫此時賁門已縮如藕孔，又焉能受飲食以下達乎？救活此證者，當以大補中氣為主，方中之人參是也。以降逆安沖為佐，以清痰理氣為便，方中之赭石、半夏柿霜是也。又虛人參壯熱，半夏性燥，故又加知母、天冬、當歸、柿霜，以泄熱潤燥，生津生血也。用蓯蓉者，以其能補腎，即能斂沖，沖氣不上沖，則胃氣易於下降。且患此症者，多有便難之虞，蓯蓉與當歸、赭石並用，其潤便通結之功，又甚效也。若服數劑無大效，當係賁門有瘀血，宜加三棱，桃仁各二錢。」詳細介紹食道癌或胃底賁門癌的病因病機，理法方藥，並強調治療的補中逐瘀法則，為今天防治腫瘤的扶正培本法提供了依據。

（九）新中國成立（一九四九年）後

新中國成立後，提倡繼承發揚中國醫學遺產。腫瘤防治事業蓬勃發展，各省、市、

自治區相繼建起了中醫、西醫、中西醫結合的腫瘤防治研究機構，廣泛開展了中醫藥及中西醫結合對腫瘤病的預防、診斷、治療和康復的臨床研究工作，不僅從理論上豐富了中醫腫瘤學內容，促進學科的發展，而且還擴大了國際間的學術交流，使腫瘤防治工作進入一個臨床與實驗相結合、多層次多途徑的病症相結合，系列固定方與症相結合的不斷向前發展的新階段。

西醫在腫瘤的研究上著眼於消除局部病灶和消滅癌細胞，在手術及放化療的同時，給機體造成相當的損傷，甚至有人瘤共之的結果。中醫藥在腫瘤防治方面有許多經驗可借鑒，在大腸癌治療的某些環節上更有其獨到之處，尤其在防止、糾正、調整因化療或手術造成的醫源性病痛，提高放化療或手術的治療效果上，有理想的協同作用。但中醫藥在直接消除局部癌灶上尚無理想的方藥，不如西醫手段。因此，用中西醫兩種療法的深入探索，有機結合，以達到單純中醫或單純西醫防治所不能取得的效果是近四十多年來中國的腫瘤防治特色，並引起國際醫界的注目。

四十餘年來，中西醫結合防治腫瘤研究，是一個繼承發揚中國醫學寶庫和充分運用現代先進醫學科學技術的過程，它萌芽於五〇年代，開展於六〇年代，進展於七〇年代，發展於八〇年代，從無到有，得到不斷發展。一九八五年以來已成立了中西醫結合學會腫瘤專業委員會，抗癌協會腫瘤傳統醫學專業委員會及其下屬各省市的專業分會組

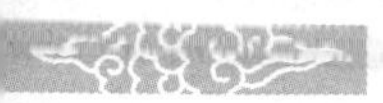

織。召開過國內和國際的中西醫結合腫瘤學術研討會十餘次。在全國範圍內已建立了數個中西醫結合腫瘤研究所或腫瘤研究中心。在中央一級的中西醫結合雜誌和中醫雜誌等不斷報導有關專業和科研成果論文，各地區還創辦了中西醫結合的腫瘤專業刊物，不少學者撰寫了中醫、中西醫的腫瘤專著。中國防治腫瘤正以其燦爛的民族特色受到世界醫學界的廣泛重視。

第二節 近代中西醫對大腸癌的防治研究的進展

中國的腫瘤防治研究經過四十多年的發展，已經由過去醫院裡多晚期、少早期、重治療、輕預防、急臨床、緩研究的狀態向防、治、研相結合，全面發展的新階段。

一、中醫對大腸癌的防治研究的進展

（一）大腸癌的預防和阻斷

1. 一級預防：通過中醫藥的免疫調整，平衡機體的陰陽，可達到病因預防的目的。經研究顯示，醫學氣功對大腦皮層組織有保護作用，可以改善腎虛證，糾正性激素的異常，不同程度地提高機體的血紅蛋白、血小板、免疫球蛋白、補體、T淋巴細胞等數值，增強細胞免疫功能。氣功已由「導引」逐漸發展成傳統醫學氣功學，用於保健、預防癌症。

根據藥食同源原理，經系列研究證明，雲芝、木耳、松蕈、冬菇等菌類植物中所含多種糖體對人體免疫機能有調整作用；沙棘、刺犁、獼猴桃、無花果、山楂等果類富含的抗壞血酸及多種維生素對人體細胞免疫有增強作用；新鮮的黃綠色蔬菜中含的纖維

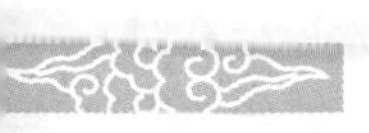

素、維生素A及某種微量元素有增強機體免疫作用。羅氏研製的六十多種抗癌食譜，均經臨床驗證，有較好的預防癌症效果。

2.二級預防：近年來，用中藥方劑以及系列儀器早期發現並診斷癌症，對早期癌變進行阻斷治療，使之逆轉正常，獲得顯著進展。

(1)早期發現：中醫四診用於癌症診斷的研究近年來有很大進展，其中以經絡穴位的探測及舌診為常見。根據檢測群體，結合問診、望診與一些儀器或生化檢測指標，提出輔助或鑒別診斷指標。據報導重慶腫瘤研究所用耳穴電探測儀初篩癌症準確率達九二．四％；湖北省腫瘤醫院用84—1型多功能探診儀與臨床診斷的總符合率為七八％；江蘇省腫瘤防治研究所用G．M—10型耳穴探診儀對高發區上消化道腫瘤的檢出率為七．三三％，其中早期癌占八〇．〇五％等等。

舌象與腫瘤的病位和病程有關，舌診中青紫舌的研究引人注目。王氏等研製的舌色板已在中國廣泛用於腫瘤的普查、篩選。中國中西醫結合研究會報告二八個單位以舌色板對照觀察一二四四八例惡性腫瘤患者，其暗紅舌及青紫舌為非癌症者的二倍，健康人的二—七倍。腫瘤疾病以青紫舌為多已受到臨床工作者的重視。這一研究結果曾用於食道癌的普查工作，先以青紫舌為主要指標篩選出人群的三分之一做細胞拉網檢查，使三分之二的人免於拉網之苦，節省了大量人力物力，經雙盲對照檢查及多年追蹤觀察，並

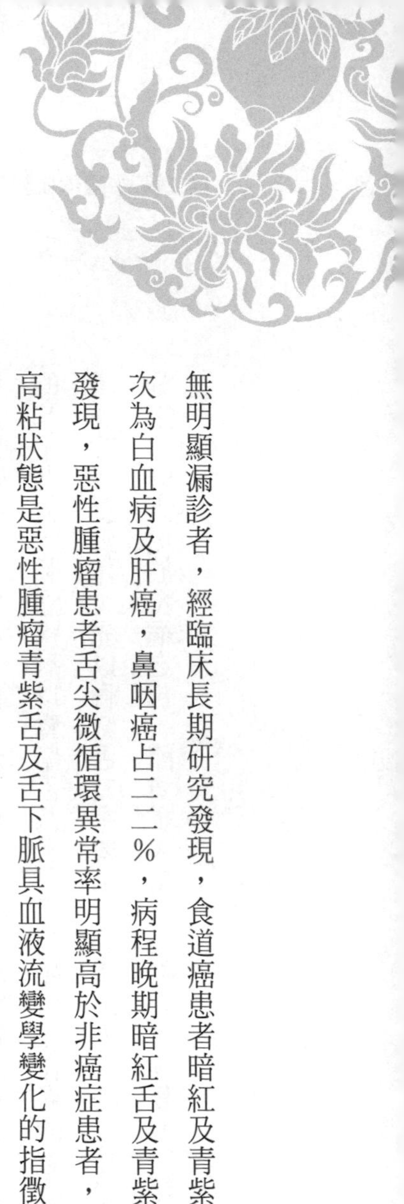

無明顯漏診者，經臨床長期研究發現，食道癌患者暗紅及青紫舌高達八六·一三％，其次為白血病及肝癌，鼻咽癌占二二％，病程晚期暗紅舌及青紫舌多於早期。經實驗研究發現，惡性腫瘤患者舌尖微循環異常率明顯高於非癌症患者者，以青紫舌最為嚴重。血液高粘狀態是惡性腫瘤青紫舌及舌下脈具血液流變學變化的指徵。

（2）早期診斷：一九九〇年國際中醫腫瘤學術研討會報導福建中醫學院研製的吞水音圖描記儀，具有定性及噴射前期等多項定量指標，檢測二二三例賁門癌，陽性率為九七·三％，癌變小於二公分者亦可發現。一九九一年全國中西醫結合腫瘤學術研討會報告浙江省中醫研究所用蠶砂撮的光敏劑葉綠素衍生物CPO_4診治惡性腫瘤，其診斷符合率為九七·七％，治療顯效率為五九·二％。

（3）早期治療：近年來，一些常見腫瘤的癌前病變，如食道上皮細胞重度增生，慢性萎縮性胃炎，鼻咽粘膜增生病變，色素沉著性皮膚病變，放射性損傷等，經中醫藥的阻斷性治療後，逆轉為正常組織，有效地降低了癌變的發生率，已取得令人矚目的發展。

一九九一年全國中西醫結合腫瘤學術研討會報告，蕫氏等六味地黃丸治療食道上皮重度增生五〇七例，隨訪五年癌變五例，占八·七七％，明顯低於對照組的癌變率（二五·五三％），中國醫科大學張氏等以活血調氣方辯證論治五二例慢性萎縮性胃炎，治後三—五年，鏡檢胃粘膜腺體萎縮，腸化生亦有顯著改善，其中七例粘膜不典型增生全部消失；中醫研究九九・〇六%，治癒十三例鱗狀上皮細胞間變者，發現治後細胞DNA含量降低，該面積縮小，鏡檢間變細胞趨向正常；韓氏等以複方木雞沖劑治療AFP低持陽三四例，治療二—十個月後，總有效率為八五・二九%等等。

3. 三級預防：用中醫藥防治癌症性疼痛，緩解梗阻降低癌症性發熱，治療惡性腫瘤合併的肝、腎功能衰竭等，是對不事逆癌症所施的防治措施，以減輕病患的痛苦，提高生存品質。

河南省腫瘤研究所用世界衛生組織的疼痛定量標準及評分法，並參與推薦的三步止痛階段療法，以失笑散為主治療二〇例腫瘤疼痛患者，顯效三例，有效十五例；劉氏等用中藥失笑散、丹梔逍遙散、一貫煎等治療中晚期肝癌，以一階段治療後，疼痛緩解率四六・一%，再經二階段或三階段治療後，有九三・五%患者疼痛緩解。單純中醫療法I、II級疼痛緩解率為一〇〇%和七六・九%。用生南星、生半夏等組成的南星半夏湯分三型辯證治療食道賁門癌梗阻三六例，有效率為九二%和七二・七%，平均開通時間為15.05—1.05小時，其中七〇例平均生存期為11.4—0.7月，高於對照組。李氏用小柴胡東加減治療肺、肝癌的非感染發熱五七例，治療後退熱率為九〇・六%，平均三—五日起效，許氏以金牛煎治療三二例晚期癌症的降熱率為八一・三%，顯著高於消炎痛等三個對照組。另外，中醫藥在治療腫瘤合併肝腎功能衰竭等方面亦見到明顯效果。

二、臨床實驗研究和應用

1. 治則與療效關係的研究：

由於惡性腫瘤是一種病因複雜，虛實兼夾的全身疾病，中醫治療腫瘤，有扶正培本，清熱解毒，活血化瘀，軟堅散結等法，前階段的研究重點在於扶正培本，近期對活血化瘀，清熱解毒等治則及其有關方藥的研究較多。

(1)長期以來的實驗與臨床研究顯示，扶正培本治則及其相應藥物或方劑可提高機體細胞免疫的體液免疫功能，調整細胞的CAMP和CGMP比例，改善機體代謝狀況，增強重體一腎上腺皮質功能，減輕放化療毒副反應等。以健脾理氣、扶正抗癌方藥在治療晚期腸癌等惡性腫瘤中，多數方劑還有放射增敏或減毒增效的作用。

(2)活血化瘀治則及其相應藥物於腫瘤臨床已獲得廣泛應用，七〇年代曾有大量報導。近年來的研究顯示，它除具有降低毛細血管通透性，降低血液粘稠度，抑制血小板內血栓素A（TXA_2）的合成和釋放等作用外，還可促進網狀內皮系統的吞噬功能，調節免疫，破壞腫瘤細胞，並對放、化療起增敏作用。具體藥物如黃芪、三棱、莪朮、穿山甲、川芎、當歸、毛冬青、丹參、赤芍等。不管是單味藥物，還是組成相應的方劑以及其提取物，均可改善血液流疫學及抗氧化損傷，而達抗腫瘤作用。李氏以穿山甲、鱉甲、莪朮等組方辯治原發性肝癌三九例，結果顯效二二例，有效十一例，患者在降低血粘稠度的同時，疼痛、腹水消退，舌象、脈象改善；由黃芪、川芎、丹參、赤芍、當

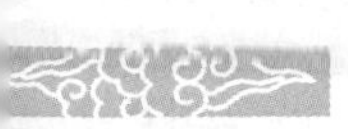

歸等組成的88IA注射液，可改善血液流變學及抗氧化損傷，而達抗腫瘤作用。

（3）清熱解毒治則及其相應的藥物（如魚腥草、射干青黛、穿心蓮、敗草、金銀花、大青葉等）和以這些藥物為主的方劑，有抑菌、抑病毒、消炎等作用，能調解機體免疫功能，可抑制瘤並抗白血病細胞，還有排毒、退熱等作用，治療中晚期惡性腫瘤時，常以此類方劑為主，在一定程度上能起到減輕症狀，延緩病情發展的作用。

（4）軟堅散結治療以相應的藥物（如硇砂、硼砂牡蠣、鱉甲、魚板、土鼈蟲、五楞子、五倍子、夏枯草、山慈姑等），治療乳腺包塊，無名腫毒、痰核瘰鬁、癥瘕積聚等具有腫瘤堅硬特徵的癌症，已取得一定效果。

2.多種方法的綜合治療：中醫藥治療腫瘤，除進行研究性的單項驗證外，腫瘤患者同時接受內服、外敷、針灸、氣功、按摩、飲食調理等多方法、多途徑的治療，由此提高了療效。

（1）外治法：腫瘤外治療法近年來發展較快，一九九一年底召開的第五屆中醫腫瘤會議上，八二篇論文中有二一篇與外治有關，占三九．五％。肖氏等以信石炮製的「皮癌淨」，外敷治療皮膚癌一二一八例，總有效率為八七．二％，以基底細胞療效最好，治療十年、十五年、廿年生存率為七三％、六三％、四四％，梁氏等以明礬為主製成FA867液局部注射治療三一例直腸癌，其中二例單用者，生存一年以上，廿九例注射後

有廿六例瘤體縮小後手術切除，並生存半年—四年。

（2）氣功：氣功外氣可使早期幼粒細胞分化為各種成熟的粒細胞，周天命門功可提高化療患者周圍血中白細胞、紅細胞、血紅蛋白數值，改善免疫功能；以研究證實，現代小周天功待功三個月後，血清中干擾素活性增加，白紅細胞數值亦有提高。

（3）飲食調理：多種測試系統證明，包括綠茶、雲霧茶在內的一四五種茶葉及其提取能抗黃麴黴素、苯並芘和香煙濃縮污染，抗輻射損傷，抑制N—亞硝基化合物在體內的合成，抑制並殺傷癌細胞，提高機體免疫功能。糾正腫瘤處長發率高於不忌口組，說明腫瘤復發可能與營養不足有關，因此不必盲目過多忌口，合理的飲食調配亦是預防和治療大腸癌的有效方法之一。

另外，針灸、按摩等方法對大腸癌的治療亦具有一定的作用。

總之，宜在整體辯證論治的基礎上，用多種方法進行綜合治療，以達最佳療效。

三、西醫對大腸癌防治研究的進展

（一）病因預防

現代生物學研究顯示大腸癌是遺傳因素和環境因素共同作用的結果。其特徵是在多因素的作用下隨遺傳改變產生了一群生長，凋之失控的細胞，並且這種細胞具有侵入基底膜和從其正常位置轉移的能力。這種過程是一個相當長的過程，大約平均是五—十

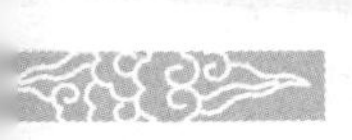

年，這在癌的預防中具有重要意義，很顯然，可以在癌變過程早期，癌前病變狀態進行干預。預防的作用原理在於改變癌前病變的生物學，進而減慢或阻斷癌變過程。這些措施包括飲食干預、化學預防和治療癌前病變等。

（二）飲食干預

英國學者Burkitt早就指出大腸癌是種現代病，與現代生活方式和飲食類型有關。飲食防癌是理想的預防措施，建立合理的飲食結構和制度，培養良好的飲食習慣有重要意義。

1. 熱量攝入

病例對照研究發現熱量攝入量與大腸癌發生率呈正相關。這一結果是由於熱量攝入過多，還有因為飲食中某些營養素的不平衡造成的，仍然存在許多爭論。但是我們應該減少熱量攝入的證據已經很充分。熱量攝入應該減少到什麼水準，目前還沒有統一結論，一個既實用又與流行病學觀察相一致的推薦是：對於一個正常活動的西方男性，每天能量攝入限制在少於10500KL（2500Kcal），而對女性則少於8500KL（2000Kcal），換句話就是保持適宜的體重，避免肥胖（維持體重指數小於三〇）。

2. 脂肪攝入

大腸癌（也包括腺瘤在內）發病率和飲食中高脂肪攝入有一定的關係，特別是當脂

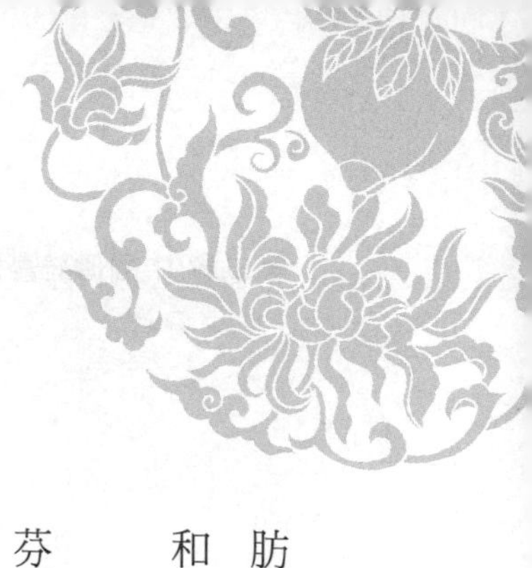

肪攝入超過總熱量的四〇％時，另一方面，少於總熱量十五％的脂肪攝入量與大腸腺瘤和癌的低發病率有關。

脂肪中飽和脂肪酸較不飽和脂肪酸是更重要的危險因素，研究發現，高脂肪飲食的芬蘭漁民、日本漁民、愛斯基摩人，其大腸癌的發生有一個可逆的關係，特別是魚油和其他動物脂肪攝入的比例。在人的干預實驗中，魚油也可以減少直腸上皮的增生。病例對照的實驗也支持魚具有保護作用，儘管目前還不清楚消費量多少才能達到保護作用。

美國國立癌症研究所、美國癌症學會和十二位國際營養衛生專家推薦低脂肪飲食，脂肪攝入量應減少到熱量攝入的三〇％或更少。似乎值得增加魚的攝入來代替脂肪的攝入，用植物油來代替動物脂肪的攝入。

3.肉類

肉類是蛋白的豐富來源。美國癌症研究所和世界研究基金認為瘦肉比脂肪對結腸癌更具危險性，減少攝入的簡單辦法是減少肉量的攝入。而美國的流行病學研究認為只有在大量的瘦肉攝入下，瘦肉才有可能與結腸癌的危險性增加有關。吃素食的人結腸癌發病率較低，這可能主要歸因於動物脂肪攝入的減少。歐洲的研究發現瘦肉似乎不能明顯增加結腸癌的危險性。

肉類（瘦肉或肥肉）加工的方式可能更具重要意義，因為高溫加工（如燒烤）可以

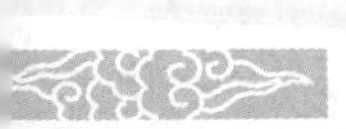

產生大量的芳香胺致癌物。因此避免食用過度烹調和煎烤後的肉，有助於減少大腸癌的發生。

4.纖維素

飲食纖維是指食物中所含的植物纖維（植物性細胞壁成分），能抵抗體內消化酶的降解，主要存在於蔬菜、水果、穀物、種籽、堅果和豆類中，其對大腸癌的預防作用是最為肯定的。Howe彙集了總數為五二八七例患者和一〇四七〇名對照的十三個病例對照研究的資料，發現其中十二個研究均支持飲食纖維攝入與大腸癌發病的負相關。Potter發現十個病例對照和佇列研究中，有八個支持含纖維植物食物的保護作用。其它的分析也支持這個觀點。

飲食纖維（DF）是多種多樣的。大部分是由非澱粉和非碳水化合物構成。一般認為DF可以增加糞便體積和排便頻率，通過稀釋或直接結合作用來減少腸道中潛在致癌物，減少糞便在腸內滯留時間（減少致癌原的接觸時間），減少吸收食物中的致癌原，減少有毒物質與大腸黏膜的接觸時間；而可容性DF發酵生成短鏈脂肪酸，降低腸道PH值，從而減少次級膽汁酸的生成、溶解性和活性。

美國國立癌症研究所，美國癌症學會和幾位國際營養衛生專家推薦多食纖維性食物，如全穀物和各類食品、豆莢、蔬菜、水果等，使每日纖維攝入量達到二成－三成。

5.耐消化澱粉

耐消化澱粉是指在小腸逃脫消化的澱粉。在中國，高澱粉的攝入是與低結腸癌發病率有關，這可能是由於耐消化澱粉的保護性作用所致。但是，最近的一個研究未能證明中國人飲食含有大量耐消化澱粉。

6.維生素和微量元素及其它

抗氧化劑維生素（維生素A、C、E）能夠抑制自由基反應而防止對DNA的氧化性損傷。有實驗研究表明，補充維生素A、C、E能使腺瘤患者的結腸上皮過度增生轉化為正常，但目前的資料並不支持用抗氧化劑維生素來預防大腸癌。

低葉酸飲食是結腸癌的危險因素，特別是在習慣性酒精消費者。但是，沒有證據說明過量葉酸具有保護作用。

微量元素與大腸癌的關係，目前的研究還不甚詳細。早期研究顯示高鈣飲食可能有一定的結腸癌預防作用，近年來分析未能證實這種觀念。成人每人理想的鈣攝入應該是1000—2000MG，以此作為總的指導原則，而對於結腸癌的預防而言，則沒有什麼特別推薦的補鈣方案被證明是合理的。就目前證據來看，鈣補充不可能預防結腸癌，體內大量維生素D是由暴露於陽光所產生的，飲食維生素D似乎對結腸腫瘤的發生沒有預防作用。

關於硒與大腸癌關係的研究結果彼此矛盾，一些研究表明硒缺乏人群結腸癌的發病率和死亡率均上升，但也有研究表明硒並無作用，大劑量的硒還有毒性。在向社會推薦補硒之前，補充硒的效果需要在適當設計的獨立實驗中進行驗證。鐵則有提高大腸癌危險的可能。

植物食物中含有多種天然產生的營養素具有抗癌特性，這些營養素具有獨立的優於植物纖維素成分的抗癌作用。這些植物的營養素包括吲哚、亞麻酸、丙烯硫化物、番茄紅素等等。水果、穀類、以及蔬菜中的芸屬家族（甘藍、花椰菜、花莖甘藍、球芽甘藍的球芽），蔥屬家族（大蒜、洋蔥、韭菜），葉狀蔬菜和番茄富含這些化合物。飲食中攝取不同的蔬菜，水果和穀類是預防結腸癌的重要策略之一。

（三）化學預防

化學預防是近些年提出的腫瘤控制的新概念，是指用一種或多種天然或合成的化學製劑防止腫瘤的發生。從廣義中說飲食干預也是一種化學預防，因其通過改變飲食習慣實現，故也可看作是一種行為學的干預。化學預防劑可通過抑制和阻斷致癌劑的形成、吸收和作用來預防腫瘤的發生及阻抑其發展。

化學預防劑根據其作用機制主要分為三類：第一類是抑制突變作用的化學預防劑，如非甾體類抗炎藥；第二類是抑制抗癌作用的化學預防劑，主要是能抑制增殖或抗炎的

化合物，如維生素A、硒化合物及非甾體類抗炎藥；第三類是具有以上兩種作用機制不明的化學預防劑。

1.阿司匹林和非甾體類抗炎藥

墨爾本結直腸癌預防研究第一次證明定期的阿司匹林應用可以降低結直腸癌的危險性。到目前為止關於非甾體抗炎藥在普通人群攝入和繼發的結腸癌或息肉的發生的不瞻性的資料至少有八個，已表明阿司匹林非甾體抗炎藥有保護作用，危險性可減少至少四〇%。

Kune等最初在研究中發現，服用阿司匹林者與服用其它非甾體類抗炎藥者比較，結直腸癌在危險人群中發生的相關危險性分別為〇．五三和〇．七七（p<0.11. P=0.66）。每月小劑量服用阿司匹林十—十五次，可以使結直腸癌的相對危險度下降四〇%—五〇%。Tnun等報導每月服用阿司匹林至少一年者，大腸癌症死亡率降低四〇%，用藥十年以上者，效果更明顯，隨後的大量流行病研究證明，其它的非甾體類抗炎藥也能夠預防結直腸癌的發生和發展，降低這種疾病在危險人群中的死亡率並能夠減少結腸息肉前期惡變的發生。但非甾體類抗炎藥要發揮上述的抗腫瘤作用，必然長期堅持服用。

總之，目前的流行病學研究提供了強烈的證據表明定期服用非甾體類抗炎藥可預期達到結腸癌發病率降低四成五—五成，然而，長期服用非甾體類抗炎藥的不良反應仍然不清楚。我們缺乏詳盡的關於劑量、維持時間、開始治療年限及不同種非甾體類抗炎藥選擇的詳細資料。後者十分重要，因為預防性應用非甾類抗炎藥，在很大程度上取決於其不良反應和療效的平衡結果。

非甾體類抗炎藥減少結腸癌危險性的一個可能機制是通過抑制環氧化酶（cox—1和cox—2）。環氧化酶催化前列腺素的形成，這一機制也與非甾體類抗炎藥的不良反應有關。

2.其它的化學預防劑

雌激素的替代治療與結腸癌的危險性減少有關。去氮酸，一種人類微量膽汁酸，可以中和其它膽汁酸的致癌作用，現在正被用來作腺瘤預防的臨床實驗。類黃酮、吲哚類、異硫氰酸鹽和二硫酚硫酮等，可以通過誘導抗癌酶活化而阻斷致癌劑的作用。目前正在研究過程中的其它藥物，包括綠茶的提取物、氫氧化鋅粉、薑黃色素和薑黃、大豆提取物、染料木黃酮和維生素D。

（四）治療癌前病變

一般認為大腸癌的癌前病變包括腺瘤性息肉、潰瘍性結腸炎和crohn氏病等，而腺瘤與大腸癌的關係尤為密切。

臨床和病理研究證實絕大多數結直腸癌是由腺瘤癌變而來，特別是大的、絨毛狀的和有重度不典型增生的腺瘤癌變的可能性更大。根據morson的研究，大腸腺瘤如未摘除，則五年內有四％的病人可發生大腸癌，而十年內則有一四％可癌變。Stryker等也證明，未經治療的大腸腺瘤患者廿年內其大腸癌的發生率可高達廿四％。因此，早期發現並及時治療大腸腺瘤是防止和減少大腸癌發生的理想途徑。但是摘除癌前病變對大腸癌預防的價值還有待於更嚴格的臨床實驗來證實。為此美國的NCI資助了由sioan-kettering紀念腫瘤中心等七個單位參加的一項多中心前瞻性臨床試驗，預期該研究完成後可最終對腺瘤摘除後定期隨訪治療對降低大腸癌發病率的價值作出較肯定的結論。

對大多數炎性對腸病患者進行積極的內科、外科治療是減低患病危險的最佳辦法。

（五）限酒、戒菸

許多流行病學佇列研究，以及以人群為基礎的病歷對照均表明，酒精攝入量與大腸癌的發生呈正相關，酒精也是大腸腺瘤的危險因素。酒精的作用機制尚不清楚。減少酒精攝入量有利於預防大腸癌。

吸菸是最危險的不良習慣，吸菸可以引起多種癌症，病例對照研究或佇列研究發現吸菸與增加結腸癌的危險性有關。資料表明，吸菸對直腸癌的危險性較結腸癌更明顯。而且吸菸史越長，便越增加腸癌的危險性。吸菸與腺瘤的復發有很強的的正相關，因

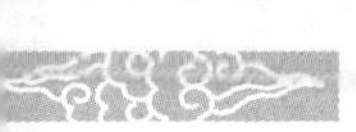

此，吸菸可能在癌變的早期起促進作用。

（六）體育運動

保持心情舒暢和樂觀向上，做到心胸開闊，積極鍛練身體，將會大大降低癌種的發生率。體育運動可預防結腸癌（不同於直腸癌），證據是強烈和可靠的。而關於直腸癌的資料是不一致的，體育活動可以影響結腸的動力，刺激腸蠕動，減少雜亂的推進性階段活動，有利於糞便的排出，從而達到預防大腸癌的作用。

綜上所述，遵循推薦的飲食策略，進行適量的體育鍛練，保持適宜的體重可以減少大腸癌的發病率。要做到這些是有一定的困難的。因為這涉及到包括飲食在內的生活習慣的改變。化學預防途徑，或者簡單的單一因素干預可能更實用，目前是否能達到這一要求還不清楚。

四、早期發現早期診斷和早期治療

大腸癌是世界上死因順序中列第三位的腫瘤，七〇年代中國大腸癌的標化死亡率男性為4.1/10萬，女性為3.0/10萬。分別為所有的惡性腫瘤死因的第五位和第六位。但是近年來中國大腸癌發病率上升趨勢令人矚目，以上海市為例，七〇年代時大腸癌只占所有惡性腫瘤的第六位。八〇年代已上升為第四位，九〇年代上升為第三位。儘管大腸癌的治療手段有很大進展，但多年來晚期大腸癌五年生存率並無很大改觀。因此，大腸癌

預防的意義越顯重要。二級預防是指早期發現、早期診斷、早期治療以期防止或減少惡性腫瘤引起的死亡。大腸癌的自然史較長，從癌前病變發展到浸潤性腫瘤要經過多次基因的缺失、突變等分子生物學事件，據估計需十—十五年，這對於篩檢發現早期病變提供了機會，由於篩檢不僅可以發現早期結直腸癌，也可以發現大腸癌癌前病變—腺瘤性息肉，使之得以及時治療，以防止癌變的發生，從這個意義上說，篩檢既是大腸癌的二級預防措施，也是行之有效的一級預防手段。

大腸癌的早期發現應從高危人群入手，有下列情況者發生大腸癌的可能性較一般人為高：(1)家族史：家族性腺瘤性息肉病（FAP）均有APC基因缺失，五五歲幾乎一〇〇%癌變，占全部大腸癌的一%。遺傳性非息肉病（HNPPC）為錯配修復基因突變所致，占大腸癌的五%—一〇%，較一般人發病早。(2)息肉史：主要指腺瘤性息肉，較無息肉者發生癌的機會高二—五倍，多發者較單的癌發率高一倍。(3)婦科腫瘤病人有放療史者，發病機會高二—三倍。(4)既往有大腸癌手術史者，發生第二個腸原發癌的機會比一般人高三倍。(5)長期慢性結腸炎症患者，第一個十年大腸癌的發生率三%，以後每十年增加二〇%。(6)出現不明原因大便習慣改變或糞便異常的四〇歲以上中老年人。

（一）早期大腸癌篩檢技術

1.直腸指：診簡單易行，距肛門八公分內的直腸癌作直腸指檢可以發現，如採取左

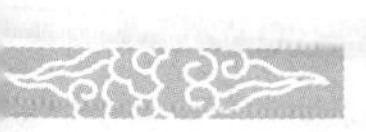

臥位可以捫及更高部位的癌瘤。大規模檢查時檢查者指端腫脹感覺失靈，造成獲率下降。因此肛門指診作為篩檢手段作用有限，但在臨床上為全身體檢必不可少的一部分。

2. 糞便隱血試驗

據統計，大腸癌患者中五〇％—六〇％，大腸息肉患者中三〇％糞便隱血試驗陽性。因此作為一種簡便、快速的大腸瘤篩檢方法、糞便隱血試驗可以從「健康」人群中檢出可疑大腸腫瘤的患者，為進一步精查提供高危靶人群。糞便隱血試驗是當前廣泛使用，也是行之有效的大腸腫瘤篩檢方法。常用的糞便隱血試驗有三個類型：即化學法，以愈創木脂試驗為代表；免疫化學法，以反向血凝法為代表；卟啉試驗，採用卟啉螢光檢測法。上消化道出血的多數情況下化學法和免疫法糞便隱血試驗陰性，而卟啉試驗陽性。下消化道出血時三種糞便隱血試驗均為陽性。由於免疫法糞便隱血試驗是人血紅蛋白特異性抗原抗體反應，較少受食物、藥物影響，在大腸癌普查中有更好的應用前景。各種糞便隱血試驗對胃腸道不同部位出血的敏感性明顯不同。卟啉試驗測胃和結腸出血的最低陽性閾值為每天2ml以上，愈創木脂試驗檢出胃出血最低閾值為每天10--20ml，而檢出大腸出血為每天0.5ml，免疫隱血試驗檢出胃出血最低閾值為每天100ml以上，檢出結腸出血僅為每天0.25ml。由此可見免疫糞便隱血檢查出大腸出血敏感性最高，其次為愈創木脂試驗，試驗難於區分上、下消化道出血。各種糞便隱血檢查均有一定假陽性

和假陰性率。無論是假陽性還是假陰性均會影響大腸癌普查的效價比。

3.放射線檢查

多用於大腸癌篩檢試驗陽性後的精查，極少直接用其作為大腸癌篩檢手段。該方法可檢出九二%的大腸癌，其中Dukes A期癌檢出率為五成五－八成五。一公分以下息肉的檢出率為五成－八成。作為大腸癌篩檢後精查手段，其缺點是假陰性率高於結腸鏡檢查，有時也會誤將糞塊或其它良性病變當成腫瘤，這時還需要經由腸鏡證實。鋇灌腸造影既要注意採用氣鋇對比方法觀察細小的黏膜病變，也要注意充鋇後腸管形態，特別是腸管折迭部分（如乙狀結腸），還要採取多種體位，反覆觀察以免遺漏病變。

4.乙狀結腸鏡檢查

有資料表明直腸、乙狀結腸癌占全部大腸癌七成左右。由於硬式乙狀結腸鏡受直腸、乙狀結腸交界的角度限制，一般只可檢查到距肛門十九公分的深度，六〇公分纖維乙狀結腸鏡由於其彎曲性好，不但可窺視直腸、乙狀結腸，而且有的還可達到降結腸，甚至脾曲結腸。纖維乙狀結腸鏡檢查出大腸癌為二成五－三成三。

5.特殊功能的內鏡

（1）放大內鏡：可將黏膜影像放大一百倍以上，可重點觀察結腸隱窩開口改變。Togashi等根據隱窩開口大小的形狀，以及通過大量病例的組織學分析，將其隱窩分成

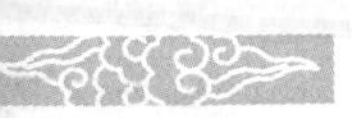

六型，即A型（中圓型為正常）、B型（星狀良性增生）、C型（橢圓型凹限腫瘤）、D型（小圓型隆起性腫瘤）、E型（腦回型絨毛性腺瘤）、F型（不定型癌腫）。從C型—F型均為腫瘤性病變。

（2）色素內鏡：通常用靛胭脂，美藍及早酚紫作為灑佈劑。通過分佈而對炎性病變、微小息肉及息肉癌變等作出診斷。將放大內鏡與色素內鏡結合應用，則更能清楚地顯現隱窩形態改變，利於檢出早期病變。

（3）螢光內鏡：利用卟啉衍生物在腫瘤組織中蓄積，並以鐳射誘發螢光，以便指示重點觀察和取材活檢，提高陽性發現。

（4）超聲內鏡：通過超聲內鏡，可測定腫瘤部位、範圍及深度。一般認為，EUS對腫瘤浸潤深度判定準確率可達八成以上，同時還可測定淋巴結和遠處臟器有無轉移。因此術前可用EUS進行Dukes或TNM分期，但對大腸癌分期診斷尚有一定限度。

6.腫瘤標記物（TM）對大腸癌定性診斷價值

腫瘤標記物是由腫瘤細胞或宿主產生的，能夠反映腫瘤存在的生物化學指示物。理想的腫瘤標記物應具有較調質敏感性和特異性，並能反映腫瘤的進展及治療效果。唾液酸（SA）、多胺（PA）、癌胚抗原（CEA）和糖蛋白抗原242（CA242）等腫瘤標記物是診斷大腸癌的有價值的標記物。

(1)SA對大腸癌診斷的價值，SA是細胞膜粘蛋白和糖脂的重要成分。SA含量的動態變化與臨床檢查相結合，可早期發現大腸癌的復發或轉移。術前患者血清中SA含量升高的動態變化可作為檢測病情的指標，但SA不是特異性的生化指標，炎症、發熱、風濕病患者也會升高，發熱症狀消失時，血清SA值則下降。而惡性腫瘤復發的轉移時，SA水準則持續升高。

(2)PA對大腸癌診斷的價值，在人類惡性腫瘤細胞中，PA含量明顯升高，當可惡性腫瘤得到有效控制後，體液內的PA量迅速下降。因此有的學者將PA作為衡量惡性腫瘤消長的參數。研究結果顯示，PA在大腸癌中的第三性高於SA、CEA和CA242。因此PA可單獨作為診斷大腸癌的腫瘤標記物。

(3)CEA對大腸癌診斷的價值，CEA 正常存在於胚胎組織中，是大腸癌、胃癌、乳腺癌等腫瘤的標記物，大約七成大腸癌、五成胃癌和四成乳腺癌病人CEA升高。CEA對大腸癌的敏感性較低，但當CEA比正常持續升高五—十倍時，強烈顯示惡性腫瘤，特別是大腸癌的存在。在治療效果監測中，CEA也有一定的指導作用。腫瘤治療有效，CEA即行下降，如CEA水準術後一段時間較術前或手術切除後明顯升高往往意味著腫瘤復發。

(4)CA242在大腸癌診斷中的價值，五成五—八成五的直腸癌病人CA242升高。

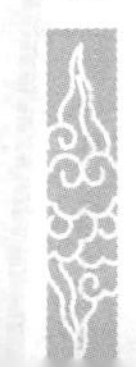

CA242對大腸癌的敏感性六八．七五％，特異性為八四．七七％。因目前尚未發現任何一種腫瘤標記物為某一類型大腸癌所特有，故單項腫瘤標記物的敏感性和特異性均不理想，多提倡採用腫瘤標記物聯合測定。

7.其它大腸癌篩檢技術

早在二〇世紀六〇年代就有有利用腸道灌洗方法獲取大腸癌脫細胞，診斷大腸惡性腫瘤。近年隨著細胞生物學和分子生物學的進步，一些學者進行了細胞形態學和K—Ras基因、P53基因、CD44基因等表達情況的觀察。由於K—Ras基因突變是腺瘤惡變的早期事件，大腸脫落DNA提取物的K—Ras基因檢測可能對發現早期大腸癌或癌前病變有一定意義。

Richards 等用 290—600nm波長範圍的鐳射誘發結腸黏膜組織產生自體螢光以來，很多學者開始研究利用鐳射誘發螢光技術進行光譜分析，早期診斷大腸惡性腫瘤。中國學者張陽德等早在八〇年代末便將LIF技術用於大腸癌的及癌前病變的診斷。取得了較大的進展，突破了傳統的憑肉眼和經驗在普通內鏡下診斷判別的模式，為早期診療大腸癌提供了新的手段。

五、早期大腸癌（腺瘤）的治療原則

對於隆起型腫瘤主要採取內鏡息肉切除法。無蒂腫瘤可選擇內鏡下黏膜切除

（EMR），如果診斷為sm深部浸潤以下（smlc）則應選擇手術治療。對於行內鏡治療的病變，病理組織診斷如果浸潤深度在smla、smlb，未見到血管浸潤，則可繼續觀察。更深的浸潤性病變，因為有淋巴結轉移的危險性，應追加手術切除。由於側向浸潤生長腫瘤（LST）病變浸潤深度較淺，而腫瘤直徑較大，因此即使病變範圍超過20mm的情況下，亦可採取分次黏膜切除術（endoscopic piecemeal mucosal resection EPMR）。EPMR切除後，為了防止LST病變局部復發，應該用放大電子內鏡仔細觀察切除部位斷端黏膜側，已無殘存的腫瘤腺管，此點至關重要。對於上述類型的病變，建議在內鏡治療後，近期內進行內鏡隨訪，明確無局部復發，只要能夠正確診斷，採取恰當的治療方法，EPMR可以治癒，避免了不必要的手術。對於早期大腸癌而言，內鏡治療的絕對適應證能夠根治的病變，即沒有淋巴結轉移，滑遠隔臟器轉移危險的患者。相對適應證則是雖有轉移的危險，但是全身狀況不能耐受根治性手術的患者。對無蒂或無根莖的廣基型隆起或表面平坦型病變則無法進行全部切除，對於此類病變，Deyhle等又採用向病變的黏膜下層注射生理鹽水的方法，人為的使病變隆凸，再用傳統的圈套切除法可將病變全部切除，此種方法稱之為內鏡黏膜切除術（EMR）或稱刮離活檢（strip biopsy）。對於體積較大，一次不能全部切除的病變則採取分次切除（pitcemeal polypectorny）。對於那些常規內鏡無法切除的巨大病變，採用經肛門送

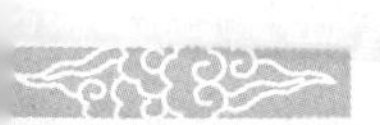

入內鏡進行微創外科手術（transanal endoscopic microsurgory ,TEM）或腹腔鏡下結腸切除（laparoseopi cally assisted colectomy）等新方法進行治療。內鏡下切除的病變標出現下列情況者應追加腸切除同時進行淋巴結廓清：(1)有明確的血管內浸潤；(2)低分化腺癌或未分化癌；(3)斷端堤旁有較大範圍的癌浸潤等。

社區防治措施及實施

由於同一社區的人群可能受到相同環境因素的影響，在同一個致癌環境下，受共同致癌因素的作用，有著共同發病的特點，因此，以社區範圍開展腫瘤防治意義重大，可以有事半功倍的效果。社區開展腫瘤防治工作有其自身特點，它是以社區群眾為物件，社區醫療服務網和腫瘤防治網為依託，在生物、心理、社會醫學模式指導下，運用社區醫學和腫瘤學等多學科的理論與方法，分析社區的致癌因素，腫瘤發病情況及其變動規律，改善社區衛生狀況，提高人群的防癌意識，改變不良生活方式和行為，消除或確實減少致癌因素對人群健康的影響，形成專業預防，群眾預防，社區預防和人人參與的自覺行動。

（一）社區防癌健康教育的實施

防癌健康教育是通過一系列的健康教育活動，促進人們自願地採用有利於健康的行為，消除或降低致癌的危險因素，降低腫瘤的發病率和死亡率，提高生活品質，並對其

效果作出評價的過程，是社區預防工作最為有效的方式之一。

1.社區防癌健康教育計畫的制定

設計社區防癌健康教育計畫的原則是：調查社區大腸癌的發病特點，分析社區大腸癌的致癌因素，根據社區群眾的思想、習俗、傳統觀念、興趣、知識水準、經濟狀況、工作生活問題等，明確防癌健康教育的目標，突出重點，有品質控制和回饋系統，及時調整實施策略和工作方法。

2.建立社區防癌健康教育隊伍

健康教育隊伍包括專業隊伍、協調機構、群眾隊伍和社區部門。

（1）專業隊伍：健康教育專業隊伍，是防癌健康教育的核心力量，具體包括各級健康教育專業單位，醫療及衛生保健機構（包括各級衛生防疫站、婦幼保健院、醫院、衛生院以及村衛生室和社區衛生服務站等），醫藥教育衛生科研單位，各級各類專科防治機構（包括職業病、地方病、慢性病等專科防治機構）。

（2）群眾隊伍：健康教育的群眾隊伍由社區衛生積極分子和社區衛生志願工作者組成。要及時對他們進行業務培訓，使他們掌握必要的知識和技能以及一些工作方式、方法，以便發揮他們在群眾中的組織宣傳作用。具體人員包括居民區的幹部、社區離退休的醫藥衛生專業人員、熱心社區公益事業的積極分子、紅十字會會員、各行各業專兼職的衛生幹部和管理人員等。

（3）社區部門：為深入地開展防癌健康教育活動，需要在社區中廣泛動員各部門參與。例如：新聞、出版、影院、廣播等宣傳部門可充分發揮其專業優勢，聯合編輯出版通俗易懂的健康教育讀物，開闢健康教育課程，舉辦專題節目等；教育部門組織指導學校的開展健康教育；另外也與其他單位聯合，取得他們對健康教育工作的支持，廣泛地增加社區宣傳的力度。

3.社區防癌健康教育人員的培訓

培訓原則為：理論和實踐相結合，注意指導實踐的原則；從實際出發，因地因時因人制宜，要採取多管道、多形式、多途徑辦學的原則；普及與提高相結合的原則；注重品質、效益的原則。

4.社區防癌健康教育內容

改變不良生活方式和行為。所謂不良的生活方式和行為因素是指由於人們自身的不良生活方式和行為給個人、群體乃至社會的健康帶來直接或間接的危害，它對機體具有潛襲性、累積性和廣泛影響性的特點。

危害健康行為通常可分為以下四類：

（1）日常危害健康行為，主要包括吸菸、酗酒、吸毒及性亂。

（2）腫瘤致病性行為模式，是導致特異性疾病發生的行為模式。目前研究較多的有C型行為。C型行為又稱「腫瘤易發性行為」，核心行為表現是情緒好壓抑，性格好自我克制，表面上處處依順、謙和善忍，內心卻是強壓怒火，愛生悶氣。C型行為者體內神經—體液水準長期紊亂，導致免疫機能全面下降。所以，C型行為子宮頸癌、胃癌、食道癌、結腸癌、肝癌和惡性黑色素瘤的發生率都比正常人高三倍。

（3）不良生活習慣：主要是容易引起大腸癌的不良飲食習慣，如高脂、高糖、低纖維素飲食；嗜好含致癌物的食品，如經長時間高溫加熱和煙熏火烤的食物，其蛋白質易變化，又產生多種具強致突變性的雜環胺類。

（4）不良疾病行為：疾病行為指個體從感知到自身有病到疾病康復所表現出來的行為。不良疾病行為發生在已知自己疾病或病患已被確診後。常見表現形式為：與「行醫行為」相對的有瞞病、恐懼、自暴自棄行為以及悲觀絕望等心理狀態和求神拜佛等迷信行為；更有甚者可有輕生念頭。

不良生活方式和行為涉及範圍十分廣泛，除上述四大因素外，還有久坐而不鍛練、藥物依賴等。有學者報告美國的十大死因疾病中，不良生活方式和行為在致癌因素中占四八．九％，中國占三七．三％。

5. 宣傳大腸癌科普知識

大腸癌科普知識包括：(1)大腸癌病因學；(2)大腸癌高危人群；(3)大腸癌早期症狀；(4)大腸癌早診早治的重要性，越早發現癌症與獲得確診，治癒的希望則越大。

6.啟發群體防癌意識

宣傳國家有關衛生保健的方針、政策、大力和持久地傳播衛生知識、防癌知識，開啟國民的防癌意識，使更多的人意識到健康的價值，懂得健康是每個人的責任。激發人們對健康的追求和增強實行健康生活方式的意識和緊迫感，掌握有利於健康和生活方式的知識、信念、技巧，提高防癌知識水準，自覺參與各種衛生活動。主要包括：(1)宣傳相關政策，法律措施，確實改善社區環境衛生，消除或減少致癌因素影響。(2)開展多種形式防癌宣傳工作。以政府帶頭，把惡性腫瘤防治工作納入到初級衛生保健計畫中，納入到社區衛生服務內容；經常性在社區舉辦防癌宣傳諮詢活動，由專家解答群眾的問題，並可結合進行有獎「防癌知識多少」問卷調查和居民癌症防治知識調查；並編製防癌知識錄影帶，提供給社區的機關、團體和管委會；將防癌科普知識編製成小冊子、宣傳折頁，發至群眾手裡；還可舉辦各種的防癌知識普及班和講座，以及發揮街頭宣傳壁報作用，宣傳防癌知識，以達到提高社區居民防癌意識，培養防癌行為，使居民能瞭解患癌的危險因素，學會有關自檢技能，以提高社群人群整體健康水準。(3)大腸癌三級預防知識。(4)自查胃腸道有無出血，可去大藥房買潛血試紙，在家中就很方便測出大、小

便中有無潛血。測試前兩天不要吃藥、血等血紅蛋白含量高的食品，以免影響測試結果的準確性。這樣做對早期發現胃腸道癌症很有好處。（5）對重點人群的防癌健康教育。根據社會人口學特徵，選擇相應的教育形式和方法，按人群在不同年齡階段的健康要求，選擇不同的材料和重點教育內容，針對不同的防癌健康目標，識別高危人群，重點開展防癌健康教育和行為指導。

（二）防治癌症的健康檢查

下列各種人群可作為防癌健康檢查的物件，但其受檢目的要各不相同。

1.無症狀的「病人」

檢查的目的是早期發現癌症，以提高治癒率。

2.高危人群

即罹患癌症有高度危險性的人群。檢查的目的是早期診斷，必要時加以干預。

3.有症狀但可治癒的病人

這些人群已表現出某些症狀和體徵，此時及早診斷也不一定是早期，但仍存在治癒可能，應引起病人及醫務人員關注。

4.已接受治療和癌症病人

這些人往往已診斷明確並接受過相應的治療，對他們的定期隨訪可及時發現癌症的復發和轉移，其他有一部分在治癒後會發生另一種癌症。第二種癌在這些人群中的發生率明顯偏高，早期發現可提高第二種癌的治癒率。

（三）癌症病人的康復治療

對於癌症患者的不同期會有不同的健康內容，主要有：

1.心理支持和調整

當癌症確診時，患者常有緊張、恐懼心理，而在治療過程中，常會產生各種各樣的憂慮。心理治療專家，醫務人員，家屬通過採用不同的措施對病人進行心理調整，使他們重新樹立未來的生活目標，增強戰勝癌症和資訊。

2.整形修復

某些部位如額面部、肢體癌症因外科治療造成毀容、截肢等，治療後在適當時間進行修復，包括整容、裝義肢、乳房重建、發育重建等是病人減少了外貌，功能和心理方面的障礙，改善了他們的生活品質。

3.功能恢復和鍛練

喉部、食道手術後的發育訓練，胃腸道造瘻管口的護理和訓練等均為康復的重要措施。

4.社會能力的恢復

康復機構和社區醫務人員在家屬的配合下鼓勵病人參與各種社交活動，對於已治癒的病人，可安排從事一些力所能及的工作，這對病人是一種莫大的鼓勵。

（四）臨終關懷

臨終關懷關注的是病人的生活品質而不是生命的長短，治療上避免猛烈的、不舒適的或無意義的治療（手術、放療、化療等）。服務的內容可多種多樣，包括對病人的照顧和對家庭親友的支持。重點的專案有：症狀的醫療控制（如病痛按三級止痛要求進行），家庭護理心理諮詢，營養評估，緩解治療，精神指導，家庭支援服務，法律上和財務上的建議，身體和言語療法，居家照護等。

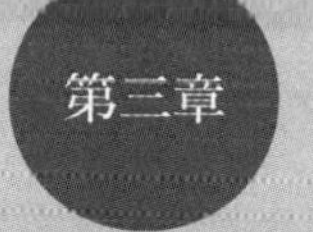

大腸癌的解剖、生理特徵及發病

第一節 解剖、生理

一、大腸（large intestine）管壁，同樣具備消化管壁的四層基本結果（圖3–1–1）。

1. 粘膜：只有半環行皺襞，沒有環形皺襞與絨毛。上皮仍為單層柱狀上皮，細胞游離面仍有微絨毛，上皮內有大量環狀細胞，分泌粘液以潤滑粘膜。直腸下段上皮變為複層扁平上皮。固有膜中有大腸腺，數量很多，呈直管狀，它由柱狀細胞、內分泌細胞和大量杯狀細胞構成。在直腸下段，固有膜內有許多靜脈叢，易於瘀血曲張形成內痔。粘

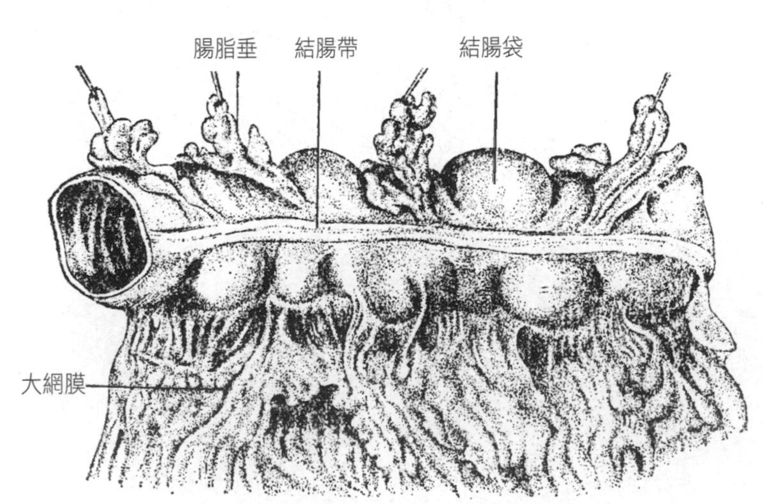

圖3–1–1　大腸縱切面

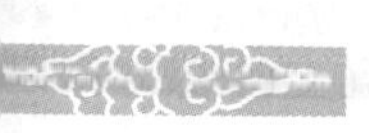

膜肌層也為薄層內環，外縱平滑肌。

2.粘膜下層：為疏鬆結締組織、內含血管、淋巴等、神經叢、脂肪細胞等。

3.肌層：由內環行和處縱行平滑肌構成。處縱肌沿大腸的闢軸集中成三條厚的平滑肌來，稱結腸帶，帶間的縱行肌很薄。

4.處膜：大部分是漿膜，有些部分有大量脂肪組織，形成腸脂垂。

大腸的主要功能是吸收水分，合成維生素及形成和運送糞便。

二、大腸的生理

（一）大腸內消化

人類的大腸沒有重新消化功能，其主要功能是吸收水分，無機鹽及由大腸內細菌合成的維生素B、K等物質，貯存未消化和不消化的食物殘渣並形成糞便。食物攝入後直至其消化殘渣大部分排出體外。

1.大腸液的分泌

大腸內含有許多大腸腺，可分泌大量的粘液。此外，大腸上皮細胞還分泌水、K+、HCO3-，因此大腸液是一種鹼性的粘性液體，PH值為八・三—八・四。大腸粘液可潤滑糞便，減少食物殘渣對腸粘膜的摩擦；粘連結腸的內容物，有助於糞便的形成，

減少阻止糞便中的大量細菌活動對腸壁的影響；鹼性的大腸液還可中和糞便為細菌活動產生的酸、並阻止其向外擴散，保護大腸壁不受其侵蝕。

當大腸受到嚴重細菌感染導致腸炎時，粘膜除正常分泌鹼性的粘液溶液外，還分泌大量的水和電解質，其生理意義在於稀釋大腸內的刺激因素，促進糞便迅速通過大腸（腹瀉），從而沖刷腸道刺激因素，促進腸炎的好轉。

大腸液的分泌主要由食物殘渣對腸壁的直接機械刺激或通過局部神經叢反射所引起。刺激副交感神經（盆神經）可引起遠端大腸分泌粘液明顯增加，刺激結腸的交感神經能使大腸液分泌減少。

2.大腸的運動和排便

（二）大腸的運動形式

由於大腸的主要功能是吸收食糜中的水和電解質，形成和貯存糞便，因此無需強烈的運動。正常時大腸的運動很微弱，其運動形成類似小腸，主要有混合運動和推動運動兩種。

1.混合運動—袋狀往返運動：類似小腸的分節運動，但在同一時間內參與收縮的結腸較長，收縮的環行肌較寬和有力，有時甚至使腸腔閉塞，同時縱行肌（結腸節）也收縮，結果使鄰近未收縮的結腸段形成許多袋狀節段，因此這種收縮稱為袋狀收縮

（haustra contractions）。其結構基礎是結腸環形肌間段性增厚。一段結腸發生袋狀收縮，持續一段時間後消失，鄰近部位的結腸段又要發生袋狀收縮，如此反復進行，形成袋狀往返運動（haustral shutting），其主要作用是將大腸內容物不斷地混合，因此又稱混合運動（mixing movements）。這種形式的運動多見於近端結腸，可使腸粘膜與腸內容物充分接觸，有利於大腸對水和無機鹽的吸收。

2.推進運動─蠕動和集團運動：短距離的蠕動常見於遠端結腸，其傳播速度很慢（約5ml/h）。按此計算，食糜通過腸道約需四八小時，大腸還有一種行進很快，向前推進距離很長的強烈蠕動，稱為集團運動（mass movements），它可將腸內容物從結腸推至乙狀結腸或直腸。集團運動時，袋狀收縮停止，結腸袋消失。集團運動後，袋狀收縮又重新出現。集團運動每日發生一──三次，常在進餐後發生，尤多見於早餐後一小時內，可能是由於食物擴張胃或十二指腸，引起胃─結腸反射或十二指腸──結腸反射所致。鴉片類藥物如嗎啡，可待因，派替定，以及抗酸劑氫氧化鋁等，可降低結腸集團運動的頻率，因此使用這些藥物後易產生便秘。當結腸粘膜受到強烈刺激如腸炎時，常引起持續的集團運動。

（三）糞便形成及排便反射

1.糞便的形成：食物殘渣在大腸內停留時，一部分水被吸收，同時經過大腸內細菌

的發酵與腐敗作用以及大腸粘液的粘結作用，形成糞便。正常糞便中水分占四分之三，固體物占四分之一。後者包括死的和活的細菌（約占三成），未消化和不消化的食物殘渣及消化道脫落的上皮細胞碎片、粘液、膽色素（占三成），脂肪占（一—二成）主要由細菌分解食物產生及來自脫落的腸上皮細胞，無機鹽（占一—二成）和少量蛋白質（占二%—三%）等。由於糞便的大部分是非食物成分，其組成受飲食改變的影響較小，因此在較長時間未進食的情況下仍可有糞便排出。

在未消化的食物殘渣中，部分是食物中的纖維，包括纖維素、半纖維素、木質素以及各種樹膠、果膠等。飲食纖維都能被人體消化吸收，但由於它可吸收水分，所以可使糞便的體積增大、變軟，並能刺激腸運動，使糞便能在大腸內停留的時間縮短，從而減少糞便中有害細菌所產生的因素或有害代謝產物與腸壁接觸的時間。此處飲食纖維還可以吸收膽汁酸，增加它們在糞便中的含量，使通過腸肝循環回收的肌鹽減少，肝臟需利用更多的膽固醇合成新的膽汁酸，所以增加飲食中的纖維含量不但可以預防便秘，還可以降低血漿膽固醇水準。

2.排便反射：排便（defecation）是受意識控制的脊髓反射。人的直腸內通常是沒有糞便的，當胃——結腸反射發動的集團運動將糞便推入直腸時，可刺激直腸壁感受器，傳入衝動經盆神經和腺下神經到達脊髓腰段的初級排便中樞，並上傳至大腦皮層，產生便意。如果環境許可，皮層發動下行衝動到脊髓初級排便中樞，傳出衝動經盆神經引起降結腸、乙狀結腸和直腸收縮，肛門內擴約肌舒張；同時陰部神經傳出衝動減少，肛門處擴約肌舒張，糞便被排出體外。此處，腹肌、膈肌收縮也能促進糞便的排出，如果環境不許可，陰部傳出神經興奮，處擴約肌仍維持收縮，幾分鐘後，排便反射便消失，需經過幾小時或到有糞便進入直腸時再發動排便反射。由於胃——結腸反射發生於餐後，故排便常發生於早餐後，尤其是幼兒。再承認排便時間主要受習慣和環境因素影響。

三、大腸內細菌的活動

大腸內有大量的細菌，它們來自空氣及食物。由於大腸內的鹼性環境，溫度，特別是大腸內容物在大腸滯留的時間較長，很適合於細菌繁殖。

大腸內的細菌種類繁多，包括厭氧菌（如產氣莢膜梭菌和脆弱類桿菌）和需氧菌，如產生腸桿菌。腸道細菌對人體的作用較複雜，包括有益的和有害的作用，其主要作用如下：

（1）發酵未消化或不消化的淡水化合物（主要是纖維素）和脂類，產生單鏈脂肪酸易和多種氣體，例如：H_2，N_2，CO_2、CH_4及硫化氫。短鏈脂肪短易被結腸吸收，可用於供能，並可促進鈉的吸收，對結腸上皮細胞還有營養作用和抗炎作用。

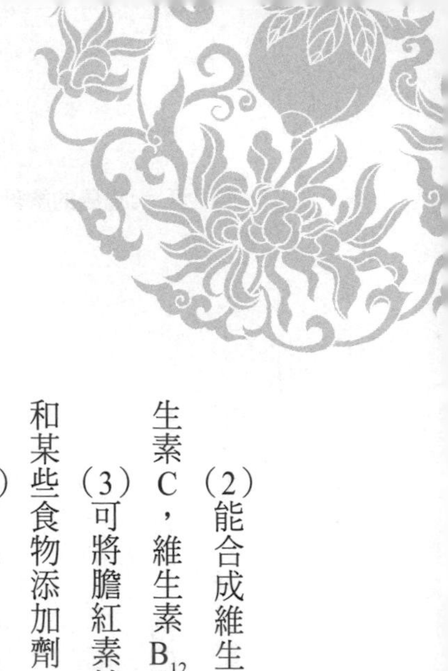

（2）能合成維生素K，B_1，B_2，B_{12}和葉酸；另一方面，一些重要的營養物質，如維生素C，維生素B_{12}及膽鹼可被某些腸道細菌利用。

（3）可將膽紅素轉化為尿膽素原，高級膽汁酸轉化為次級膽汁酸；分解膽固醇，藥物和某些食物添加劑。

（4）使某些氨基酸脫羧生成胺，包括組胺、酪胺及有臭味的吲哚和糞臭素；此外，還可將氨基酸轉化為氨，其中九五％吸收後在肝臟轉化為尿素。

吸收

食物通過吸收後，各種營養物質的分解產物、水、無機鹽和維生素，以及大部分消化液即可通過消化道粘膜上皮細胞進入血液和淋巴中，這個過程稱為吸收。

一、吸收過程概述

（一）吸收的部位

在口腔內，沒有營養物質被吸收。胃的吸收能力也很差，因為胃黏膜無絨毛，且上皮細胞之間連接緊密，僅吸收少量高度脂溶性的物質，如乙醇及某些藥物，如阿司匹林等。小腸吸收的物質種類多，量大，是吸收的主要部位，大腸能吸收水和無機鹽。各種

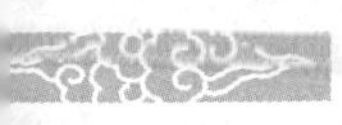

營養物質在消化道的吸收部位見（圖3－1－2）。

小腸有許多吸收的有利條件：(1)在小腸內，糖類、蛋白質、脂類已消化為可吸收的物質。(2)小腸的吸收面積大。小腸粘膜形成許多環行皺壁，皺壁上有許多絨毛，絨毛上皮細胞上有許多絨毛，使小腸粘膜的表現面積增加六百倍，達到二百－二百五十平方米。(3)小腸絨毛的結構特殊，有利於吸收。絨毛內有毛細血管，毛細淋巴管（乳糜管），平滑

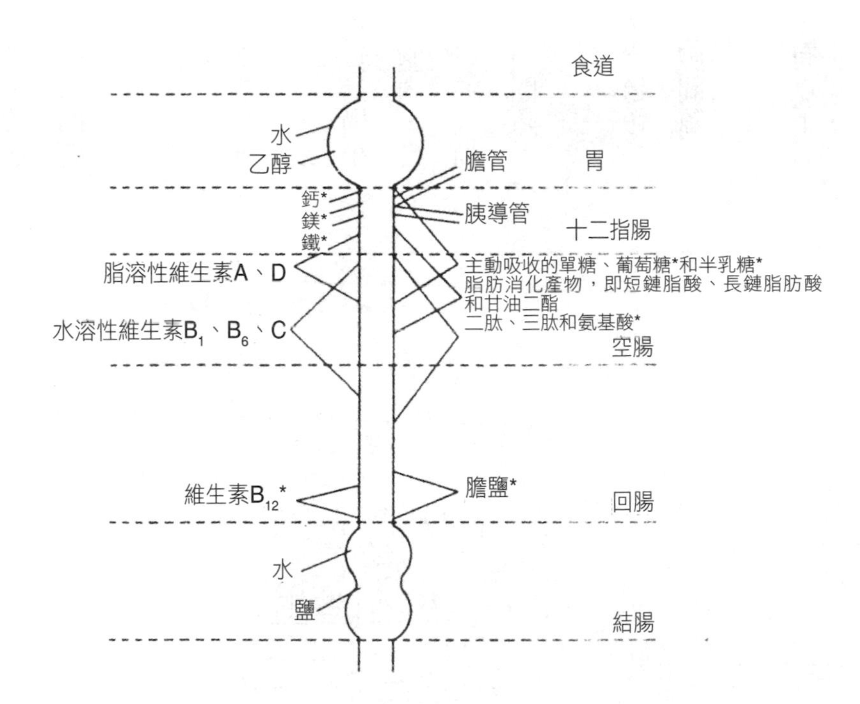

圖3–1–2 消化管中已知的吸收部位。*表示主動轉運。鈣可在小腸各部分，特別是十二指腸被吸收。

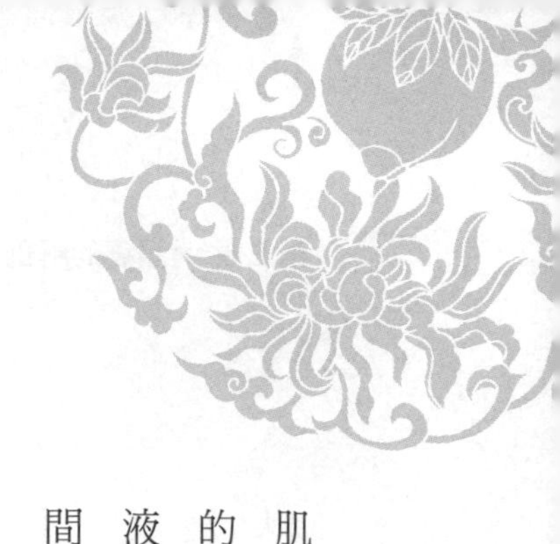

肌纖維及神經纖維網，消化期間小腸絨毛的節律性伸縮與擺動，可促進絨毛內的血液和淋巴流動。（4）食物在小腸內停留的時間較長，能被充分吸收。

（二）吸收的途徑與機制

1.吸收的途徑，小腸內的吸收主要通過跨細胞和細胞旁兩種途徑。

（1）跨細胞途徑：腸腔內的物質通過小腸絨毛上皮細胞的頂端膜進入細胞內，再通過基底側膜進入皮細胞的頂端膜進入細胞內，再通過基底側膜進入細胞外間隙，最後進入血液和淋巴。

（2）細胞旁途徑，腸腔內的物質通過小腸上皮細胞間的緊密連接進入細胞間隙，再進入血液（圖3－1－3）。

2.吸收的機制：吸收的機制有以下的

旁細胞途徑
跨細胞途徑載體參與
擴散
擴散
緊密連接
上皮細胞
基膜
毛細血管

圖3–1–3　小腸黏膜吸收水和小的溶質的兩條途徑

幾種：

（1）被動轉運：包括單純擴散、易化擴散和滲透。

（2）主動轉運：包括原發性主動轉運和繼發性主動轉運。

（3）入胞和出胞。

二、小腸的吸收功能

通過小腸每日吸收約數百克糖、一百克或更多的脂肪，五〇—一百克氨基酸，五〇—一百克各種離子和七—八公升水。但正常的小腸吸收潛力遠比上述數值大，每日能吸收多至幾千克的糖，五百克脂肪，五百—七百克蛋白質，二〇公升甚至更多的水。

（一）糖的吸收

食物中的糖類一般需被分解為單糖後才能被吸收，只有少量的二糖被吸收。腸道中的單糖主要是葡萄糖、半乳糖的果糖。

葡萄糖和半乳糖是通過同向轉運機制吸收的。在腸絨膜上皮細胞的基底側膜上有Na+泵，不斷將細胞內的Na+泵入細胞間液，維持細胞內的Na+濃度；在其頂端膜上存在有Na+葡萄糖和Na+—半乳糖和同向轉運體，他們分別能與Na+—葡萄糖和Na+—半乳糖結合，Na+依靠細胞內、外Na+的濃度差進入細胞，釋放的勢能向葡萄糖和半乳糖轉運入細胞，然後在基底側膜通過易化擴散進入細胞間液，再進入血液（圖3－1－

4）。給予Na+泵抑制劑哇巴因可抑制葡萄糖及半乳糖的吸收。果糖是通過易化擴散進入腸絨毛上皮細胞的。由於它不是伴隨Na+同向轉運，因此果糖的吸收速率比葡萄糖、半乳糖低，僅為葡萄糖半乳糖吸收速率的一半。進入細胞內的果糖大部分轉為葡萄糖，然後進入細胞間液。

（二）蛋白質的吸收

蛋白質分解產物，包括二肽、三肽以及氨基酸的吸收類似葡萄糖、半乳糖的吸收，即通過繼發性主動轉運中被吸收，在小腸絨毛上皮細胞的頂端膜上，存在多種Na+－氨基酸和Na+－肽同向轉運體，它們分別轉運中性、酸性、鹼性氨基酸與亞氨基酸，以及二肽、三肽

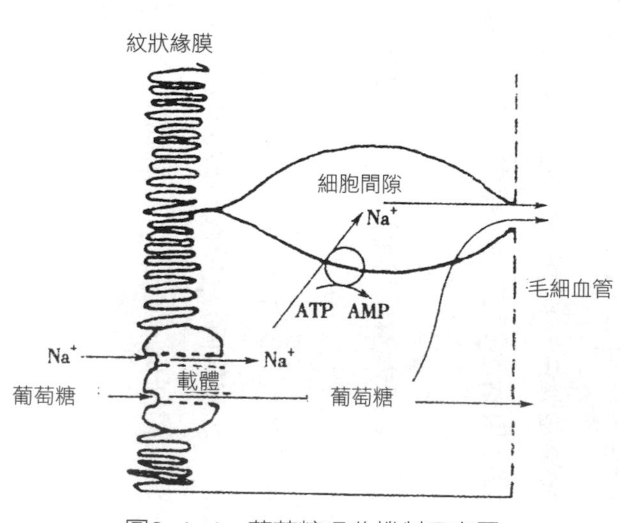

圖3–1–4　葡萄糖吸收機制示意圖

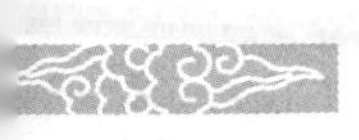

進入細胞。進入細胞的氨基酸以及少量未溶解的二肽、三肽，經過基底腸絨膜上的氨基酸或肽轉運以易化擴散的方式進入細胞間液，然後進入血液。少數氨基酸的吸收不依賴於Na+，可通過易化擴散的方式進入腸上皮細胞。

嬰兒的腸上皮細胞可通過入胞和出胞的方式吸收適量的胃消化的蛋白質。例如：母體出乳中的免疫球蛋白A（IgA）可用這種方式進入嬰兒的血液循環，產生被動免疫。但隨著年齡的增大，大腸吸收完整蛋白質的能力減小。外蛋白質被吸收後，不但無營養價值，而且可引起過敏反應。

（三）脂類的吸收

脂類的消化產物，包括甘油一酯、遊離脂肪酸、膽固醇、溶血卵磷脂，以混合微膠粒的形式存於腸腔內。混合膠粒通過覆蓋的小腸紋狀緣表面的外流動水層到達微絨毛，釋放出其內的脂類消化產物。脂類消化產物順濃度梯度擴散入細胞，膽鹽側留在腸腔內，形成新的混合物微膠粒，僅複轉運脂類消化產物，最後在回腸被吸收。在腸上皮細胞內，脂類消化產物在滑面內質網再發生脂化，形成甘油三脂，膽固醇脂及卵磷脂，然後它們與腸上皮細胞合成的脫輔基蛋白（ap-oprotein）結合，形成乳糜微粒（chylomi-eron）。乳糜微粒在高爾基複合體包裝成分泌顆粒，然後遷移到基底側膜，通過出胞過程進入絨毛內的乳糜管（圖3－1－5）。因此，當腸上皮細胞不能合成足夠的脫輔基蛋

白時，乳糜微粒就不能形成，或不能轉運出細胞，可導致血B脂蛋白缺乏（脫輔基蛋白），少於十—十二個碳原子的中，短鏈脂肪酸由於脂溶性較高，不需再酯化，可直接經上皮細胞擴散進入絨毛內的毛細血管。正常成人可吸收九五％以上的被消化脂類，嬰兒吸收脂類的能力較低，只能吸收八五％—九〇％。

正常情況下，小腸中的膽固醇易於被吸收，但植物固醇難吸收，不吸收的植物固醇，如大豆中的固醇，可降低膽固醇的吸收。

（四）水的吸收

成人每天攝入二升水，分泌約七升消化液，因此消化道每天吸收九升水，其中空腸吸收五—六升，回腸吸收二升，結腸

小腸上皮細胞
膽汁酸 膽汁酸
膽汁酸 膽汁酸
Chol → Chol+FFA → CholE
MG → MG+FFA → TG
Lysol → Lysol+FFA → PL
FFA → FFA
膽汁酸 膽汁酸
膽汁酸 膽汁酸
APOB
PL PL PL PL PL PL
CholE
TG
乳糜微粒
血液
淋巴

圖3—1—5　脂類消化產物吸收示意圖

Chol：膽固醇，MG：甘油一酯，Lysol：溶血卵磷脂，FFA：遊離脂肪酸，PL：磷脂，TG：甘油三酯，cholE：膽固醇酯，APOB：脫輔基蛋白B

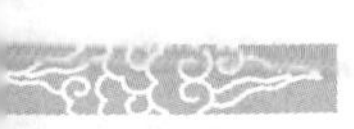

吸收四百—一千CC，十二指腸淨吸收水很少。

水是通過滲透方式被吸收的，即由於腸內營養物質及電解物質的吸收，造成腸內容物低滲，從而促進水從腸腔經跨細胞途徑和細胞旁途徑轉入血液。另一方面，水也從血漿轉運到腸腔，例如，當胃排出大量高滲溶液入十二指腸時，水從腸壁滲出到腸腔內，使食糜很快變成等滲。

（五）無機鹽的吸收

1.鈉的吸收：小腸每天吸收二五—三十克鈉，約等於體內總鈉量的七分之一；其中攝入的鈉約五—八克，其餘為消化液中的鈉。因此，一旦腸分泌的鈉大量丟失，例如嚴重腹瀉時，體內儲存的鈉在幾小時內可降至危及生命的水準。鈉是主動吸收的，即由於腸上皮細胞基底側膜上Na^+、K^+泵的活動所造成的細胞內低Na^+濃度，促進腸腔內的Na^+順濃度差進入細胞。

Na^+通過四種方式經上皮細胞頂端膜進入細胞內：(1)Na^+—有機溶質（如葡萄糖、半乳糖、氨基酸、二肽、三肽等）同向轉運；(2)Na、Cl^-同向轉運；(3)Na—H^+與Na^+—K^+逆向交換；(4)少量Na^+可經水相通道被動擴散。

2.Cl^-和HCO_3^-的吸收：Cl^-除了一部分與Na^+同向轉向而被吸收外，主要是通過被動擴散而迅速吸收的。由於Na^+的吸收，造成腸腔內帶負電位，而腸上皮細胞內為正電

位，於是Cl-可順電位差進入細胞。在上段小腸的胰液及膽汁中含有大量的HCO_3^-，其吸收是以H+交換的方式進行的，即通過Na+、H-交換進入腸腔內的H+與HCO_3^-結合，形成H_2CO_3，後者解離為H_2O和CO_2，H_2O留在腸腔內，CO_2則通過腸上皮細胞而被吸收入血，最後從肺呼出。也就是說，HCO_3^-是以CO_2的形式吸收的。

3.鐵的吸收：鐵的吸收量很有限，人每日吸收鐵約1mg，僅為每日攝入膳食鐵的五%左右。孕婦、兒童的失血等情況下，鐵的吸收量增加。食物中的鐵包括血紅素鐵和非血紅素鐵，後者又包括三個價鐵（Fe3）和二價鐵（Fe2）。由於Fe3+易於小腸分泌液中的負離子形成不溶性鹽，如氫氧化物磷酸鹽，以及與食物中的植酸、草酸、磷酸和穀物纖維形成不溶性複合物，因此不易被吸收。Fe2+則不易形成上述複合物，並且在PH值高達八的情況下仍是可溶性的，因而易被吸收。食物中的鐵主要是Fe3+。不溶性鐵在較低的PH環境中易於溶解，所以胃酸可促進複合物，並能使Fe3+還原為Fe2+，因此可促進鐵的吸收。血紅蛋白和膽紅蛋白中的血紅素較容易被吸收，並且是鐵的一個重要來源。

鐵主要在十二指腸及空腸內被吸收。Fe2+與絨毛上皮細胞頂端膜上的轉運蛋白結合後，被轉運入細胞內，血紅素則可以入胞方式進入細胞，在胞質中經血紅素加氧酶作用，釋放出Fe2+。胞質中的Fe2+，一部分與轉移動鐵蛋白（mobilferrin）結合，

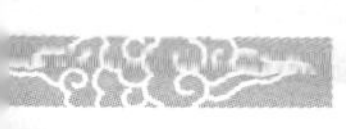

把Fe2+轉運給基底側膜上的鐵蛋白受體（transferrin receptor, TfR），經受體介導，再轉運到細胞外間隙，並與細胞間液中的運鐵蛋白（transterrin,Tf）結合。然後，Fe2+運鐵蛋白複合物從細胞外液擴散入血液。超過機體需要的Fe2+則與胞質中的脫鐵鐵蛋白（apaferritin）結合，稱為鐵蛋白（ferritin），儲存於細胞內，並隨腸上皮細胞脫落而丟失（圖3－1－6）。

鐵的吸收受反饋調節，鐵缺乏時，脫鐵鐵蛋白合成減少，形成的鐵蛋白也少，而運鐵蛋白受體的數量增多，因此Fe2+儲存少而吸收增多；鐵供應充足時則相反，即脫鐵鐵紅蛋白增加，運鐵蛋白受體數量減少。鐵蛋白的鐵在組織中的一種主要儲存形式，它不僅存在於腸上皮細胞中，

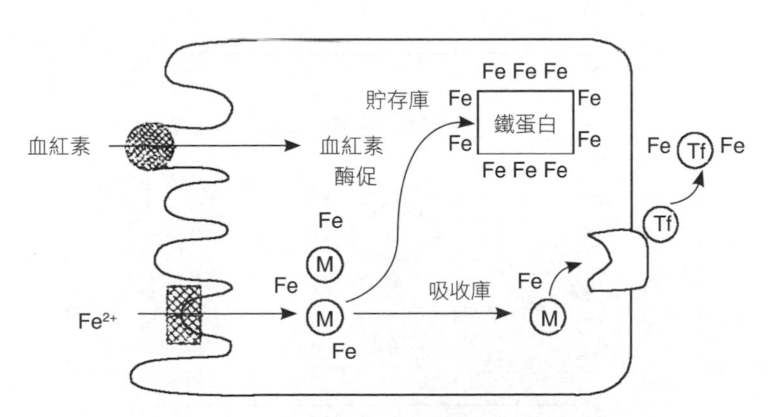

圖3–1–6　腸上皮細胞吸收鐵的機制示意圖

M：移動鐵蛋白；Tf：運鐵蛋白

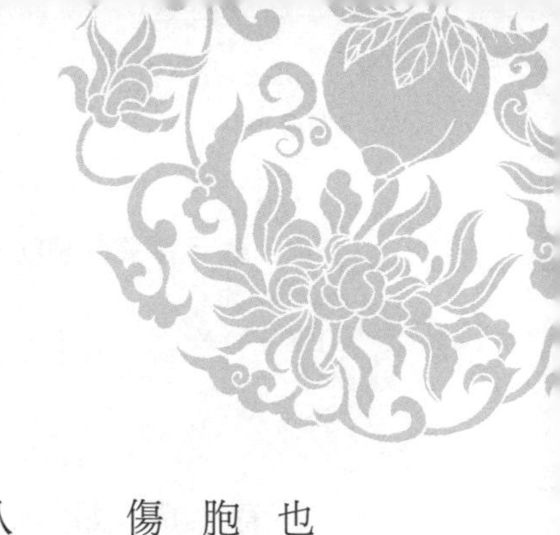

也存在於其他許多細胞中，如肝細胞。如果細胞內聚積大量含鐵鐵蛋白，可造成組織細胞損傷。

4.鏽的吸收：從食物中攝取的鏽，三成一八成在腸內被吸收。影響鏽吸收的因素有維生素D和機體對鏽的需要狀況。維生素D促進鏽的吸收。機體鏽缺少或對鏽的需要增加時，如Ca2+的吸收，而脂肪、草酸鹽、磷酸鹽、植酸等由於可與Ca2+形成不溶性複合物而抑制Ca2+的吸收，酸性環境可增加Ca2+的吸收，而鹼性環境則降低Ca2+的吸收。

Ca2+可通過小腸絨毛上皮細胞頂端膜上的鏽通過順電化學梯度進入胞質，然後與胞質中的鏽結合蛋白（caLbindin）結合。進入細胞的Ca2+由基底側膜上的Ca2+—H+—ATP酶（即Ca2+泵）及Na+ Ca2+交換體釋放到細胞外間

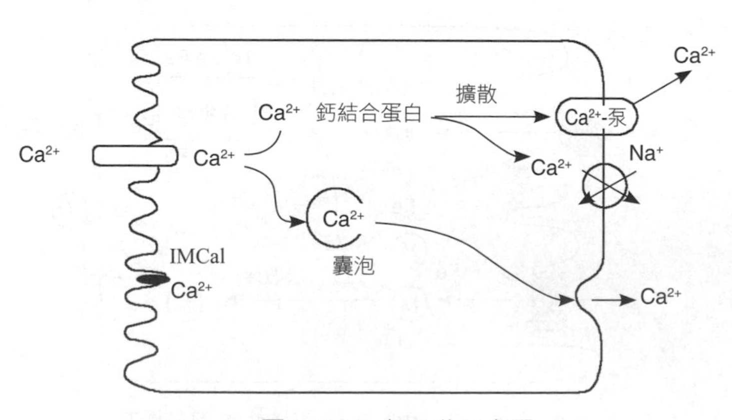

圖3–1–7　鈣吸收示意圖

IMCal：腸膜鈣結合蛋白

隙。Ca2+還可以膜囊泡的形成存在於胞質內，並在基底膜以出胞的方式釋放。鏞結合蛋白也可以促進後一種途徑的Ca2+釋放（圖3－1－7）。1，25-（OH）2維生素D3可通過誘導小腸上皮細胞鏞結合蛋白及Ca2+—H+—ATP酶的合成而促進鏞的吸收。部分鏞還可以通過細胞旁途徑被吸收。

（六）維生素的吸收

大多維生素在小腸上段吸收，但維生素B_{12}在回腸被吸收。大多數水溶性維生素，包括維生素B_1、B_2、B_6、PP、C以及維生素的葉酸，是通過依賴於Na+的同向轉運體被吸收的。維生素B_{12}須先於內因子結合成複合物後，再到回腸被主動吸收。脂溶性維生素A、D、E、K、的吸收與因素脂類消化產物的吸收相同。

三、大腸的吸收功能

每日約一千——一千五CC小腸內溶物進入大腸，其中的水和電解質大部分被吸收，只有一百CC左右的液體和1-5mmol的Na+與Cl-隨糞便排出。如果糞便在大腸內停留的時間延長，則幾乎所有的水都可被吸收，形成堅硬的糞便。

大腸粘膜具有高度主動吸收Na+的能力，Na+的主動吸收導致Cl-被動同向轉運。由於Na+和Cl-的吸收，又可導致水的滲透性吸收增加。大腸吸收Cl-時，通過Cl-—HCO3-逆向轉運，伴有HCO3-的分泌，HCO3-可中和結腸內細菌產生的酸性產物。嚴重

腹瀉的患者，由於CHO3-的丟失，可導致血漿酸度增加。

大腸吸收水的能力很強，每日可以吸收五—八升水和電解質溶液。當從回腸進入大腸的液體和大腸分泌的液體超過此數量時，超出部分便從糞便中排出，形成腹瀉。由於大腸有很強的吸收能力，所以直腸灌腸也可作為一種有用的給藥途徑。許多藥物，如麻醉藥、鎮定藥、安定藥及類固醇等，能通過大腸迅速被大腸吸收。

大腸也吸收大腸內細菌合成的某些產物，例如維生素。雖然正常時大腸吸收的維生素量僅占機體每日需要量的一小部分，但在維生素攝入不足時有重要意義。此外，大腸也吸收由細菌分解食物殘渣產生的短鏈脂肪酸，如乙酸、丙酸和丁酸等。

第二節 大腸常見疾病

一、良性疾病：

大腸常見疾病有痢疾、結腸炎、腸易激綜合症、炎症性腸病、腸結核、Crohn病。

痢疾：

本病廣義係指由一些病原菌感染引起的痢疾樣病變，如侵襲大腸桿菌、空腸彎麴菌等。其主要臨床表現是腹痛、腹瀉、裡急後重和粘液膿血便，可伴有發熱及全身血症症狀，嚴重者可有感染性休克和中性腦病。本病急性期一般數日即癒，少數病人病性遷延不癒成為慢性或可反復發作。本病發病率高，是夏秋的常見病。

【病原學】

痢疾桿菌屬腸桿菌科志賀菌屬，為革量陽性的鞭毛桿菌。按其抗原結構和生化反應之不同，目前本菌可分為四群及四七個血清型（表三—二—一）。

表三—二—一　志賀菌屬的分型

菌名	群	血清和血型
痢疾志賀菌(S.dysenteriae)	A	1-12
福氏志賀菌（S.flexneri）	B	1a、b、c、2a、b、c,4a、b、c,5a、 b、6、x、y.
鮑氏志賀菌（S.boydii）	C	1-18
宋內志賀菌（S.sonnei）	D	1

本病病原菌流行菌型不斷變遷，歐美國家優勢菌型為D群。中國多數地區多年來一直是B群福氏菌為主流行菌群，其中又以Ib、2a及3型居多；其次為D群宋內菌，但有不斷上升之趨勢。但近年來少數地區有A群痢疾志賀菌之流行。

各種痢疾桿菌均可產生內毒素，是引起全身有血療的主要因素；志賀菌還可產生外毒素（志賀菌素），具有神經毒、細胞毒和腸毒素作用，而引起更嚴重的臨床表現。

痢疾桿菌在外界環境中生存力較強，在瓜果、蔬菜及污染物上可生存一—二周，但對理化因素的抵抗力較其他腸桿菌科細菌弱，對各種化學消毒劑均很敏感。

【流行病學】

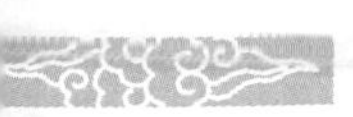

（一）污染源：為痢疾病人及帶菌者，其中外典型病人、慢性病人及帶菌者由於症狀輕或而易被忽略，故在流行病學的意義更大。

（二）傳播途徑：通過消化道傳播，病原菌隨病人糞便排出，污染食物、水、生活用品或手，經口使人感染；亦可通過蒼蠅污染而傳播。在流行季節則可因食用污染食物或飲用糞便污染的水源，而引起食物型或水型之爆發流行。

（三）易感型：人群普遍易感，病後可獲得一定免疫力，但短暫而不穩定，且不同菌群及血清型之間無效又免疫，但有效抗藥性，故易復發和重複感染。

（四）流行特徵：本病全年均可發生，但有明顯季節性，夏秋季節有利於蒼蠅滋生及細菌繁殖，且人們喜食生冷食物，故夏秋季節多發。發病年齡以兒童發病率最高，其次為中青年，此可能與活動範圍大及接觸病原菌機會較多有關。

【發病機制與病理解剖】

（一）發病機制：痢疾桿菌進入人體後是否發病，取決於細菌數量、致病力量和人體抵抗力。如本菌致病力強，少量細菌（一百—二百個）進入人體即可引起發病。其致病力則取決於對腸粘膜上皮細胞的吸附和侵襲力，即只有此侵襲力的菌株才引起發病。痢疾桿菌進入消化道，大部分可被胃酸殺死，進入腸道的少量細菌亦可因正常腸道菌群的拮抗作用及腸粘膜的分泌型IgA阻止對腸粘膜上皮細胞和固有層中繁殖，引起腸粘膜

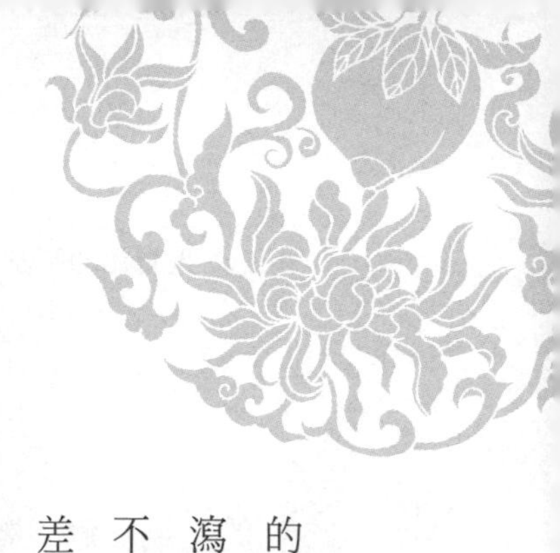

的炎症反應和固有層小血管循環障礙，使腸粘膜出炎症、壞死和潰瘍，而發生腹痛、腹瀉和膿血便。由於細菌在人體內可被吞噬細菌吞噬，且細菌很少侵入粘膜下層，一般並不侵入血流，故極少發生菌血症或敗血症，只有在人體防禦功能很差，如營養情況極差，尤其是老年人或兒童，才會偶然發生敗毒症。

痢疾桿菌可釋放內外毒素，其外毒素（細胞毒素）可引起腸粘膜細胞壞死，可能與病初的水樣腹瀉及神經系統症狀有關，而細菌產生強烈的內毒素，加之機體對之敏感而產生強烈的過敏反應，血中兒縈酚胺等多種血管活性物使增加，致全身小血管痙攣而引起急性微循環障礙，可引起感染性休克及重要臟器功能衰竭；腦組織病變嚴重者，可引起腦水腫甚至腦症，可出現昏迷、抽搐及呼吸衰竭。

（二）病理解剖：痢疾的腸道病變主要在結腸，以乙狀結腸和直腸病變最顯著，嚴重者可累及整個結腸及回腸下段。腸粘膜的基本病變，急性期是彌漫性纖維蛋白滲出性炎症，腸粘膜表面有打量粘液膿血滲出物覆蓋，此與壞死的腸粘膜上皮細胞融合形成灰白色偽膜，脫落後可見粘膜潰瘍，此病變一般僅限於固有層，故很少引起腸穿孔及大量腸出血。慢性期則可有腸粘膜水腫及腸壁增厚，潰瘍可不斷形成修復，而引起息肉樣增生及疤痕形成，並可導致腸腔狹窄。中毒型則結腸局部病變很輕，僅有充血腫，很少有潰瘍，但全身病重，可見多數臟器的微血管痙攣及通透性增加；大腦及腦幹水腫，神經

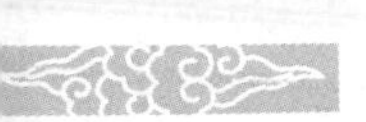

細胞變性及點狀出血。腎小球上皮細胞變性壞死，亦可有腎上腺皮質出血和萎縮。

臨床表現潛伏期一—二日（數小時至七日）。痢疾志賀菌感染臨床表現多較重，宋內痢疾感染多較輕，福氏痢疾感染病情輕重介於上兩菌感染之間，但已轉為慢性。

㈠ 急性菌痢

1.普通型（典型）起病急，高熱可伴發冷寒戰，繼之出現腹痛，腹瀉和裡急後重，大便每日十多次至十次，量少，開始為稀便，迅速可轉變為粘膜血便，有左下腹壓痛及腸鳴音無進。早期治療，多於一周左右病情逐漸恢復而痊癒，少數可病程遷延轉為慢性。

2.輕型（非典型）全身毒血症症狀均較輕，不發熱或低熱，腹瀉每日多次，稀便有粘液但無膿血，輕微腹痛而無明顯裡急後重，病程三—七日而痊癒，亦可轉為慢性。

3.中毒型：兒童多見。起病急驟，病勢兇險，高熱體溫可達四〇度以上，伴全身嚴重毒血症症狀，可有精神萎靡，嗜睡、昏迷及抽搐，可迅速發生循環及呼吸衰竭，故以嚴重毒血症、休克和中毒性腦病為主要臨床表現，而發病後廿四小時可出現腹瀉及痢疾樣大便。按其臨床表現之不同可分以下三型：

（1）休克型（周圍循環衰竭型）：主要表現為感染性休克。由於全身微血管痙攣，而有面色蒼白、皮膚花斑、四肢肢端厥冷及等紺，早期血壓可正常，但亦可降低甚至測

不出；脈搏細速甚至觸不到。亦可有少尿或無尿及輕重不等之意識障礙。此型較常見。

（2）腦型：（呼吸衰竭型）以嚴重腦療狀為主，由於腦血管痙攣引起腦缺血、缺氧、腦水腫及顱內壓升高，嚴重者可發生腦症。表現為煩躁不安、嗜睡、昏迷及抽搐，瞳孔大小不等，對光反射遲鈍或消失。亦可出現呼吸異常及呼吸衰竭。此型較嚴重，病死率高。

（3）混合型：具有以上兩型之表現，為最兇險之類型，病死率很高。

㈡ **慢性菌痢**。指急性菌痢病程遷延超過兩個月病情未癒者，發生原因不清楚，可能與下列因素有關：如急性其未及時診斷及抗菌治療不徹底者；或為耐藥菌株感染；亦可因患者原有營養不良及免疫功能低下，或原有慢性疾病如胃腸道疾病、慢性膽囊炎或腸寄生蟲病等。可分為以下各型：

1.慢性遷延型：主要表現為長期反復出現的腹痛、腹瀉、大便常有粘液及膿血，可伴有乏力，營養不良及貧血等症狀。亦可腹瀉與便秘交替出現。

2.急性發作型：有慢性菌痢史，可因進食生冷食物，勞累或受涼等誘因引起急性發作，出現腹痛、腹瀉及膿血便，但發熱及全身毒血症症狀多不明顯。

3.慢性隱匿性型：一年內有急性菌痢史，臨床無明顯腹痛、腹瀉症狀，大便培養可有痢疾桿菌，乙狀結腸鏡檢查腸粘膜可有炎症甚至潰瘍等病變。

實驗室檢查：

（一）血漿：急性期血白細胞總數可輕至中度增高，多在10-20×10 /l，中性粒細胞亦增高。慢性期則可有貧血。

（二）糞便檢查

1.糞便外觀多為粘液膿血便，可無糞便。鏡檢有大量膿細胞或白細胞（大於15個/Hp）及細胞，如紅細胞，如巨噬細胞更有助於診斷。

2.病原學檢查：確診有賴於糞便培養出痢疾桿菌，同時可做藥物敏感試驗以指導臨床合理選用抗菌藥物診治療。為提高細菌培養陽性率，應在用抗菌藥物前採樣，標本必須新鮮及取糞便膿血部分及時送驗，早期多次送驗可提高培養陽性率。

3.免疫學檢查：與細菌培養比較具有早期快速診斷的優點，但由於糞便中抗原成分複雜，易出現假陽性反應，故目前臨床上尚未廣泛應用。

併發症及後遺症

（一）志賀菌敗血症：是志賀菌感染的重要併發症，據報導其發病率為〇．四％—七．五％，多發生於兒童。六〇年代報導痢疾志賀菌是發生敗血症的常見病原菌，目前國內外均認為福氏志賀菌為主要病原菌。其主要臨床表現是持續高熱、腹痛、腹瀉、噁心及嘔吐，大便為粘液水樣或粘液血樣便，多有嚴重脫水，少數病人無腹瀉。可有嗜睡、昏迷及驚厥；亦可有麻疹樣、紫癜樣皮疹，可有肝脾腫大。嚴重者溶血性貧血、感

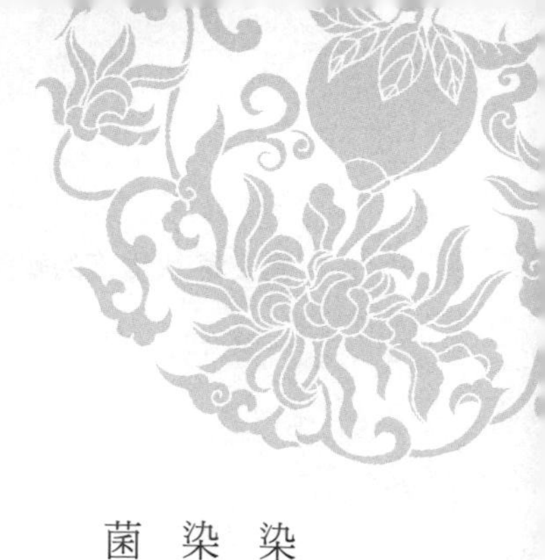

染性休克、溶血性尿毒症綜合症、腎功能衰竭及DIC。其病死率遠遠多於普通志賀菌感染。死亡原因主要是感染性休克及溶血性尿毒綜合症。確診則有賴於血液培養有志賀菌。

（二）關節炎：急性期或恢復期偶可併發大關節的滲出性關節炎。為變態反應所致。小幾腦型中毒型菌痢者，可有耳聾、失語及肢體癱瘓等後遺症。

診斷及鑒別診斷

（一）診斷：發病多在夏秋季，有進食不潔食物或與菌痢病人接觸史。臨床表現急性期為發熱、腹痛、腹瀉、裡急後重及粘液膿血便，在下腹有明顯壓痛。慢性菌痢病人則有急性菌痢史。病程超過幾個月而病情未癒者。中毒型兒童多見，有高熱、驚厥、意識障礙及循環、呼吸衰竭，而胃腸道症狀輕微甚至無腹痛、腹瀉、應及時用拭子採便成鹽水灌腸取便送驗。糞便鏡檢有多數白細胞或膿細胞及紅細胞即可診斷。確診則有賴於糞便培養有痢疾桿菌。

（二）鑒別診斷

1.急性菌痢須與急性阿米巴痢疾、細菌性胃腸型食物中毒及其他病原菌引起的急性腸道感染相鑒別。

（1）急性阿米菌痢疾：鑒別要點見表三—二—二。

表三—二—二急性菌痢與急性阿米巴痢疾鑑別點

鑑別要點	急性菌痢	急性阿米巴痢疾
病原及流行病學	痢疾桿菌，流行性	阿米巴原蟲、散發性
全身症狀	多有發熱及毒血症症狀，腹瀉每日十數次及數十次，多為在下腹壓痛。	多不發熱，少有毒血症症狀，腹痛輕，無裡急後重，腹瀉每日數次。
糞便檢查	量少，粘液膿液便，鏡檢多數白細胞及紅細胞，可見吞噬細胞。糞便培養有痢疾桿菌。	多為右下腹量多，暗紅失色果醬樣血便有腥臭。
乙狀結構鏡檢查	腸粘膜彌漫性充血，水腫及表潰瘍。	鏡檢白細胞少，紅細胞多，有夏—雷晶體，可找到溶組織阿米巴滋養體腸粘膜大多正常，其中有散在潰瘍，邊緣深切，周圍有紅暈。

（2）細菌性胃腸型食物中毒：由於進食細菌及毒素污染的食物引起，常見病原菌有門菌、變形菌，產生性大腸桿菌及金黃色葡萄球菌等。有集體進食同一食物及在同一潛伏期內集體發病的病史。有噁心、嘔吐、腹痛、腹瀉等急性胃腸炎表現，大便多為稀水便、膿血便、裡急後重少見。確診則有賴於從病人嘔吐物，糞便及可疑食物中檢出同一病原菌。

（3）其他病原菌引起的腸道感染：在痢疾樣腹瀉患者中，檢出非志賀菌的病原菌者占

相當高的比例，如侵襲性大腸桿菌、鄰單胞菌、氣單胞菌及空腸彎曲等均不少見，其臨床表現與急性菌痢類似。診斷有賴於糞便培養出不同的病原菌。

（4）其他：變應與急性壞死性出血性腸炎及腸套疊相鑒別。

2.慢性菌痢：須與下列疾病鑒別。

（1）結腸癌與直腸癌：當有繼發感染時可出現腹痛、腹瀉及膿血便，且用抗菌藥物治療後症狀可有所改善。但救治無效，伴進行性消瘦。可肛門指診及進一步灌腸、乙狀結腸鏡或纖維腸結鏡來協助診斷。

（2）慢性非特異性潰瘍性結腸炎：亦可有反復的腹瀉及膿血便，但抗生素治療無效。大便培養無效病菌。乙狀結腸鏡或纖維結腸鏡檢查，可見腸粘膜脆弱易出血，有散在潰瘍。晚期病人做灌腸X紋檢查，可見結腸袋消失呈鉛管樣改變。

（3）慢性血吸蟲病：亦可有腹瀉及膿血便。但有血吸蟲病疫水接觸史，肝脾腫大，直腸鏡活檢可查到血吸蟲卵。

3.中毒型菌痢

（1）休克型：須與其他感染性休克鑒別，如敗血症及暴發型流行性腦脊髓膜炎，亦均可有發熱及休克。血及大便培養檢出不同的致病菌。

（2）腦型：須與流行性乙型腦炎鑒別，多發生在夏秋季，易均有發熱、昏迷及驚厥。

但乙腦情發展較中毒型菌痢緩慢，以意識障礙為主，休克極少見。腦脊液檢查有異常變化，除顱壓增高外，易有蛋白及白細胞數輕度增高，乙腦特異性IgMPO性。

預後：急性菌痢治療多於一周左右痊癒，少數病人轉為慢性或慢性帶菌者。中毒型菌痢則預後差，尤其腦型如不及時治療，病死率較高。影響預後的因素有：(1)菌型：痢疾志賀菌病情嚴重，併發症多；福氏志賀菌型易成為慢性；(2)臨床病型：中毒性菌痢病勢兇險，病死率較高；嬰幼兒及年老體弱者病重，併發症多，病死率較高。(3)治療及時合理者預後好。

治療

(一)急性菌痢

1.一般治療：消化道隔離至臨床症狀消失，糞便培養二次陽性。飲食以少渣易消化的殘食及中流食為宜。保證足夠火分，酪中毒及解質偵察亂者，則須靜脈輸入葡萄糖，生理鹽水及電解質，酸中毒時則須靜脈輸入鹼性液。

2.病原治療：自廣泛應用抗菌藥物以來，志賀菌屬耐藥不斷增加，且可呈多重耐藥，近年來報導，對四環素氯黴素，磺胺及味喃唑酮等藥的耐藥率為七〇％—一〇〇％，許多的耐藥菌株呈多重耐藥。故用藥時應參考當前菌株藥物敏感情況選擇投藥。

(1)喹諾酮類：有強的殺菌作用，對耐藥物菌株亦是較理想的藥物。可用諾氟動量（noefloxacin）成人每次〇．二—〇．四克，每日四次口服，每日20-40mg/kg，分三—四次服用，療程五—七日。亦可與甲氧苄啶二次服用。亦可用其他氟喹諾酮類藥物，如環丙沙星（ciprofloxacin）氨氟沙星（ofioxacin）。如病情重不能口服者，可靜脈滴注。喹諾酮類藥物治療菌痢療效好，毒副作用小，可引起噁心等胃腸道反應；本藥因影響骨骼發育，故孕婦不宜使用，兒童則應慎用或短期應用。

(2)複方膽胺甲噁唑（SMZ-TMP）又稱複方新諾明，目前對本藥之耐藥菌株雖有所增加，但對多數菌痢病仍有較好的療效，故可應用。每克含SMZ400my、TMP80my，成人每次二克，每日二次，兒童酌減。嚴重胃病腰胺過敏者血白細胞明顯減低者禁用。

（二）慢性菌痢

1.應採用全身治療：如生活規律，適當鍛練，避免過度勞累與緊張，進食富營養易消化少渣無刺激的食物，積極治療並存的慢性疾病。

2.病原治療

(1)應抓緊做病原菌分離及細菌藥物敏感試驗，以助合理選擇應用有效的抗菌藥物。

(2)可聯合應用乙種不同類型的抗菌藥物，療程須長，須重複一—三個療程。

(3)亦可應用藥物保留灌腸的療法，可用一百—二百CC，每晚各一次，十—十四日

為一療程，如有效可重複用。灌腸液內可加用小量腎上腺皮質激素，從增加其滲透作用而提高療效。

3.對症治療

（1）針對腸功能紊亂可用鎮定、解痙藥物。

（2）慢性腹瀉尤其應用抗菌藥物後，易出現腸道菌群失調，須注意大便對比檢查，並可應用微生態製劑如乳酸桿菌或雙歧桿菌製劑等進行糾正。

（三）**中毒性菌痢**：本型病勢兇險，應早期診斷及時採用綜合措施搶救治療。

1.一般治療：同急性菌痢，由於病情變化迅速，故應密切觀察病情變化，如意識狀態、血壓、脈搏、呼吸及瞳孔變化。做好護理工作，儘量減少併發症。

2.病原治療：應用有效的抗菌藥物靜脈滴注，可用環西沙星，○·二—○·四克靜脈滴注，一日二次，亦可用氧氟沙星靜脈滴注，待病情明顯好轉後可改用口服，亦可應用頭孢菌素如頭孢噻肟（cefotaxime）每日四—六克，分二次加入葡萄糖液內靜脈滴注。

3.對症治療

（1）降溫鎮靜：高熱易引起驚厥而加重腦缺氧及水腫，應該急用退熱藥及物理降溫，如體溫不降並伴躁動不安及反複驚厥者，可用冬眠療法，氯丙嗪及異丙嗪各1-2ml/kg肌

注，儘快使體溫保持在三七度左右；反複驚厥者可予以安定，水和氯醛或苯巴比妥納。

（2）休克型：應積極抗休克治療：①擴充血容液及糾正酸中毒，快速靜脈滴入低分子右旋糖酐（兒童10-15ml/kg，成人500ml）及葡萄糖鹽水，待休克好轉則繼續靜脈輸液維持，補液量視患者的情況及尿量而定。同時予以五％碳酸氫納3-5ml/kg糾正酸中毒。②回血管活動藥：在擴充血容液的基礎上，可應用血管擴張劑如山莨菪鹼解除微血管疾率，每人每次10-30mj，兒童每次0.2-2mj/kg靜脈輸入，每五－十五分鐘一次，待面色紅潤、四肢轉暖及血壓回升後可停用。如血壓仍不回升則可用多巴胺及阿拉明或酚妥拉明，以增加心肌收縮力，降低周圍血管阻力及改善重要臟器的血液灌注。③注意保護重要臟器功能，有心力衰竭者可用西地蘭。④可短期應用腎上腺皮質激素。

（3）腦型：①腦水可用二〇％甘露醇，每次1-2g/kg快速靜脈推入，六－八小時可重複使用。及時應用血管擴張劑以改善腦血管痙率。亦須應用腎上腺皮質激素。②防治呼吸衰竭：吸氧，保持呼吸道通暢，如出現呼吸衰竭則可應用呼吸興奮劑，必要時須氣管切開及應用人工呼吸器，以保證足夠有效的氧交換。

預防：應採用以切斷傳播途徑為主的綜合措施。

（一）管理傳染源：病人應及時隔離徹底治療至糞便培養細菌陰性。從事飲食、自來水廠等工作人員應定期糞檢，如發現帶菌者應調離工作場所及徹底治療。

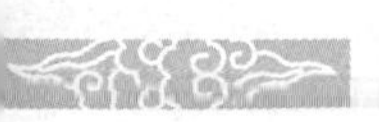

（二）切斷傳播途徑：做好飲食，飲水衛生，弄好個人及環境衛生，做好三管一滅（灌水、管糞、管理飲食及消滅蒼蠅）。

（三）保護易感人群：口服痢疾活菌茵，如F2a「依鏈珠」（為在含鏈黴素培基上反復傳代的無毒菌株）活菌苗。基因工程雜交菌苗亦正在研製中。

結腸炎（潰瘍性結腸炎）：

又稱非特性潰瘍性結腸炎，是一種病因不明的直腸和結腸炎性疾病。病變主要限於大腸粘膜與粘膜下層。臨床表現為腹瀉、粘膜膿血，亦可見於兒童或老年。男女發病率無明顯差別。本病在中國較歐美少見，且病情一般較輕，但今年患病率似有增加，重症也常有報導。

【病因和發病機制】

多數學者認為潰瘍性結腸炎與Crohn病實際上是同一疾病的不同種類，均屬腸道免疫炎症性疾病。組織損傷的基本病理過程的具體環節不同，最終導致組織損傷的表現不同。因此，與Crohn病相似，潰瘍性結腸炎病因和發病機制至今尚未明確，研究的熱點同樣集中在感染，遺傳及免疫三大元素及其相互作用上。

（一）感染因素：至今未找到某一特異微生物病原與本病有恆定關係，故認為原微

生物乃至食物抗原可能是本病的非特異性促發因素。有人提出大腸桿菌某些技能株釋出損傷腸粘膜的有害物質，可引起本病，有待進一步證實。

（二）**遺傳因素**：本病發病率在種族間有明顯差異，歐美文獻統計患者直系血緣親屬中有一——二成的人發病，均顯示本病可能與遺傳因素有關。日本和中國學者分別報導本病患者HLA-B27頻率顯著高於當地普通人群。最近在動物中用轉基因方法導入與人自身免疫病有關的HLA-B27基因已成功地製造出與人潰瘍性結腸炎相似的模型。這些資料為遺傳因素與本病的關係提供了新的證據。

（三）**免疫因素**：與Crohn病相似，一般以為本病亦可促發因素作用易感者，激發changnian無進的免疫炎症反應。參與細胞成分有中性細胞、巨噬細胞、肥大細胞、T和B淋巴細胞、自然殺傷細胞等，這些效應細胞得出的抗體、細胞因子（白細胞介素、干擾素r、TNF、TGF等）及炎症介質(白細胞三烯、血栓素、組胺、前列腺素等）引起組織與炎性病變。值得一提的是，在疾病炎症過程中有大量氧自由基形成，其在腸粘膜的損害中起著重要作用。對本病免疫炎症反應的促發及持續的原因，有各種解釋。有研究提出，本患毒結腸粘膜可能存在與遺傳有關的原發性的上皮細胞的異常，這種異常的上皮細胞分泌異常的粘膜糖蛋白，改變了正常粘膜的穿透性，使一般不易通過正常粘膜，對正常人無害的腸道共生菌群及食物等抗原，可以進入腸粘膜，因而激發一系列抗

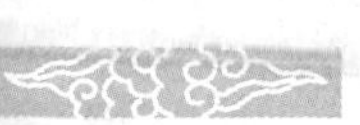

原特性免疫反應。也有人為本病屬自身免疫病，因發現某些侵犯腸壁的病原體與結腸上皮細胞抗原簇之間存在共同抗原性，從而推論患者經病原體重複感染後可誘導機體對自身結腸上皮的交叉免疫反應。新近的研究為這一假設提供了新的證據，研究發現正常結腸上皮有一種40KO抗原，在潰瘍性結腸炎患者可檢出抗原的特異性抗體而在Crohn病患者中則否。該抗原只存在於結腸、皮膚和膽道，而後兩個部位正好是潰瘍性結腸炎外表的好發部位。

（四）精神因素：其在本病發病中的作用尚有爭論。臨床上可見本病因緊張、勞累而誘發發作，患者常有精神抑鬱和焦慮表現。一般認為精神因素可以是誘發本病發作的誘因，也可以是本病反復發作的繼發性表現。

【病理】

病變位於大腸，呈聯繫性外階段分佈。多數在直腸、乙狀結腸，可擴展至降結腸，橫結腸，少數可累及全結腸。偶見涉及回腸末端，又稱為「倒灌性回腸炎」。

病變早期有粘膜彌散性炎症，可見水腫、充血與灶性出血，粘膜面呈彌漫性細顆粒狀，組織變脆，觸之易出血。粘膜與粘膜下層有淋巴細胞、漿細胞、嗜酸性及中性粒細胞浸潤。以後因腸腺隱窩底部聚集大量中性粒細胞，即形成小的隱窩膿腫。當隱窩膿腫融合潰破，粘膜即出現廣泛的或小潰瘍，並可逐漸形成不規則的大片潰瘍。由於結腸病

變一般限於粘膜與粘膜下層，很少深達肌層，所以病發結腸穿孔、瘺管形成結腸周圍膿腫者少見。少數暴發型或重症患者的病發涉及全結腸，可發生中毒性結腸擴張，腸壁重充血，腸腔膨大，腸壁變薄，潰瘍累及肌層甚至漿膜層，常併發急性穿孔。

結腸炎症在反復發作的慢性過程中，大量新生肉芽組織增生，常出現炎性息肉。粘膜因不斷破壞和修復，其正常結構喪失，纖維組織增生，有腺體變形，排列紊亂、數目減少等萎縮性改變。由於潰瘍癒合而瘢痕形成，粘膜肌層與肌層肥厚，使結腸形成縮短、結腸袋消失，甚至腸腔有時變窄。少數患者有結腸癌變，以未分化型為多見，惡性程度高，預後較差。

【臨床表現】

起病多數緩慢，少數急性起病，偶見急性暴發起病。病程呈慢性經過，多表現為發作期與緩解期交替，少數症狀持續並逐漸加重。部分患者在發作間歇期可因飲食失調、勞累、精神刺激、感染等誘發發作或加重症狀。臨床表現與病變範圍、病型及病期等有關。

一、消化系統表現

（一）腹瀉：見於絕大多數患者，腹瀉主要與炎症導致大腸粘膜對水納吸收障礙以及結腸運動功能失常有關，糞便中的粘液膿血則為炎症滲出和粘膜糜爛及潰瘍所致。粘

液血便是本病活動期的重要表現。大便次數及便血的程度反應病情穩重，輕者每日排便二─四次，便血輕或無，重者每日十次以上，膿血顯見，甚至大量便血。糞便亦與病情輕重有關，多數為糊狀，重可為稀水樣，病變局限在直腸者，鮮血附於糞便表面；病變擴展至直腸以上者，血混於糞便之中。病變限於直腸或乙狀結腸患者，除可有腹瀉、便血外，偶爾也有便秘，這是病變直腸排空功能障礙所致。

（二）**腹痛**：輕型患者或在病變緩解期無腹痛或僅有腹部不適。一般會有輕度至中度腹痛等，左下腹或下腹的陣痛，亦可涉及全腹。有疼痛─便意─便後緩解的規律，若病發中毒性結腸擴張或炎症波及腹膜，有持續性劇烈腹痛。

（三）**其他症狀**：可又粘膜，嚴重病例有食欲不振、噁心、嘔吐。

（四）**體徵**：輕中型患者僅有左下腹輕壓痛，有時可觸及痙攣的降結腸或乙狀結腸。重型的暴發型患者常有明顯壓痛和膨脹。若有腹肌緊張、反跳痛、腸鳴音減弱應注意中毒性結腸擴張，腸穿孔等併發症。

二、**全身症狀**：一般出現在中、重型患者。中重型患者活動期常有低度至中度發熱，高熱多顯示併發症或見於急性暴發型。重症或病情持續活動可出現衰弱、貧血、低蛋白血症，水與電解質平衡紊亂等表現。

三、**腸外表現**：與Crohn病相似，本病可伴有多種腸外表現，包括：外周關節炎、

結節性紅斑、環疸性膿皮病、鞏膜外層關、前葡萄膜炎口腔復發性潰瘍等，這些腸外表現在結腸炎控制或結腸切除後可以緩解或恢復；骶髂關節炎、強直性脊柱炎、原發性硬化性膽管炎及少見的澱粉樣變性等，可與潰瘍性結腸炎共存，但與潰瘍性結腸炎本身的病性變化無關。中國報導腸外表現的發生率低於國外。

四、臨床分型：按本病的病程、程度、範圍及病期進行綜合分型。

（一）根據病程經過分型：(1)初發型，指無既紋史的首次發作；(2)慢性復發型，臨床上最多見，發作期與緩解期交替；(3)慢性持續型，症狀持續，間以症狀加重的急性發作；(4)急性暴發型，少見，中國基本報導，急性起病，病情嚴重，全身毒血症狀明顯，可伴中毒性結腸擴張、腸穿孔、敗血症等併發症。上述各型可相互轉化。

（二）根據病情程度分型：參考Edwaxds和Truelove綜合分類法，分型的標準為：(1)輕型，腹瀉每日四次以下便血輕或無，無發熱，脈快，貧血無或輕，血沉正常；(2)中型：介於輕型與重型之間，一般指腹瀉每日六次以上，有明顯粘液血便，體溫＞37.7℃至少持續二天以上，脈搏＞九〇次／分，血紅蛋白≤75g/L，血沉＞30mm/h，血清白蛋白＞30g/L，體重短期內明顯減輕。

（三）根據病變範圍分型：分為直腸炎，右半直腸炎（結腸脾曲以下），廣泛性或全結腸炎（病變擴展至結腸脾曲以上或全結腸）。病變並非從直腸連續擴展至呈區域性

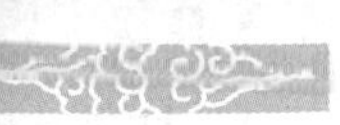

分佈者稱區域性結腸炎，罕見。

（四）根據病區可分為活動期和緩解期。

【併發症】

一、中毒性結腸的擴張：在國外可見於高達十五%的患者，國內者少見，有報告約二五%，多發生在暴發型或重症患者。結腸病變廣泛而嚴重，累及肌層與腸肌神經叢，腸壁張力減退，結腸蠕動消失，腸內容物與氣體大量積集，引起急性結腸擴張，一般以橫結腸為最嚴重。常因低鉀，鋇劑灌腸，使用抗膽鹼藥或鴉片酊而誘發。臨床表現為病情急劇惡化，毒血症明顯，有脫水與電解質平衡紊亂，出現鼓腸、腹部壓痛，腸鳴音消失。血常規白細胞計數顯著升高。X光腹部平片可見結腸擴大，結腸袋形消失。本併發症預後很差，易引起腸穿孔。

二、直腸結腸癌變：國外報導本病有五%—一〇%發生癌變，中國報導發生率較低。多見於全結腸炎、幼年起病而病程漫長者。

三、其他併發症：腸大出血在本病發生率約三%。腸穿孔多與中毒性結腸擴張有關。其他如腸梗阻，肛門直腸周圍病變少見，發生率遠低於Crohn病。

【實驗室與其他檢查】

一、血液檢查：血紅蛋白在輕型病例多正常或輕度下降，中、重型病例有輕或中度

下降，甚至重度下降。白細胞數在活動期可增高，血沉和C反應蛋白增高是活動期的標誌。嚴重或病情持續病例可血清白蛋白下降，電解質平衡紊亂、凝血酶原時間延長。

二、糞便檢查：糞便常規檢查肉眼觀察常有粘液膿血便，顯微鏡檢見紅細胞和膿細胞，急性發作期可見巨噬細胞。糞便的病原血檢查目的是要排除感染性結腸炎，是本病診斷的一個重要步驟，需反復多次進行（至少連續三次），檢查內容包括：⑴常規致病菌培養排除痢疾桿菌和沙門菌等感染，根據情況選擇特殊細菌培養以排除空腸彎麴菌，艱難梭狀芽胞桿菌，耶爾森菌，真菌等感染；⑵取新鮮糞便，注意保溫，找溶組織阿米巴滋養體及包囊；⑶有血吸蟲疫水接觸史者作糞便集卵和孵化以排除血吸蟲病。

三、結腸鏡檢查：一般用結腸鏡作全直腸結腸檢查，必要時作回腸末段檢查。該檢查是本病診斷與鑒別的重要手段之一，可直接觀察腸粘膜變化，取活組織檢查，並準確瞭解病變範圍。本病療程呈連續性分佈，絕大部分從肛端直腸開始逆行向上擴展，內鏡下所見特徵性病變有：⑴粘膜上有多發性淺潰瘍，其大小及形態不一，散在分佈，亦可融合，附有膿血性分泌物，粘膜彌漫性充血，水腫；⑵粘膜粗糙，呈細顆粒狀，粘膜血管模糊，質脆易出血，附有膿血性分泌液；⑶假息肉（炎性息肉）形成，息肉形態大、小，色澤呈多樣化，有時呈橋狀增生，結腸袋往往變鈍消失。結腸鏡粘膜活檢組織血見炎症性反應，有糜爛、潰瘍、隱窩膿腫、腺體排列異常，杯狀細胞減少及上皮變化。

四、X光鋇劑灌腸檢查：所見X光症主要有：(1)多發性淺潰瘍，表現為管壁邊緣毛糙呈毛刺狀或鋸齒狀。（表三—二—三）以及見小龕影或條狀存鋇區，亦可有炎症息肉而表現為多個小的圓或卵圓形充孕缺損；(2)粘膜粗亂或有細顆粒改變；(3)結腸袋消失，腸壁變硬，腸管縮短、變細，可呈鉛管狀。結腸鏡檢查準確，有條件宜作結腸鏡全結腸檢查，檢查有困難時輔以鋇劑灌腸檢查。重型或暴發型病例一般不宜作鋇劑灌腸檢查，以免加重病情或誘發中毒性結腸擴張。

表三—二—三 早期潰瘍性細腸X光徵

症狀	膿血便多見
病變分佈	病變連續
直腸受累	絕大多數受累
末端回腸受累	罕見
腸腔狹窄	少見、中心性
瘺管形成	罕見
內鏡表現	潰瘍淺，粘膜彌漫性充血水腫，顆粒狀，脆性增加
活檢特點	固有膜全層彌漫性炎症，隱窩膿腫，隱窩結構明顯，杯狀細胞減少

【診斷和鑒別診斷】

具有持續或反復發作腹瀉和粘液血便、腹痛，伴有（或不伴）不同程度全身症狀者，在排除細菌性痢疾，阿米巴痢疾，慢性血吸蟲病，腸結核等感染性腸炎及Crohn

病、缺血性腸炎，放射性腸炎等基礎上，具有上述結腸鏡檢查特徵性改變中至少一項及粘膜活檢查具有上述X光鋇劑灌腸檢查現象中至少一項，可以診斷本病；臨床表現不典型而有典型結腸鏡檢查表現或不典型X光鋇劑灌腸檢查表現者也可以診斷本病；有典型臨床表現或不典型既往史而目前結腸鏡檢查或X光鋇劑灌腸檢查無典型改變，應列為「疑診」隨訪。應強調，本病並無特異性改變，各種病因均可引起類似的腸道炎症改變，故只有在認真排除各種可能有關病變因後才能做出本病診斷。一個完整的診斷應包括其臨場病程，病性病程，病變範圍及疾病分期。

鑒別診斷：

一、慢性細菌急性：常有急性菌痢疾病史，糞便檢查可分離出痢疾桿菌，結腸鏡檢查時取粘液膿性分泌物培養的陽性率較高，抗菌藥物治療有效。

二、阿米巴腸炎：病變主要侵犯右側結腸，也可累及左側結腸，結腸潰瘍較深，邊緣潛行，潰瘍間的粘膜多屬正常。糞便檢查可找到溶血組織阿米巴滋養體或包囊，通過結腸鏡取潰瘍滲出物作鏡檢查更易找到阿米巴滋養體。抗阿米巴治療有效。

三、血吸蟲病：有疫水接觸史，常有肝脾大，糞便檢查可發現血吸蟲卵，孵化毛蚴陽性，直腸鏡檢查在急性期間可見粘膜量褐色顆粒，活檢粘膜壓電或組織病理檢查發現血吸蟲卵。

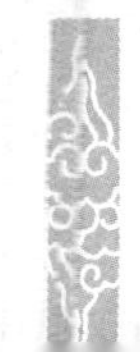

四、Crohn病：潰瘍性結腸炎需與單純累及結腸Crohn病鑑別，鑑別要點見表三—二—四。

五、大腸癌：多見於中年以後，經直腸指檢常可觸到腫塊，結腸鏡與X光鋇劑灌腸檢查對鑒別診斷有價值，需注意和結腸炎引起的結腸癌變區別。

六、腸易激綜合症：糞便有粘膜但無膿血，顯微鏡檢正常或反見少許白細胞，結腸鏡檢查無器質性病變證據。

表三—二—四 潰瘍性結腸炎與Crohn病的鑒別

項目	結腸Crohn病	潰瘍性結腸炎
症狀	有腹瀉但膿血便少見	膿血便多見
病變分佈	呈節段性	病變連續
直腸受累	少見	絕大多數受累
末端回腸受累	多見	少見
腸腔狹窄	多見、偏心性	少見、中心性
瘺管形成	多見	罕見
內鏡表現	縱行或匐行潰瘍，伴周圍粘膜正常或鵝卵石樣改變	淺潰瘍，粘膜彌漫性充血水腫，顆粒狀，脆性增加
病理改變	節段性全壁炎，有裂隙狀潰瘍非乾酪性肉芽腫等	病變主要在粘膜層，有淺潰瘍，隱窩膿腫，杯狀細胞減少

七、其他：其他感染性腸炎（如腸結核、耶爾森菌腸炎、空腸彎麴菌腸炎、抗菌藥

物相關性腸炎、真菌性腸炎等），缺血性結腸炎、放射性腸炎、膠原性結腸炎、白塞病、結腸息肉炎、結腸憩質炎等應和本病鑒別。

【治療】

主要採用內科治療，治療目的是控制急性發作，維持緩解，減少復發，防止併發症。

一、一般治療

強調休息、飲食和營養。對活動期患者應有充分休息。以減少精神和體力負擔，並予流質飲食，待病情好轉後改為富營養少渣飲食。部分患者發病可能與牛乳過敏或不耐受有關，故宜詢問有關病史並限制乳製品攝入。重症或暴發型患者應入院治療，及時糾正水、電解質平衡紊亂，貧血者可輸血，低蛋白血症者輸注入人血清蛋白，病情嚴重應禁食，並予完全胃腸外營養治療。患者的情緒對病情會有影響，可予心理治療。

對腹痛、腹瀉的對症治療，要權衡利弊，使用抗膽鹼藥或上瀉藥，如複方地芬諾酯（苯乙派啶）或洛派丁胺宜慎重，特別是大劑量，在重症患者有誘發中毒性結腸擴張的危險。

抗生素治療對一般病例並無指徵。但對重症有繼發感染者，應積極抗菌治療，給予廣譜抗生素，靜脈給藥，合用甲硝唑對厭氧菌感染有效。

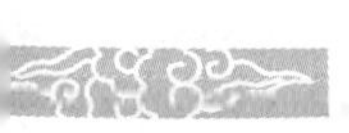

二、藥物治療

（一）氨基水揚酸製劑：柳氮磺砒啶（簡稱SASP）是治療本病的常用藥。該藥口服後大部分到達結腸，經腸菌分解為五—氨水揚酸（簡稱5—ASA）與磺胺吡啶，前者是主要有效成分，其會留在結腸內與腸上皮接觸而發揮抗炎作用。其作用機制尚未完成清楚，可能是綜合作用，通過影響花生四烯酸代謝的一個或多個步驟，而一直前列腺素合成；清除氧自由基而減輕炎症反應；抑制免疫細胞的免疫反應等。該藥適用於輕型、中型或重型經糖皮質激素治療已有緩解者。用藥方法4g/d，分四次口服；用藥了三—四周病情緩解後可減量使用三—四周，然後改為維持量2g/d。分次服用，維持一—二年。副作用分為兩類，一是劑量相關副作用如噁心、嘔吐、食欲不振、頭痛、可逆性量性不育等，餐後服藥可減輕消化道副作用。另一類副作用屬於過敏、有皮療、粒細胞減少、自身免疫性溶血、再生障礙性貧血等，因此服藥期間必須定期複查血象，一旦出現此類副作用應該用其他藥物。直接口服5-ASA由於在小腸近段已大部分被吸收，不能達到結腸有效藥物濃度，近年已研製成5-ASA的特殊製劑，如採用高分子材料膜包裹5-ASA微粒製成的緩釋片或控釋化，使能到達遠端回腸和結腸發揮藥效，此類製劑統稱為美沙拉嗪（mesalazine），因包裹材料不同有asacol，pentasa，salofalk等；或用偶氮檢結合5-ASA而製成的奧沙拉嗪（olsalazine）和巴柳氮（balsalazide），這類製劑在結腸內經細菌作用打斷偶氮健釋出5-ASA。5-ASA新型製劑療效與SASP相仿，優點是副作用明顯

減少，缺點是價昂，因此其最適用於對SASP不能耐受者。現已有5-ASA的灌腸劑（如Salofal灌腸劑），適用於病變局限在直腸者，用法為每日一次一克，睡前保留灌腸。

（二）**糖皮質激素**：以公認對急性發作期有較好療效。基本作用機制為非特異性抗炎和抑制免疫反應。適用對氨基水揚酸製劑療效不佳的輕、中型患者，特別適用於重型活動期患者及暴發型患者。一般給予潑尼松口服40mg/d，重症患者先予較大劑量靜脈滴注，氫化可的松200-300mg/d或地塞米松10mg/d，七—十四天改為潑尼松口服60mg/d，病情緩解後逐漸減量至停藥。注意減藥速度不要太快以防反跳，減量期間加用氨基水揚酸製劑逐漸接替激素治療。

病變局限在直腸、乙狀結腸患者，可用琥珀酸鈉氫化可的松（不能用氫化可的松醇溶製劑）100mg，潑尼松龍20mg或地塞米松5mg加生理鹽水100me，作保留灌腸，每日一次，病情好轉後改為每周二—三次，療程一—三個月，近年國外已推出多種新型激素灌腸劑或栓劑，這類製劑使用較方便。

（三）**免疫抑制劑**：硫唑嘌呤或硫嘌呤可試用對糖皮質激素治療效果不佳或對糖皮質激素依賴的慢性活動病例，加用這類藥物後可逐漸減少糖皮質激素用量甚至停用，使用方法及注意事項詳見Crohn病。近年國外報導對潰瘍性結腸炎急性發作靜脈用糖皮質激素治療無效的病例，應用環孢素4mg/（kg.d）靜脈滴注可取得緩解而避免緊急手術。

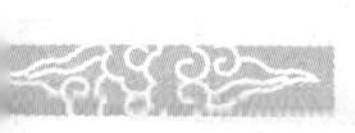

三、手術治療

緊急手術指徵為——併發大出血，腸穿孔，重型患者特別是合併中毒性結腸擴張經積極內科治療無效且伴嚴重毒血症者。擇期手術指徵：（1）併發結腸癌變；（2）慢性活動性病例內科治療效果不理想而嚴重影響生活品質，或雖然用糖皮質激素可控制病情但副作用太大不能耐受者。一般採用全結腸切除加回腸造瘺術。為避免回腸造瘺缺點，近年採用回腸肛門小袋吻合術，既切除全結腸及剝離直腸粘膜和粘膜下層，又保留了肛門排便功能，大大改善了患者的術後生活品質。

本病活動期治療方案的選擇，主要根據病情和病變部位，結合治療反應未決定。緩解期主要以氨基水揚酸製劑作維持治療。

預後：本病一般呈慢性過程，大部分患者反復發作；少部分患者一次發作後停止；少部分患者病情呈慢性持續活動。嚴重發作特別是有併發症及年齡超過六〇歲者癒後不良，但近年因治療水準提高，病死率已明顯下降，慢性持續活動或反復發作頻率，預後較差，但如能選擇手術治療，渴望恢復。病程漫長者病變危險性增加，應注意隨訪。

腸易激綜合症

腸易激綜合症（irritable bowel syndrome ,IBS）指的是——細胞包括腹痛、腰痛、排便習慣改變和大便形狀異常、粘液便等表現的臨床綜合症，持續存在或反復發

作，經檢查排除可引起這些症狀的器質性疾病。本病是最常見的一種功能性腸道疾病，在普通人群進行問卷調查，有IBS症狀者歐美報導為一〇％－二〇％，北京一組報導為八．七％。患者以中青年居多，五〇歲以後首次發病少見。男女比例為一：二。

【病因和發病機制】

病因與發病尚未清楚，可能與多種因素有關。目前認為，IBS的病理生理學基礎主要是胃腸動力學異常和內臟感覺異常，而造成這些變化的機制則尚未闡明。據認為精神心理障礙是IBS發病的最重要因素。

（一）胃腸動力學異常：在生理狀況下，結腸的基礎電節律變為慢波頻率六次／分鐘，而三次／分鐘的慢波頻率則與分節收縮有關，IBS以便秘，腹痛為主。三次／分鐘慢波頻率明顯增加，正常人結腸高副收縮波主要出現在進食或排便前後，與腸內容物距離推進性運動有關，腹瀉型IBS症，育腸通過時間較正常人明顯增快，而便秘型正好相反。

（二）內臟感知異常：直腸氣囊充氣試驗表明，IBS患者充氣疼痛明顯低於對照組。回腸運動研究發現，回腸推進性蠕動增加可使六成IBS患者產生腹痛。而在健康對照組僅十七％。

（三）精神因素：心理應激對胃腸運動有明顯影響。大量調查表明，IBS患者存在個性異常、焦慮、抑鬱積分顯著高於正常人，應激事件發生頻率亦高於正常人。但研究還發現，因症狀而求醫與有症狀而不求醫者相比，有更多的精神心理障礙，對應激反應更敏感和強烈。因此，有關精神因素在IBS發病學上有兩種觀點，一種認為IBS是機體對各種應激的超常反應，另一種認為精神因素並非直接病因，但可誘發或加重症狀，而使患者就醫。

（四）**其他：**約三分之一患者對某些食物不耐受而誘發症狀加重。部分患者IBS症狀發生於腸道感染治癒之後。近年研究還發現某些胃腸激素如膽囊收縮素等可能和IBS症狀有關。

【臨床表現】

起病急匿，症狀反復發作或慢性遷延，病程客場達數十年，但全身健康狀況卻不受影響。神經、飲食等因素常可誘使症狀復發或加重。最主要的臨床表現是腹痛與排便習慣和糞便形狀的改變。

（一）**腹痛：**幾乎所有IBS患者都有不同程度的腹痛。部位不定，以下腹和右下腹多見。多於排便或排氣或緩解。極少睡眠中痛醒者。

（二）**腹瀉：**一般每日三—五次左右，少數嚴重發作期可達十數次。大便多呈稀糊狀，也可為成形水便或稀血便。多常有粘液，部分患者糞質少而粘液量很多，但絕無膿

血。排便不干擾睡眠。部分患者腹瀉與便秘交替發生。

（三）便秘：排便困難，糞便乾結、量少，呈羊糞狀或細桿狀，表面可附粘液。

（四）其他消化道症狀：多伴腹痛或腹脹感，可有排便部盡感、排便窘迫感。部分患者同時有消化不良症狀。

（五）全身狀況：相當部分患者可有失眠、焦慮、抑鬱、頭昏、頭痛等精神症。

（六）體徵：無明顯體徵，在相應部分有輕壓痛，部分患者可觸及腸胃腸樣腸管，直腸指檢可直到肛門痙攣，張力較多，可有觸痛。

（七）分型：根據臨床特點可分為腹瀉型、便秘型和腹瀉便秘交替型。

【診斷和鑒別診斷】

診斷標準：一九八六年中國制定的IBS臨床診斷參考標準為：①以腹痛、腹脹、腹瀉或便秘為主訴，伴有全身性神經症症狀（編者注：症狀持續或反覆超過三個月）；②一般情況良好，無消瘦發熱系統檢查後發現腹部壓痛；③多次糞常規及培養（至少三次）均陽性，糞隱血試驗陽性；④X光設備劑灌腸檢查無陽性發現，或結腸有激惹徵象；⑤結腸鏡示部分患者運動無進，無明顯粘膜異常，組織學檢查基本正常；⑥血尿常規正常，血沉正常；⑦無痢疾、血吸蟲等寄生蟲病蟲，試驗性治療無效（編者注：指甲硝唑試驗治療和停用乳製品）。符合上述標準者，一般可作出臨床診斷。但要注意與一些表現隱匿或症狀部典型的其他疾病鑒別。定期隨訪可以減少漏診。

鑒別診斷：腹痛為主者應與引起腹痛的疾病鑒別。腹瀉為主者應與引起腹瀉的疾病鑒別。以便秘為主者應與引起的疾病鑒別，其中習慣性便秘及藥物不良反應引起的便秘常見，應注意詳細詢問病史。

【治療】

治療主要是積極尋找並祛除促發因素和對症治療，強調綜合治療和個體化治療的原則。

（一）一般治療：詳細的病史詢問以求發現促發因素並設法予以祛除。耐心的解釋工作和心理輔導以消除患者顧慮、提高對治療的信心。教育患者建立良好的生活習慣。飲食上避免誘發症狀的食物，因各人而異，一般而言避免產氣的食物如乳製品、大豆等。高纖維食物有助改善便秘。對失眠、焦慮者可適當予鎮靜藥。

（二）藥物治療：

1.胃腸解痙藥：抗膽鹼藥物可作為症狀重的腹痛的短期對症治療。鈣通道阻滯劑如硝苯地平（nifedipine）對腹痛、腹瀉有一定療效，匹維溴胺（pinveriunn bromide）為選擇性作用於胃腸平滑肌的鈣通道阻滯劑、故副作用少，用法為50mj，每日三次。

2.上瀉藥：洛丁胺（loperamide）或複方地芬諾酯上瀉效果好，適用乾腹瀉症狀較

重者；但不宜長期使用。一般的腹瀉宜使用吸附止瀉藥如思密達、藥用炭等。

3.瀉藥：對便秘型患者酌情使用瀉藥，但不宜長期使用。半纖維素或親水膠體，左腸內不被消化和吸收，而具強大親水性，在腸腔內吸水膨脹增加腸內容物水分及溶性，起到促進腸蠕動、軟化大便的作用，被認為是治療IBS便秘比較理想的藥物。目前中國已有這類藥物供應，如歐車前子製劑和天然高分子多聚糖等。

4.抗抑鬱藥：對腹痛、腹瀉症狀重而上述治療無效且精神症狀明顯者可試用，臨床研究表明這類藥物甚至對不伴有明顯精神症狀者亦有一定療效。

5.其他：腸道菌群調節藥如雙歧桿菌，乳酸桿菌、酪酸菌等製劑，可糾正腸道菌群失調，據報導對腹瀉、腹脹有效。促胃腸動力藥如西河必利，據報導有助於便秘改善。上述藥物多與其他藥物合用，確切臨床療效尚待證實。

（三）心理和行為療法：包括心理治療、催眠術、生物回饋療法，國外報導有一定療效。

腸結核

腸結核（intestifial tuberculosis）是結核桿菌侵犯腸道引起的慢性特異性感染，過去在中國比較常見。由於人民生活水準的提高，衛生保健事業的發展及結核患病率在中

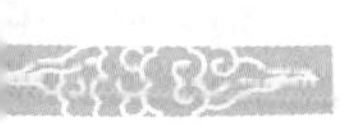

國仍然常見，故在臨床上對本病必須繼續提高警惕。

腸結核主要由人型結核桿菌引起。有報導，世界部分地區至今仍有因飲用未經消毒的帶菌牛奶或乳製品，而發生牛型結核桿菌腸結核者。

【病因及發病機制】

結核桿菌侵入腸道主要是經口感染。患者多有開放性肺結核或喉結核，因經常吞下含結核桿菌的疾液而引起本病。或經常和肺結核患者共餐忽視餐具消毒隔離，也可致病。

結核桿菌尿素進入腸道後，多在回音部分引起結核病變，可能和下列因素有關：①含結核桿菌的腸內容物左回音部停留較久，結核桿菌有機會和腸粘膜密切接觸，增加了腸粘膜的感染機會。②回音部有豐富的淋巴組織，而結核桿菌容易侵入淋巴組織，因此回音部成為腸結核的好發部位。但其他腸段有時亦可受累。

腸結核也可有血行播散引起，由於粟粒性肺結核；或由腹腔內結核病狀如女性生殖器結核直接蔓延引起。

結核病的發病是人體和結核桿菌相互作用的結果。經上述途徑而獲得感染僅是致病的條件，只有當入侵的結核桿菌的數量較多，毒力較大，並有人體免疫功能低下，腸功能紊亂引起局部抵抗力消弱時才會發病。

【病理】

腸結核主要位於回音部，其他部位依次為非結腸、空腸、橫結腸、降結腸、闌尾、十二指腸和乙狀結腸等處，少數見於直腸。偶有胃結核、食管結核的報導。

本病的病理變化隨人體對結核桿菌的免疫力與過敏反應強、病變的滲出性為主；當感染菌量多、毒力大，可有乾酪樣壞死，形成潰瘍，稱為潰瘍型結核；如果機體免疫情況良好，感染較輕，則表現為肉芽組織增生，進一步可纖維化，成為潰瘍增生型腸結核，其病理所見是兩型的綜合。

一、潰瘍型腸結核：腸壁的集合淋巴組織和孤立淋巴濾泡呈充血、水腫等滲出性病變，進一步發展為乾酪樣壞死，隨後形成潰瘍，常圍繞腸周徑擴展，其邊緣不規則，深淺不一，有時可深達肌層或漿膜層，並累及周圍腹膜或鄰近腸系膜淋巴結。潰瘍邊緣與基底多有閉塞性動脈內膜炎，故引起出血的機會較少。在發展過程中，病變腸曲和附近腸處組織緊密粘連，所以潰瘍一般不發生急性穿孔。晚期患者常有慢性穿孔，形成腹腔內包裹性膿腫或腸瘺。在病變修復過程中，因大量纖維組織增生和瘢痕形成，使腸段收縮變短，回腸與音腸失去正常的解剖關係，或由結締組織所致腸管環形狹窄。

二、增生型腸結核：病變多局限在育腸，有時累及非結腸近端或回腸末段，有大量結腸肉芽腫和纖維細胞增生，使腸壁局限性增厚與變硬。往往可見瘤樣腫塊突入腸腔，使腸腔變窄，引起梗阻。

【臨床表現】

本病一般見於青壯年，女性略多於男性。

一、**腹痛**：多位於右下腹，反映腸結核好發於回音部。常有上腹或臍周疼痛，是回音部病變引起的牽涉痛，經仔細檢查可發現右下腹壓痛點。疼痛性質一般為隱痛或鈍痛。有時在進餐時誘發，這是由於回音部病變使為回腸反射或胃結腸反射亢進，進食促使病變腸曲痙攣或蠕動加強，從而出現腹痛與排便，便後即有不同程度緩解。在增生型腸結核或併發腸梗阻時，有腹絞痛，常位於右下腹或臍周，伴有腹脹、腸鳴音亢進，腸型蠕動波。

二、**腹瀉與便秘**：腹瀉是腸結核的主要臨床表現之一。每日排便二—四次不等，糞便呈糊樣，不含粘液或膿血，不伴裡應後重，範圍廣泛的患者，腹瀉次數增多，甚至每日達十餘次，有時糞便中含少量粘液、膿液、但便血極少見。此外，可間有便秘，大便呈羊糞狀，隔數日再有腹瀉。腹瀉與便秘交替在過去常被強調是本病的臨床特徵，實際上是胃腸功能紊亂的一種表現，也可見於其他腸道器質性病變或腸易激綜合症。在增生型腸結核多以便秘為主要表現。

三、**腹部腫塊**：主要見於增生型腸結核。當潰瘍型腸結核並有局限性腹膜炎，病變

腸曲和周圍組織粘連，或同時有腸炎膜淋巴結結核，也可出現腹部腫塊。腹部腫塊常位於右下腹，一般比較固定，中等質地，伴有輕度或中度壓痛。

四、**全身症狀和腸外結核表現**：潰瘍型腸結核常有結核毒血症，表現為午後低熱，不規則熱，弛張熱或稽留高熱，伴有盜汗。患者倦怠、消瘦、蒼白、隨病程發展而出現維生素缺乏，脂肪肝，營養不良性水腫等表現。此外，可同時有腸外結核特別是活動性肺結核的臨床表現。增生型腸結核病程較長，全身情況一般較好，無發熱或有時低熱，多不伴有活動性肺結核或其他腸外結核證據。

併發症見於晚期患者，常有腸梗阻，慢性穿孔時可有瘺管形成，腸出血較少見，偶有急性腸穿孔。可因合併結核性腹膜炎而出現有無併發症。

【實驗室和其他檢查】

一、**常規檢查**：潰瘍型腸結核可有中度貧血，在無併發症的患者白細胞計數一般正常。血沉多於明顯增快，可作為隨訪中估計結核病活動程度的指標之一。結核菌素試驗呈強陽性對本病的診斷有幫助。潰瘍型腸結核的糞便多為糊樣，一般不混有粘液膿血。顯微鏡下可見少量膿細胞與紅細胞。

二、**X光檢查**：X光胃鋇餐造影或鋇劑灌腸檢查對腸結核的診斷具有重要意義。對有併發腸梗阻者，鋇餐檢查要慎重，因為鋇劑可加重腸梗阻，往往促使不完全性腸梗演變為完全性腸梗阻，可試行鋇劑灌腸顯示下段小腸病變，必要時可用稀鋇作胃腸鋇餐檢查；對病變累及結腸的患者，除進行鋇餐檢查外，宜加鋇劑灌腸檢查。

在潰瘍型腸結核，鋇劑於病變腸段呈現激惹徵象，排空很快，充盈不佳，而在病變的上、下腸段則鋇劑充盈良好，稱為X光鋇影跳躍徵象（Stierlinsign）。回腸末端可見鋇劑積滯。病變腸段如能充盈，顯示粘膜皺襞粗亂，腸壁邊緣不規則，有時呈鋸齒狀。也可見腸腔變窄，腸段縮短變形，回腸育腸正常角度喪失。

三、**結核鏡檢查**：結腸鏡可以對全結腸和回腸末端進行直接觀察，如能發現病變，對本病診斷，有重要價值。病變主要在回腸部，內鏡下見病變腸粘膜充血、水腫，潰瘍形成（環形潰瘍）、潰瘍邊緣呈鼠咬狀有一定特徵性，大小及形態各異的炎症息肉，腸腔變窄等。活檢如能找到乾酪樣壞死性肉芽腫或結核桿菌具確診意義。

【診斷和鑒別診斷】

如有下列各點應考慮本病：(1)青壯年患有腸外結核，主要是肺結核；(2)臨床表現有腹瀉、腹痛、右下腰疼痛，也可有腰部腫塊、原因不明的腸梗阻，伴有發熱、盜汗等結核毒血症狀；(3)X光鋇餐檢查發現回音部激惹，腸腔狹窄、腸段縮短變形等徵象；(4)結核菌素試驗強陽性。對高度懷疑腸結核的病理，如抗結核治療（二—六周）有效可作出腸結核的臨床診斷。如病變在回腸末端及結腸者，結腸鏡檢查有助診斷和鑒別診斷。對

診斷有困難病例，主要是增生型腸結核，有時需剖腹探查才能確診。

鑒別診斷需考慮下列有關疾病：

一、Crohn病：本病的臨床表現與X光及內鏡發現常和腸結核酷似，需仔細鑒別。鑒別要點包括：(1)不伴有肺結核或其他腸外結核證據；(2)病程一般比腸結核更長，有緩解與復發趨勢；(3)X光發現病變以回腸末端為主，可有其他腸段受累，並呈節段性分佈；(4)瘺管等併發症比腸結核更為常見，可有肛門直腸周圍病變；(5)抗結核藥物治療無效；(6)臨床鑒別診斷有困難而需剖腹探者，切除標本及周圍腸炎膜淋巴結無結核證據，有肉芽病變而無乾酪樣壞死，鏡檢與動物接種均無結核桿菌發現。

二、右側結腸癌：本病比腸結核發病年齡大，常在四〇歲以上。一般無發熱、盜汗等結核毒血症表現。X光檢查主要有鋇劑充盈缺損，涉及範圍較局限，不累及回腸。結腸鏡檢查常可確定結腸癌診斷。

三、阿米巴病或血吸蟲病性肉芽腫：病變涉及音腸者常和腸結核表現相似，但既往有相應的感染史，膿血便常見，可從糞便常規或孵化檢查發現有關病原體，結腸鏡檢查多有助於鑒別診斷，相應特效治療有明顯療效。

四、其他：腸結核有時還應與腸道惡性淋巴瘤、耶爾森菌腸炎及一些少見的感染性長病如非典型分枝桿菌（多見於愛滋病患者），性病淋巴肉芽腫，梅素侵犯腸道，腸放線菌病等鑒別。發熱需與傷寒等長期發熱性疾病鑒別。

【治療】

腸結核的治療目的是消除症狀，改善全身情況、促使病灶癒合及防止併發症。腸結核早期病變是可逆的，因此需強調早期治療；如果病程已至後期，即使給予合理規範的抗結核藥物治療，尚難完全避免併發症的發生。

一、休息與營養：休息與營養可加強患者的抵抗力是治療的基礎。活動性腸結核需臥床休息，積極改善營養，必要時可給靜脈內高營養治療。

二、抗結核化學藥物治療：是本病治療的關鍵。抗結核化學藥物的選擇、用法、療程可詳見肺結核。

三、對症治療：腹痛可用阿托品成其他抗膽鹼藥物。攝入不足或腹瀉嚴重者應注意糾正水、電解質與酸鹼平衡紊亂。對不完全性腸梗阻的患者，除上述對症治療外，需進行胃腸減壓，以緩解梗阻近端腸曲的膨脹與瀦留。

四、手術治療：適應症包括：(1)完全性腸梗阻；(2)急性腸穿孔，或慢性腸穿孔糞瘺經內科治療而未能閉合者；(3)腸道大量出血經積極搶救不能滿意止血者。

【預後】

本病的預後取決於早期診斷與及時治療。當病變尚在滲透性階段，經治療後可以完

全痊癒預後良好。合理選擇抗結核藥，保證充分劑量與足夠療程，也是決定預後的關鍵。

【預防】

腸結核的預防應著重腸外結核特別是肺結核的早期診斷與積極治療。使痰菌儘快陰轉。必須強調有關結核病的衛生宣傳教育。肺結核患者不可吞咽痰病，應保持排便通暢，並提倡用公筷進餐。牛乳應經過滅菌消毒。

Crohn病

Crohn病過去又稱肉芽腫性腸炎，節段性腸炎，是病因未明的胃腸道慢性炎性肉芽腫性疾病，本病與潰瘍性結腸炎統稱為炎症性腸病（inflammatory bowel disease, IBD）。病變多見於末段回腸和鄰近結腸，但從口腔至肛門各段消化道均可受累，呈節段性或跳躍性分佈。臨床上以腹痛、腹瀉、腹塊、瘺管形成和腸梗阻為特點，可伴有發熱、貧血、營養障礙以及關節、皮膚、眼、口腔、粘膜、肝臟等腸外損害。本病有終生復發傾向，重症患者遷延不癒，預後不良。發病年齡多在十五—三十歲，但首次發作可出現在任何年齡組，無性別差別。本病在歐美多見，且有增多趨勢，中國以往認為少見，但近年各地屢有報導。

【病因及發病機制】

本病病因迄今未明，發病機制亦不甚清楚，目前認為本病由多因素相互作用所致，主要包括感染、潰瘍、免疫等因素。

一、**感染因素**：副結核分枝桿菌（mycobacterium paratuberculosis）在Crohn病中的致病作用一直受到重視，這是因為Crohn病呈慢性肉芽腫性炎症，與分枝桿菌在很多類動物引起的Johne病的病理改變很相似，且有人曾從Crohn病患者病變組織中分離出分枝桿菌。近年採用聚合酶鏈反應直接在病變腸組織中檢出該菌DNA的報導越來越多，然而報導的研究結果很不一致，且目前尚未能證實抗分枝桿菌藥物治療時Crohn病有效，因此尚待進一步研究。麻疹病毒是另一個曾倍受注意的病原微生物，有流行病學資料顯示妊娠期患過麻疹婦女所生子女Crohn發病率增高。用投射電鏡，免疫組化及分子生物學方法可在部分患者病變組織中證明麻疹病毒的存在，但近年相反的報導亦不少，故尚需進一步研究。近年發現用轉基因的房勦造成免疫缺陷的動物模型，在無菌狀態下不能誘發與炎症性腸病相似的腸道病變，顯示細菌與Crohn病發生存在一定關係。一般認為病原微生物，食物及其他抗原均可作為Crohn病的促發因素，而其中病原微生物最為重要，治癒是否存在特異性病原微生物及其作用如何，則尚得進一步研究。

二、**遺傳因素**：大量研究資料表明，Crohn病患者親屬發病率高於普通人群，而該病患者配偶發病率並不增高。瑞典通過大系列雙胎登記統計，發現單卵雙胎同胞Crohn

病率遠高於雙卵雙胎同胞。在同一國家不同種族間發病率有明顯差異。上述資料顯示該病發生可能與遺傳因素有關。目前，多數學者認為Crohn病符合多基因病的遺傳規律，是由許多對等位基因共同作用的結果。在一定緩解因素作用下由於遺傳易感性而發病。

三、**避免因素**：認為Crohn病與免疫反應異常有關的理由是：(1)炎症病變中淋巴細胞，漿細胞和肥大細胞增加；(2)患者外周血和腸粘膜的T細胞活性增強及免疫反應增高，可檢出自身抗體和循環免疫複合物；(3)本病有多種腸外表現，說明它是一個系統性疾病；(4)應用免疫抑制劑或糖皮質激素可緩解疾病。在本病免疫炎症反應中，免疫系統釋放的細胞因子起著重要作用，已知參與本病免疫炎症反應的主要細胞因數有IL-1，IL-2，IL-8，TNF等。IL-10屬抑炎細胞因子，剔除IL-10 基因的動物模仿型可產生類似Crohn病的腸道病變，顯示免疫反應下調機制異常可能在本病發病中起重要作用。研究認為，這與本病免疫反應中TH細胞佔優勢，引起免疫反應上調有關。

總的來說，Crohn病的發病機制假設為環境因素（特別是感染因素）作用於遺傳易感者，促發免疫反應亢進。但目前還不清楚這種過度亢進的免疫反應是抗原持續刺激抑或免疫調節異常所致，一般認為以後者為主。

【病理】

本病有淋巴管閉塞，淋巴液外漏，粘膜下水腫，腸壁肉芽腫性炎症等一系列病理特徵。病變同時累及回腸末段與鄰近右側結腸者為最多見，略超過半數；只涉及小腸者其次，主要在回腸，少數見於空腸；局限在結腸者約占十%，以右半結腸為多見，但可涉及闌尾、直腸、肛門。病變在口腔、食管、胃、十二指腸者少見。受累腸的病變分佈呈節段性，與正常腸曲的分界清楚。

在病變早期，受累腸段有粘膜充血、水腫、腸炎膜淋巴結腫大、組織學所見為全壁性炎症，腸壁各層水腫，以粘膜下層最為明顯，有充血，炎性細胞浸潤，淋巴管內皮細胞增生與淋巴管擴張。

隨著病變的發展，本病表現為全壁性腸炎。腸粘膜面有多數匐行溝槽樣或裂隙狀縱行潰瘍，可深達肌層，並融合成竇道。有時見散在的炎性息肉。由於粘膜下層水腫與炎性細胞浸潤，使粘膜隆起呈鋪路卵石狀。受累腸段因漿膜有纖維素性滲出常和鄰近腸段、其他器官或腹壁粘連。腸壁的肉芽腫性病變及纖維組織增生使腸壁皮革樣增厚，腸腔狹窄，其近端腸腔有明顯擴張。腸系膜也增厚，淋巴結腫大變硬，腹膜粘連並有不規則腫塊。潰瘍可穿孔引起局部膿腫，或穿透至其他腸段、器官、腹壁而形成內瘺或外瘺。組織學改變為腸壁各層細胞浸潤，以淋巴細胞、漿細胞為主；腸壁或腸系膜淋巴結無乾酪樣壞死，與典型的結核結節不同。

【臨床表現】

起病大多隱匿、緩漸，從發病至確診往往需數月至多年。病程呈慢性，長短不等的活動期與緩解期交替，有終生復發傾向。少數急性起病，可表現為急腹症，酷似急性闌尾炎或急性梗阻。本病臨床表現在不同病例差異較大，多於病變部位，病期及併發症有關。

一、消化系統表現

（一）腹痛：為最常見症狀。多位於右下腹或臍周，間歇性發作，常為痙攣性陣痛伴腹鳴。常與進餐後加重，排便或肛門排氣後緩解。腹痛的發生可能與腸內容物通過炎症、狹窄腸段，引起局部腸痙攣有關。腹部亦可由不完全性或完全性腸梗阻引起，此時伴有腸梗阻症狀。出現持續性腹痛和明顯壓痛，顯示炎症波及腹膜或腹腔內膿腫形成。全腹劇痛和腹肌緊張，可能是病變腸段急性穿孔所致。

（二）腹瀉：亦為本病常見症狀之一，主要由病變腸段炎症滲出，蠕動增加及繼發性吸收不良引起。腹瀉先是問題發作，病程後期可轉為持續性。糞便多為糊狀，一般無膿血或粘液。病變涉及下段結腸或肛門直腸者，可有粘液血便及裡急後重。

（三）腹部腫塊：約見於一成—二成患者，由於腸粘連，腸壁增厚，腸系膜淋巴結腫大，內瘺成局部膿腫形成所致。多位於右下腹與肚周。固定的腹部腫塊顯示有粘連，多已有內瘺形成。

（四）**瘺管形成**：因透壁性炎性病變穿透，腸壁全層至腸外組織或器官而成。瘺管形成是Crohn病臨床特徵之一，往往作為與潰瘍性結腸炎鑒別的依據。瘺分內瘺和外瘺，前者可通向其他腸段、腸系膜、膀胱、輸尿管、陰道、腹膜後等處，後者通向腹壁或肛周皮膚。腸段之間內瘺形成可致腹瀉加重及營養不良。腸瘺通向組織與器官因糞便污染可致繼發性感染。外瘺或通向膀胱、陰道的內瘺均可見糞便與氣體排除。

（五）肛門直腸周圍病變，包括肛門直腸周圍瘺管，膿腫形成及剛烈等病變，見於部分患者，有結腸受累者較多。有時這些病變可為本病的首發或突出的臨床表現。

二、**全身表現**：本病全身表現較多且較明顯，主要有：

（一）**發熱**：為常見的表現之一。與腸道炎症活動及繼發感染有關，問題性低熱或中度熱常見，少數呈弛張高熱伴毒血症。少數患者以發熱為主要症狀，甚至較長時間不明原因發熱之後才出現消化道症狀。

（二）**營養障礙**：因慢性腹瀉、食欲減退及慢性消耗等因素所致。表現為消瘦、貧血、低蛋白血症和維生素缺乏等。青春期前患者常有生長發育遲滯。

三、腸外表現：本病全身多個系統損害，因而伴有一系列腸外表現，包括：杵狀指（趾）、關節炎、結節性紅斑、壞疽性膿皮病、口腔粘膜潰瘍、虹膜睫狀體炎、葡萄膜炎、小膽管周圍炎、硬化性膽管炎、慢性肝炎等，澱粉樣變性或血栓栓塞性疾病亦偶

有所見。

【併發症】

腸梗阻最常見，其次是腹腔內膿腫，可出現吸收不良綜合症，偶可併發急性穿孔和大量便血。中毒性結腸擴張罕見。直腸或結腸粘膜受累者可發大癌變。腸外併發症有膽石症、系膽炎的腸內吸收障礙引起；可有尿路結石，可能與脂肪吸收不良使腸內草酸鹽吸收過多有關。脂肪肝頻常見，與營養不良及毒素作用等因素有關。

【實驗室和其他檢查】

一、實驗室檢查：貧血常見；活動期周圍血白細胞增高，血沉加快；血清白蛋白常有降低；糞便隱血試驗常呈陽性；有吸收不良綜合症者糞脂含量增加並可有相應吸收功能改變。

二、X光檢查：小腸病變作胃腸鋇餐檢查，結腸病變作鋇劑灌腸檢查。X光表現為腸道炎性病變，可見粘膜皺襞粗亂、縱行性潰瘍或裂溝、鵝卵石症、假息肉、多發性狹窄，瘺管形成等X光徵象，病變呈節段性分佈。由於病變腸段激惹及痙攣，鋇劑很快通過而不停留該處，稱為跳躍症；鋇劑以可能由腸腔嚴重狹窄所致。由於腸壁深層水腫，可見填充鋇劑的腸神分離。（表三—二—五）

表三—二—五 Crohn病回腸末端X光徵

項目	Crohn病
症狀	有腹瀉但膿血便少見
病變分佈	呈節段性
直腸受累	少見
末端回腸受累	多見
腸腔狹窄	多見、偏心形
瘻管形成	多見
內鏡表現	縱行潰瘍，伴周圍粘膜正常或鵝卵石樣改變
活檢特點	裂隙狀潰瘍，上皮樣肉芽腫，黏膜下層淋巴結胞聚集，局部炎症

三、結腸鏡檢查：結腸鏡作全結腸及回腸末段檢查，可見病變呈節段性（非連續性）分佈，見縱行或匐行性潰瘍，潰瘍周圍粘膜正常或增生呈鵝卵石樣，腸腔狹窄，炎性息肉，病變腸段之間粘膜外觀正常。病變處多部分身取活檢時可在粘膜周有層發現非乾酪壞死性肉芽腫或大量淋巴細胞聚集。

因為Crohn病為腸壁全層性炎症，累及範圍廣，故其診斷往往需要X光與結腸鏡檢查的相互配合。直腸鏡直視下觀察病變，對Crohn病的早期識別，病變特徵的判斷，病變範圍及嚴重程度的估計較為準確，且可取活檢，但只能觀察至回腸末段，遇腸腔狹窄或腸粘連時觀察全胃腸道，顯示腸壁外病變，故可與結腸鏡互補，特別對小腸病變性

質，部位和範圍的確定上仍然是目前最為常見的方法。

【診斷和鑒別診斷】

對青壯年患者有慢性反復發作性右下腹痛與腹瀉、腹塊或壓痛，發熱等表現，X光或結腸末段與鄰近結腸呈節段性分佈者，應考慮本病的診斷，Crohn病目前尚無統一的診斷標準，主要根據臨床表現和X光檢查或結腸鏡檢查進行綜合分析，表現典型者可作臨床診斷，但必須排除各種腸道感染性或非感染性炎症疾病及腸道腫瘤。鑒別有困難時需靠手術探查獲病理診斷。

鑒別診斷：需與各種腸道感染性或非感染性炎症疾病及腸道腫瘤鑒別。應特別注意，急性發作時與闌尾炎、慢性發作時與腸結核及腸道惡化性淋巴瘤病變單純累及結腸與潰瘍結腸炎進行鑒別。在中國，與腸結核的鑒別至關重要。茲分上述如下：

一、**腸結核**：腸結核多繼發於開放性肺結核；病變主要涉及回音部，有時累及鄰近結腸，但不呈節段性分佈；瘺管及肛門直腸周圍病變少見；結腸菌素試驗陽性等有助與Crohn病鑒別。對鑒別有困難者，建議先行抗結核治療觀察療效。有手術適應證者可行手術探索，病變腸段與腸系膜淋巴結組織學發現乾酪樣壞死性肉芽可獲確診。

二、**小腸惡化淋巴瘤**：原發性小腸惡性淋巴瘤往往較長時間內局限在小腸和鄰近腸系膜淋巴結，部分患者腫瘤可呈多灶性分佈、裂隙狀潰瘍、鵝卵石症、瘺管形成等有利於Crohn病診斷；如X光檢查見一腸段內廣泛侵蝕、呈較大的指壓痕或充盈缺損，B型超聲或CT檢查腸壁明顯增厚，腹腔淋巴結腫大較多支持小腸惡性淋巴瘤診斷。小腸惡性淋巴瘤一般進展較快，必要時手術探索可獲病理準確。

三、潰瘍性結腸炎：（見表三—二—六）

表三—二—六

項目	結腸Crohn病	潰瘍性結腸炎
症狀	有腹瀉但膿血便少見	膿血便多見
病變分佈	呈節段性	病變連續
直腸受累	少見	絕大多數受累
末段回腸受累	多見	少見
腸腔狹窄	多見；偏心性	少見；中心性
瘺管形成	多見	罕見
內鏡表現	縱行或匐行潰瘍，伴周圍粘膜正常或鵝卵石樣改變	潰瘍淺，粘膜彌漫性充血水腫，顆粒狀，脆性增加
病理改變	節段性全壁炎，有裂隙狀潰瘍，非乾酪性肉芽腫等	病變主要在粘膜層，有淺潰瘍隱窩膿腫，杯狀細胞減少等

四、急性闌尾炎：腹瀉少見，常有轉移性右下腹痛，壓痛限於麥氏點，血象白細胞計數增高更為顯著，可資鑒別，但有時需剖腹探查才能明確診斷。

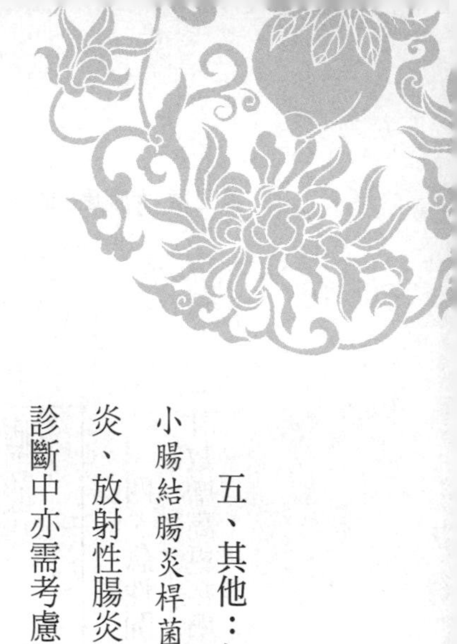

五、其他：如血吸蟲病，慢性細菌性痢疾、阿米巴腸炎，其他感染性腸炎（耶爾森小腸結腸炎桿菌、空腸彎麴菌、艱難梭狀芽胞等感染），出血壞死性腸炎、缺血性腸炎、放射性腸炎、膠原性結腸炎、白塞病、大腸癌以及各種原因引起的腸梗阻，在鑒別診斷中亦需考慮。

【治療】

治療目的是控制病情活動，維持緩解及防治併發症。

一、一般治療：強調飲食調理和營養補充，一般給高營養低渣飲食，適當給予葉酸、維生素 B_{12} 等多種維生素及微量元素。研究表明應用要素膳飲食（完全胃腸內營養），在給患者補充營養同時，還能控制病變的活動性，特別適用於無局部併發症的Corhn病。完全胃腸外營養僅用於嚴重營養不良，腸瘺及短腸綜合症者，應用時間不宜太長。

腹痛：腹瀉必要時間可酌情使用抗膽鹼藥或止瀉藥合併感染者靜脈途徑給予廣譜抗生素。

二、糖皮質激素：是目前控制病情活動最有效的藥物，適用於本病活動期。一般主張使用時初量要足，療程偏長，維持因人而異。劑量為泄尼松 30—40 mg/d ，重者可達60mg/d，病情緩解後一般以每周遞減 5mg 的速度，將劑量減少至停用。雖然使用激素

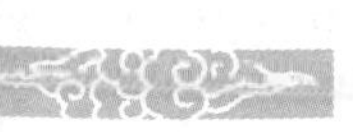

作維持治療可延長緩解期，但臨床研究證明不能減少復發，且長期應用不良反應太大，因此目前多不主張應用糖皮質激素作長期維持治療需要多久，尚無統一意見，需視患者情況而定。對於活動性強的患者可試用氨基水揚酸製劑或免疫抑制劑，然後逐步過渡到用上述藥物作維持治療。布地奈得（budesonide）口服主要在腸道起局部作用，吸收後首次經肝迅速滅活，故全身不良反應太大減少，近年國外報導對本病有良好療效。病情嚴重者可用氫化可的松或地塞米松靜脈給藥，病變局限在左半結腸者可用糖皮質激素保留灌腸。

三、**氨基水揚酸製劑**：柳氮磺吡啶對控制輕、中型患者的活動性有一定療效，但主要適用於病變局限在結腸者。近年報導美沙拉嗪對病變在回腸和結腸者均有效，且可作為緩解期的維持治療用藥。有關作用機制及用法參考本篇〈潰瘍性結腸炎〉。

四、**免疫抑制劑**：肯定免疫抑制劑在Corhn病的應用價值是近年研究的一大進展。硫唑嘌呤適用對糖皮質激素治療效果不佳或對糖皮質激素依賴的慢性活動性病例，加用這類藥物後可逐漸減少糖皮質激素用量乃至停藥。劑量為硫唑嘌呤2mg（kg.d）或硫嘌呤1.5mg（kg.d），該藥類顯放時間約需三－六個月，維持用藥一般一－二年。現在認為上述劑量硫唑嘌呤的安全性是可以接受的。嚴重不良反應主要是白細胞減少等骨髓抑制表現，發生率約四％。甲氨蝶呤用於對上述二藥無效的病例。環孢素的應有報導，但

療效未肯定。

五、其他：某些抗菌藥物如甲硝唑、環丙沙星等應用於本病有一定療效，甲硝唑對肛周瘺管者療效較好。新近有臨床研究報導某些促炎細胞因子的拮抗劑如TNF—d嵌合體單克隆抗體或抑炎細胞因數如IL—10用於本病活動期，有顯著療效而不良反應較少。

六、手術治療：手術後復發率高，故手術適應證，主要是針對併發症，包括完全性腸梗阻，瘺管與膿腫形成，急性穿孔或不能控制的大量出血。注意對腸梗阻要區分炎性活動引起的功能性痙攣與纖維狹窄引起的機械梗阻，前者經禁食、積極內科治療多可緩解而不需手術；對沒有合併膿腫形成的瘺管積極內科保守治療，亦可使其閉合，合併膿腫形成或內科治療失敗的瘺管才是手術指徵，手術方式主要是病變腸段切除。術後復發的預防至今仍是難題，美沙拉嗪或甲硝唑可減少復發。

【預後】

本病可經過治療好轉，也可自行緩解。但多數患者反復發作，遷延不癒，其中相當部分患者在其病程中會出現一次以上併發症而手術治療，預後不佳。

二、惡性疾病：大腸癌

大腸癌包括結腸癌與直腸癌（carcinoma of colon and rectum），是常見的惡性腫瘤，其發病率在世界不同地區差異很大，以北美、大洋洲最高，約24—34／10萬；歐洲居中，約17—23／10萬；亞非地區較低，香港為12—15／10萬，日本為10／10萬；印度為3/10萬；中國南方，特別是東南沿海明顯高於北方。近二十多年來，世界上多數國家大腸癌發病率呈上升趨勢。可能與生活水準改善，飲食結構西化有關，中國大腸癌發病呈上升趨勢亦十分明顯。

【病因和發病機制】

大腸癌的病因尚未清楚，目前認為主要是環境因素與遺傳因素綜合作用的結果。

一、環境因素：中國和日本人的大腸癌發病率雖明顯低於美國，但移民到美國的第一代即見大腸癌發病率上升，第二代已接近美國人的發病率。由此移民流行病學特點，可見大腸癌的發病和環境，生活習慣，尤其是飲食方式有關。一般認為高脂肪飲食，特別是含有飽和脂肪酸的飲食，可促進肝中膽固醇和膽酸的合成，而進入腸腔增強，結腸細菌作用使之轉變成膽固醇代謝物及次級膽酸，有致癌作用。食物纖維具有吸收水分功能，可增加糞便量，稀釋腸內殘留物濃度，病因縮短糞便通過大腸的時間而減少致癌外，實驗證明飲食中維生素A、C、E及碘、鏽均有防癌作用，其中飲食中鏽的防癌作用，近來受到特別重視。

二、**遺傳因素**：近年來對大腸癌的遺傳因子有了進一步瞭解。從遺傳學觀點，可將大腸癌分為遺傳性（家族性）和非遺傳性（散發性）。前者的典型例子如家族性結腸息肉綜合症和家族遺傳性非息肉病大腸癌。後者主要是由環境因素引起基本突變。

三、**其他高危因素**：

（一）**大腸息肉**（腺瘤性息肉）：一般認為絕大部分大腸癌均起源於腺瘤，故將腺瘤樣息肉看做是癌前病變。一般腺瘤越大，形態越不規則、絨毛含量越高、上皮異型增生越重，癌變機會越大。對腺瘤—癌的序列演變過程已有了比較深入的瞭解，大腸癌的發生是正常腸上皮→增生改變微笑腺瘤→早期腺瘤→中期腺瘤→後期腺瘤→癌→癌轉移的演變過程，在這一演變過程的不同階段中所伴隨的癌基因和抑癌因素的變化已經比較明確，癌基因和抑癌基因符合突變的累積過程被看做是大腸癌發生過程的分子生物學基礎。基因的突變則是環境因素與遺傳因素綜合作用的結果。

（二）**炎症性腸病**：國外報導潰瘍性結腸炎大腸癌發生率為普通人群的五—十倍，多見於幼年起病，病變範圍廣而病程長者，其癌變特點是發生在扁平粘膜，惡性程度高。Crohn病有直腸、結腸受累者也可發生癌變。

（三）**血吸蟲病**：中國南方血吸蟲病流行區十二個省市流行病學調查表現，血吸蟲併發率與大腸癌樣化死亡率之間有顯著正相關。推測血吸蟲卵沉積在結腸粘膜下引起慢性炎症和息肉樣增生，誘發癌變。血吸蟲誘發的大腸癌發病年齡較輕，好發於蟲卵沉積較多的直腸、乙狀結腸部。

（四）有報導膽囊切除術後大腸癌發病率增高，認為與次級膽酸進入大腸增加有關。

【病理】

據有關資料分析，中國人大腸癌發生部位約半數以上位於直腸（比歐美為高），五分之一位於乙狀結腸，其餘依次為盲腸、升結腸、降結腸、橫結腸。但近年國內外資料均顯示右半結腸癌發病率有增高而直腸癌發病率下降，這一傾向可能與飲食及生活可慢性改變有關，有人認為二者在發生學和生物學特徵上有所不同。

一、病理形態

（一）早期大腸癌：是指腫瘤極限於大腸粘膜及粘膜下層，無淋巴結轉移。分為下述三型：(1)息肉隆起型（I型），腫瘤向腸粘膜表面突出形成有蒂、短蒂或廣基型之隆起，故可分為有蒂型（IP）、亞蒂型（IS）及廣基型；(2)扁平隆起型（II型），大體呈分佈狀微隆起表面；(3)扁平隆起伴潰瘍型（III型），肉眼觀如小盤狀，中央微凹形成潰瘍，邊緣略隆。其中以IP型最常見，其次為IS型。

（二）進展期大腸癌：腫瘤已侵入固有肌層者，可分四大類型：(1)隆起型，腫瘤主

體向腸腔突入呈結節狀，息肉狀或菜花隆起，表面糜爛或小潰瘍，境界清楚，有蒂或廣基；(2)潰瘍型，腫瘤表面形成較深的潰瘍，底部深達肌層或漿膜層，邊緣呈堤圍狀隆起與周圍腸粘膜境界較輕者稱單純潰瘍型，而邊緣呈浸潤生長者稱浸潤潰瘍型；(3)浸潤型，腫瘤向腸壁局部增厚但表面無明顯潰瘍或隆起，因纖維組織增生收縮，腸管形成環形狹窄；(4)膠樣型，腫瘤外觀呈半透明膠凍狀，質軟，腫瘤界限不清，鏡下多為粘膜液腺癌或印戒細胞癌。

二、組織學分類：絕大部分是腺癌，包括管狀腺癌、粘液腺癌、乳頭狀腺癌等，以前者最多見。其餘部分有未分化癌、腺鱗癌、鱗狀細胞癌等。

三、臨床病理分期：大腸癌的不同病理分期，預後不同。臨床習慣上使用簡明實用的Dukes大腸癌臨床病理分期法：A期（癌局限於腸壁），B期（癌穿透漿膜），C期（有局部淋巴結轉移），D期（有遠處轉移）。中國又將A期分為A（癌限於粘膜下層），A2期（侵入淺肌層），A3期（侵入深肌層）。

四、轉移途徑：本病的轉移途徑包括：(1)直接蔓延：腸壁的癌浸潤可直接蔓到鄰近組織或器官，如膀胱、子宮、輸尿管、小腸、腸系膜、腹膜後等處，並可形成癌性腹水或內瘺。脫落的癌細胞可種植到所接觸的組織，如手術的腸吻合成皮膚切口處。(2)淋巴轉移。先轉移到結腸旁淋巴結，然後至腸系膜血管周圍淋巴結及腸系膜根部淋巴結。淋巴結轉移不一定呈連續性，可為跳躍式，因此手術中應廣泛清掃有關部位的淋巴結，以減少術後復發機會。大腸癌晚期常有直腸前凹，腹股溝或鎖骨上淋巴結轉移。(3)血行播散，癌檢易通過門靜脈轉移到肝，也可經體循環轉移到肺、腦、腎、骨及腎上腺等處。

【臨床表現】

國外報導本病男女差別不大，但在中國則以男性較多見，男女之比約二：一。中國發病年齡多在四〇—六〇歲，發病高峰在五〇歲左右，但三〇歲以下的青年大腸癌並不少見。大腸癌的中位發病年齡在中國比歐美提前約十年，且青年人患大腸癌比歐美多見，這是本病在中國的一個特點。大腸癌出現在家族性多發性腸息肉患者基礎上者，其發病年齡也較早。

大腸癌起病急匿，早期常僅見糞便隱血陽性，隨後出現下列臨床表現：

一、**排便習慣與糞便性狀改變**：常以血便為突出表現，或有痢疾樣膿血便、裡急後重，係因結腸下段或直腸癌糜爛性壞死造成。有時表現為頑固性便秘；大便形狀變細，是由大腸遠段癌引起的腸腔狹窄所致。也可表現為腹瀉與糊狀大便，或腹瀉與便秘交替，糞質無明顯粘液膿血，多因癌位於結腸上段，表面糜爛，炎症可導致腸功能紊亂。

二、**腹痛**：癌常有糜爛、壞死與繼發感染，使相應的腸段蠕動增加，腸曲痙攣，多引起不同性質與程度的腹痛。一般見於右側大腸癌，表現為右腹鈍痛，或同時涉及右上

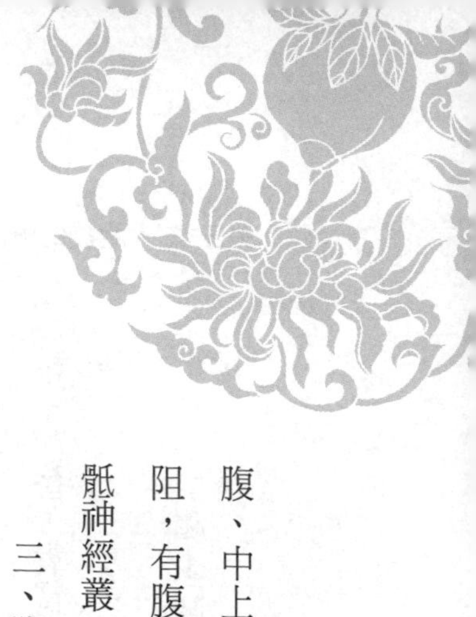

腹、中上腹。因病變可使胃結腸反射加強，則出現餐後腹痛。左側大腸癌常併發腸梗阻，有腹絞痛，伴有腹脹、腸鳴音亢進及腸形。晚期患者因有腹膜後轉移，可浸潤胺骶神經叢，常有胺骶部持續性疼痛。

三、**腹部腫塊**：多見於右腹，是右腹結腸癌的表現之一，顯示已入中晚期，癌體積較大，已有腸壁外局部轉移。腫塊位置取決於癌的部位、音腸、升結腸、結腸肝曲癌的腫塊分別於後下、右中、右上腹、橫結腸癌的腫塊可在臍周捫到。腫塊質堅，大小不等，表面呈節感，一般可以推動，但至後期則固定。合併感染者可有壓痛。

四、**直腸腫塊**：因大腸癌位於直腸者占半數以上，故直腸指檢可以發現直腸腫塊，質地堅硬，表面呈結節狀，有腸腔狹窄。常見直腸指檢後的指套上有血性粘液。

五、**全身情況**：可出現進行性貧血，係癌糜爛而有小量慢性出血所致。癌壞死或有繼發感染，可出現低熱。以上表現多見於右側大腸癌。如臨床上以貧血與低熱為主要表現，而腹瀉輕、腹痛不明顯，易被誤診為全身性疾病。晚期患者有進行性消瘦、惡病質、黃疸和腹水等。

因右側大腸的周徑較大、糞便稀薄、以吸收水分功能為主，而左側大腸的周徑漸小，糞便成形，以儲存糞便的功能為主；又因隆起型癌好發於右側大腸而引起環形狹窄的癌多在左側大腸；根據上述臨床表現按右側、左側將大腸癌大致歸納為兩組（表三—

二—七）。

表三—二—七 右側大腸癌與左側大腸癌主要臨床表現的比較

右側大腸癌	左側大腸癌
腸功能紊亂、腹墩痛，糞便糊狀、隱血陽性，右腹腫塊、貧血。	腸梗阻、腹脹、腹絞痛、糞便形狀變細，血便或膿血便，直腸指檢，可有腫塊。

併發症見於晚期，主要有腸梗阻、腸出血或穿孔、化膿性腹膜炎、結腸周圍膿腫、直腸膀胱瘺等。

【實驗室和其他檢查】

一、**糞便隱血檢查**：糞便隱血試驗對本病的診斷雖無特異性，但方法簡便易行，可作為普查篩檢或早期診斷的線索。一般用愈創木脂或聯苯胺化學法；應用抗人血紅蛋白抗免疫法作隱血試驗，不受食物中動物血或鐵劑等藥物干擾，減少假陽性結果。

二、**結腸鏡檢查**：是大腸癌確診的最好方法。通過直腸鏡能直接觀察全結腸的腸壁、腸腔的改變，並確定腫瘤部位，大小及浸潤範圍，取活檢可獲確診。一般採用中，長型結腸鏡進行詳細檢查，因為結腸癌可以表現為多發性，或者伴有癌變危險的腺瘤性息肉。六〇公分纖維結腸鏡方便安全，多用於普查，因約三分之二大腸癌在直腸、乙狀結腸。

三、X光鋇劑灌腸：最好採用氣鋇雙重造影，可發現充盈缺損、腸腔狹窄、粘膜皺襞破壞等徵象，顯示癌的部位和範圍。對結腸鏡檢查因腸腔狹窄等原因未能繼續進鏡者，鋇劑灌腸檢查對腸鏡末及腸段尤為重要。鋇劑灌腸對腫瘤定位較腸鏡準確，但對小的病變較易漏診，故兩種檢查方法有互補作用。

四、其他影響學檢查：CT主要用於大腸癌腸外浸潤及轉移情況，有助於進行臨床病理分期，以制定治療方案，對術後隨訪亦有價值。近年超聲結腸鏡作用，亦可觀察大腸癌在腸壁浸潤深度及周圍淋巴結轉移情況，對術前癌的分期頗有幫助。

五、其他檢查：血清癌胚抗原（carcino－embryonic antigen. CEA）對本病的診斷不具有特異性，但定量動態觀察，對大腸癌手術效果的判斷與術後複方的監視，均有價值。大腸癌經手術將癌完全切除後，血清CEA逐漸下降，如有復發可再度升高。有人根據大腸癌與癌前病變的結腸分泌粘液可出現T－抗原表達這一特徵，提出了直腸粘液T－抗原試驗，方法簡便，可作為篩檢大腸癌的一種方法。

【診斷和鑒別診斷】

要求做到早期診斷本病。首先應做到對有症狀就診者不漏診大腸癌的診斷，認識大腸癌的有關症狀和排便習慣與糞便性狀改變、腹痛、貧血等，提高對大腸癌的警惕性，及時進行相關檢查，是早期診斷的關鍵。例如，對中年或中年以上患者，近期出現排便習慣改變和血便，應即予直腸指檢，結腸鏡檢查；對原因不明缺鐵性貧血或原因不明的腹痛，糞便隱血試驗並呈持續性，應考慮大腸癌的可能，及早進行X光鋇劑灌腸或結腸鏡檢查。鑒於早期大腸癌並無症狀，如何早期發現這類患者則是目前研究的重要課題。對有高危因素者（大腸腺瘤，有家族性病史如大腸息肉綜合症或家族遺傳性非息肉大腸癌或第一血緣親屬中有大腸癌、血吸蟲病、潰瘍性結腸炎等）應進行長期隨訪，可定期腸鏡檢查。對癌高發區人群普查的策略，目前中國尚未解決，有人提出用免疫糞隱血試驗、高危因素分析，直腸粘液T－抗原試驗進行綜合篩檢，任何一項陽性者進行結腸鏡檢查的最終檢測，但其對早期大腸癌診斷的價值，費用及效益測算等尚有待研究。

鑒別診斷：一般按右側或左側大腸癌的臨床表現，考慮各有關疾病進行鑒別。右側大腸癌應注意和腸阿米巴病、腸結核、闌尾病變、Crohn病等鑒別。左側大腸癌則需和痔、功能性便秘、慢性細菌性痢疾、血吸蟲病、潰瘍性結腸炎、Crohn病、直腸結腸息肉、憩室炎等鑒別。結腸鏡檢查可資鑒別。還要注意，對年齡較大者近期出現症狀發生改變，勿未經檢查而輕易下腸易激綜合症的診斷，以免漏診大腸癌。

【治療】

大腸癌的治療關鍵在早期發現與早期診斷，從而能有根治機會。

一、外科治療：大腸癌的治療關鍵在早期切除，探查中如發現癌已轉移，但病變腸

曲尚可遊離時，原則上仍應將大腸癌切除，以免日後發生腸梗阻；另因癌多有糜爛，滲血或伴繼發感染，切除後能使全身情況獲得改善。對有廣泛癌轉移者，如病變腸段已不能切除，則應進行捷徑、造瘺等姑息手術。

二、經結腸鏡治療：結腸腺瘤癌變和粘膜內早期癌可經腸鏡用高頻電凝切除。切除後的息肉回收作病理檢查，如癌未累及基底部則可認為治療完成；如累及根部，需追加手術，徹底切除有癌組織的部分。

對晚期結、直腸癌形成腸梗阻、患者一般情況差不能手術者，可用鐳射打通腫瘤組織、作為一種姑息療法。

三、化學藥物治療：大腸癌對化學藥物一般很敏感，是一種輔助療法。早期癌根治後一般不需化療。Dukes B期結腸癌局部無淋巴結轉移者，術後是需用化療尚無定論。目前化療主要用於下列情況：(1)術前或術中，以利於腫瘤的切除減少癌擴散的機會。(2)對於Dukes C期結腸癌和Dukes B期直腸癌（有時不易根除），為防治癌灶未切除乾淨，術後輔以化療。(3)對於晚期不能切除或已有遠處轉移的大腸癌，作為姑息治療。

氟尿嘧啶（5-FU）至今仍是大腸癌化療的首選藥物，常與其他化療藥聯合應用（如MOF方案：5-FU是長春新鹼+司莫司啶），亦可聯合細胞毒或非細胞毒藥物通過生化調節來提高其抗腫瘤活性（如甲氨蝶呤5－FU序貫給藥），亦可與生物反應調節劑聯合應用即化學—免疫療法（如5－FU與左旋咪唑合併使用）。用藥方案的選擇，用藥劑量與療程可根據腫瘤類型、病期、個體情況及療效反應而定。

四、放射治療：多用於直腸癌有局部淋巴結轉移或腫瘤體積較大、與盆腔器官粘連。術前放射有助於切除腫瘤，防止擴散；術後繼續放療或與化療合用可減少復發。對晚期直腸癌患者可用於止痛、止血等姑息性治療。對晚期直腸癌患者放射性直腸炎的可能。

五、手術後的結腸鏡隨訪：近年強調大腸癌的多原發性及術後結腸鏡隨訪的重要。上海一組報導多發癌占手術根治大腸癌九四九例的四．三％，鑒別手術後可發生第二處原發大腸癌（異時癌），術中可能漏掉同時存在第二處癌，故主張在術後三—六個月即行首次結腸鏡檢查。

【預後】

本病預後取決於早期診斷與手術的根據，影響預後因素很多，其中與癌組織學分化程度和臨床病理（癌浸潤範圍及轉移情況），關係最為密切。

【預防】

應積極防治大腸癌的前期病變。對結腸腺瘤性息肉，特別是家族性多發性腸息肉病，必須及早切除病灶。積極治療性腸病與其他原因引起的結腸炎，對本病的預防有一定的意義。應避免高脂肪飲食，多進富有纖維的食物，注意保持排便通暢。

第四章

大腸癌診斷與鑒別診斷

第一節 大腸癌的診斷

一、診斷方法

（一）以臨床症狀為依據

老年人大腸癌的誤診率較高，主要由於早期症狀不明顯，老年人對症狀反應遲鈍，而延遲就醫；或因臨床醫生對老年人大腸癌的常見症狀認識不足，主觀判斷老年患者的症狀為老年性腸道功能紊亂，或滿足於已存在的「痔瘡」、「慢性痢疾」、「腸炎」等疾病，而不再進一步檢查。一般報告直腸癌誤診率達五成—八成，多數誤診誤治半年以上，有的竟達數年之久，以致失去治癒機會。因此，老年人凡有以下情況者，應考慮大腸癌的可能，並進行必要的體檢和實驗室檢查：

(1)近期出現持續腹部不適、腹痛、氣脹；

(2)大便習慣改變、出現便秘或腹瀉、或二者交替；

(3)便血；

(4)原因不明的貧血或體重減輕；

(5)腹部腫塊。

(二)體格檢查

1、腹部視診和觸診:檢查有無腫塊。右半結腸癌九成以上可捫及腫塊。

2、直腸指檢:簡單易行,價值非常!中國八成以上的直腸癌作直腸指檢可以發現,如採取左臥位可以捫及更高部位的癌瘤。檢查時要瞭解腫塊的位置、形態、大小以及占腸周的範圍,基底部活動度、腸腔有無狹窄、病灶有無侵犯鄰近組織臟器。還需注意指套有無血染和大便性狀,盆底有無結節。

【實驗室及物理檢查】

1、內視鏡檢查

纖維或電子結腸鏡目前是診斷大腸癌最有效、最安全、最可靠的檢查方法。它不但可以進行細胞塗片和活組織檢查取得病理診斷,且能對病灶的定位,浸潤範圍做出診斷,還可發現大腸多原發腫瘤。大約二成—二成五大腸癌距肛門緣廿五公分以內,應用乙狀結腸鏡可以觀察到病位,廿五公分以上的結腸可以用導光纖維結腸鏡檢查。在鏡檢時,可以照相活檢,以及刷檢塗片作病理細胞學檢查。取活檢時需注意取材部位,作多點取材。放大電子內鏡對發現早期病變有意義。放大內鏡觀察大腸粘膜表面膜體開口形態,如無腺管開口結構,多為惡性腫瘤,超聲內鏡檢查除觀察病變及活檢外,還可對病

變進行超音波檢查，瞭解腫瘤侵犯腸壁深度以及周圍臟器、血管毗鄰關係、並可以發現轉移灶及有無淋巴結轉移，對術前分期有一定幫助。三維超聲內鏡檢查不但提高了二維腔內超生的準確率，而且對於梗阻的病人可以瞭解腫瘤的侵犯情況。

（1）適應證：

結腸鏡適應證包括：

①原因不明的下消化道出血。②原因不明的慢性腹瀉。③腹部腫塊不能排除來自結腸。④鋇灌腸能確診者。⑤鋇灌腸檢查正常，但不能解釋結腸症狀者。⑥治療性內鏡。⑦結腸手術後複查。結腸鏡能清楚地顯示吻合情況，確定吻合口粘膜有無異常，病變是否復發，結腸癌切除術後復發癌最常見於腸系膜淋巴結和肝臟，應進行相應檢查。⑧大腸癌普查。隨著人們對癌症早期發現的認識，大腸癌普查越來越受到國內外人士關注而得以深入開展，由於結腸癌多發生於左半結腸，應用纖維乙狀結腸鏡進行大腸癌普查在中國也正在逐漸開展。

（2）禁忌證：

結腸鏡禁忌證包括：

①妊娠及月經，妊娠期纖維結腸鏡檢查可導致流產和早產。②嚴重的活動性結腸炎。③嚴重的心臟疾病患者，包括嚴重的心律失常、心肌梗死等。④呼吸功能衰竭者。

⑤不能配合者。⑥懷疑腹膜炎或穿孔者。⑦多次手術後腹腔內廣泛粘連及嚴重腹水者。

(3)鏡下形態：

進展期結腸癌在結腸鏡下的形態通常為以下三種：

①腫塊型。多如寬基息肉樣、菜花樣腫塊不規則地突出腸腔，腫塊表面有散在糜爛、壞死和出血灶。組織較脆、融後常易出血。②潰瘍型。腫瘤邊緣結節狀突起形成形成圍堤，形似火山口樣。底部覆有污穢後苔，表面糜爛，觸之組織脆，易出血。③狹窄型。腫瘤環形浸潤腸管呈管狀狹窄，癌組織在粘膜下生長蔓延，纖維結構鏡難以通過。晚期腫瘤出血、糜爛或壞死，診斷一般困難不大。

(4)結腸鏡併發症：

結腸鏡檢查的併發症很少見，主要有腸穿孔出血、接腸系撕裂、氣頭爆炸、呼吸心跳驟停等。主要原因是操作不當，其他因素包括結腸扭曲、腸粘連、結腸腫瘤等。

①腸壁穿孔：a. 腸道準備不良，視野不清，盲目進鏡，特別是大口徑內作翻轉、鉤拉解襻及滑管使用不當，均易導致穿孔；b. 注氣過多，腸腔內壓力過高，原有腸壁病變，加上機械性因素使腸壁脆弱造成穿孔。c. 活檢時活檢鉗取組織過深或腸壁較薄的病變部位可導致穿孔。d. 息肉切除方法不當誤將鄰近腸壁一併套入進行電凝，電流過大，對腸壁施加壓力，可致穿透性凝固性壞死；凝固電流過強，通電時間較長，灼傷

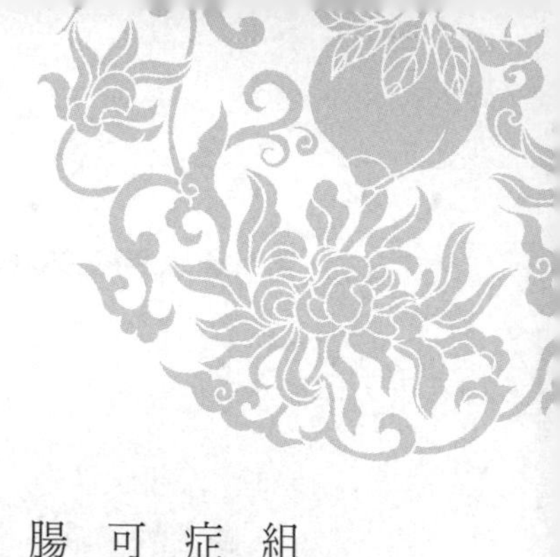

組織過深，至腸壁肌層和全層，術後焦痂脫落時發生晚期穿孔。e. 結腸病理狀態如炎症性腸壁、腸粘連、腫瘤、放射性結腸、結腸腫大而誤為是腸壁操作技術的提高和改進可減少和避免此併發症。一旦確診穿孔應立即手術治療，手術方式有腸修補、腸切除、腸吻合或造瘻術。

②出血：a. 插鏡時手法粗暴，不沿腸腔滑行，致使粘膜撕裂出血。b. 活檢組織時損傷粘膜血管。c. 大腸原有病變，腸鏡通過時擦傷病變組織。d. 電凝過度使死端創面過大、過深、焦痂脫落後出血，少量出血一般不需特殊處理，可觀察數分鐘、血管收縮、血栓形成後可自止；若出血不止，可選用電凝、鐳射、局部噴灑藥物等止血，如經纖維鏡局部噴灑一％腎上腺素止血；對遲發性出血可用去甲腎上腺素加冷開水作保留灌腸；出血較多者應絕對臥床，密切觀察血壓、脈搏、血紅細胞容積的變化，補充血容易，應用止血藥，必要時輸血。出血量較大，伴休克、經內科保守治療無效則需剖腹手術治療止血。

③心血管併發症：纖維結腸鏡檢查對血管系統影響極其輕微，多為一過性心電圖改變，少數誘發心絞痛及心肌梗死，甚至出現的心跳驟停。他們的發生於患者原有疾病及檢查前腸道準備引起的脫水有關。對於一過性心電圖改編者不需要特殊處理，經休息後可恢復正常。對於嚴重心律失常者應停止操作，靜臥，給氧，含服硝酸甘油，並心電監

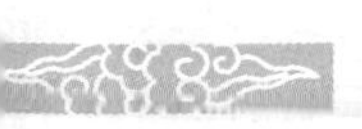

護，如出現心跳驟停者應進行積極地心臟復甦治療。高齡體弱和心臟病患者在作纖維結腸鏡檢查前，腸道準備和用藥均應該謹慎。術前檢查心電圖，盡可能在心電監護的條件下進行檢查。

④腹絞痛：纖維結腸鏡檢查時注氣過多可刺激腸管引起腸痙攣，產生腸絞痛，嚴重者類似腸穿孔。但短時間內均能自行消失。引起檢查後長時間較嚴重的腹部脹痛的稱纖維結腸鏡檢查術後膨脹綜合症。可在檢查前應用解痙劑。檢查結束時盡可能吸收腸內殘氣以預防其發生。注意與腸壁穿孔鑒別。

⑤中毒性巨結腸：中毒性巨結腸是纖維結腸鏡檢查最嚴重的併發症之一，一般於術後一—三天出現，多見於炎症較重，範圍較廣泛的結腸疾病。如潰瘍性結腸炎、克隆病以及細菌性結腸炎。結腸平滑肌及肌間神經受到侵襲，結腸失去收縮能力。注氣時腸壁變薄擴張，形成巨結腸，檢查中應用抗膽鹼藥可誘發加重中毒性巨結腸。治療上應禁食，胃腸減壓，腸管排氣，應用大劑量糖皮質激素，靜脈高營養。經上述治療三—五天症狀無改善或病發腸穿孔者應手術治療。

⑥透壁電灼傷綜合症：常見於電凝息肉摘除，電凝電灼止血術後，其原因是電流過大，電凝時間過長，電凝者過分緊貼腸壁，或誤將腸粘膜和息肉蒂部一起套入圈套中電凝，從而導致腸壁全層灼傷，發生凝固壞死，繼發腸穿孔。可採用禁食、輸液、應用抗

生素等內科保守治療。出現穿孔時應手術治療。

⑦氣體爆炸：發生率較低，但預後極差，因此重在預防。術前應認真清理腸道，必要時可抗生素，抑制腸道細菌繁殖；作息肉電凝切除時禁用吸收不全的碳水化合物清理腸道，如甘露醇，術中應將空氣與腸道氣體交換，或吹入惰性氣體。

2、X光檢查

鋇灌腸X光檢查，對乙狀結腸中段以上的癌瘤是必要的檢查方法，可發現腫瘤部位有恒定不變的充盈缺損、粘膜破壞、腸壁僵硬、腸腔狹窄等改變；亦可發現多原發性結腸癌。此項檢查陽性率可達九成。鋇劑排出後，再注入空氣，雙重對比檢查對於發現小的結腸癌和小的息肉有很大幫助。已有腸梗阻的不宜用鋇灌腸更不易作鋇劑檢查。如在立位或側臥位X光照片可見到不同的腸襻內有「階梯狀」液體平面這一腸梗阻的典型X光症，對診斷腸梗阻有重要價值。

（1）早期結腸癌的X光表現

以隆起型為主體，發生部位與結腸進展癌極類似。

①帶蒂形隆起：此型是早期結腸癌中最多見的類型，大小多在一—三公分，多屬於癌灶存在於腺瘤之中，X光檢查注意顯示頭部形態及蒂的長度、寬度以及起始基底部形態，有助於分析診斷。

②廣基型隆起：基底部可有切跡，隆起急劇，但無蒂。腫瘤表面成分葉狀、結節狀、邊緣多不規則。

③表面隆起型：為平坦型隆起，大小多為〇．六—二公分無蒂。與廣基型隆起相比其隆起高度比較低平，起始部境界清楚但不急劇。

④表面隆起凹陷型：為表面隆起型早期癌之中央部分伴有凹陷，一般隆起較為扁平，多浸潤至粘膜下層，凹陷深大者多為進展癌。

⑤表面凹陷型：此型較少，一般見於結腸慢性炎症性疾患合併存在時。

⑥集簇型：粗大至微細的顆粒狀隆起集聚成簇，有的範圍廣泛，沿腸腔內表層擴散浸潤，病變部分與正常粘膜境界清楚。

X光的內視鏡檢查均對其中之腺瘤部分、癌部分鑒別困難，確診主要依靠活檢病理。

（2）進展期結直腸癌的X光表現

①增生型：腸內出現不規則的充盈缺損輪廓不規則，病變多發於腸壁的一側，表面粘膜皺襞破壞，中斷消失，局部皺襞僵硬平直，結腸袋消失，腫瘤較大時鋇劑難通過病變區。

②浸潤型：病變區腸管狹窄，常累及一小段腸管，腸管可偏於一側或環繞整個腸

壁，形成環狀狹窄，其輪廓可光滑整齊，也可呈不規則狀，腸壁僵硬。粘膜破壞消失，病變區界限清晰，本型常引起梗阻，甚至鋇劑止於腫瘤的下界，完全不能通過病變區。

③潰瘍型：腸腔內較大的龕影，形狀多不規則，邊界多不整齊，具有一些尖角，龕影周圍有不同程度的充盈缺損與狹窄，粘膜破壞中斷，腸壁僵硬，結腸袋消失。

④彌漫浸潤型：少見，多發生於直腸和右半結腸，以管腔狹窄和僵硬為主。

⑤其他類型：a. 進展癌。結腸隆起性病變中，無蒂者超過一公分大小即有進展癌之可能性，稱之為小型進展癌。多扁平型隆起，中心伴有凹陷。此型腫瘤雖小，但有向深部浸潤之傾向。無論從臨床上，還是由生物學特徵來看，惡性度都較高。b. 結腸再發癌。結腸癌術後，吻合口附近發生的癌稱之為再發癌。X光見吻合口附近出現腫瘤徵象，與一般結腸癌相比，腫瘤隆起比較平緩，易向粘膜下及管外發展，對腸管產生壓迫移位徵象，有時應注意與粘膜下腫瘤鑒別。雙重對比造影顯示腫瘤部位粘膜面形態，可見粘膜破壞、缺損及結節狀不規則隆起徵象。

目前所使用的檢查方法如大便隱血試驗、氣鋇雙重對比灌腸（double contrast barium enema, DCBE）和常規結腸鏡檢查（conventinonal colonoscopy ,CC）在安全性、受檢者承受力和檢查結果方面都不完全令人滿意，大便隱血試驗只能檢出三－四成的結直腸癌和一成的腺癌瘤。DCBE高度依賴於適當的技術和操作者的經驗，病人不易耐受，對小的息肉和癌灶的檢出敏感性低於CC。CC亦有缺點，包括病人腹部疼痛和不舒適感，少數有穿孔的危險；受腸道痙攣、扭曲、粘連、較大病變和阻塞及操作者技術等因素的影響，約一成的病例不能完成整個結腸檢查；如果檢查者不仔細或經驗不足，漏檢約一成五的病變。當然，CC能夠在直視下觀察病變的大小和形態，對小病灶的敏感性很高，並能活檢做病理診斷和摘除小的息肉，仍然是目前最理想的檢查方法。

3、B型超音波顯像（ultrasound imaging）

一公分以上的肝臟轉移灶可經B超檢查發現，應列為術前術後隨訪的一項常規檢查，術中超聲對發現不能捫及的肝實質內轉移灶，指導手術切除很有價值。

腔內超聲能清楚顯示腸壁五層結構及周圍組織器官，對直腸浸潤腸壁的深度、範圍、擴散方向及毗鄰臟器受累程度等方面具有特殊的價值。直腸癌超聲圖像為邊界不規則的低回聲或相對低回聲區，對檢查直腸癌浸潤深度的正確診斷率為八成，而肛診檢查的正確診斷率僅為五二．八％。直腸癌的超聲分期以T2、T3、T4的解析度較高，對T1期及區域淋巴結轉移的診斷仍有一定困難。

4、CT掃描（computed tomography）核磁共振（magnetic resonance, MRI）和CT模擬結腸鏡技術

前二者均難鑒別良性與惡性，他們最大優勢在於顯示鄰近組織受累情況、淋巴結或

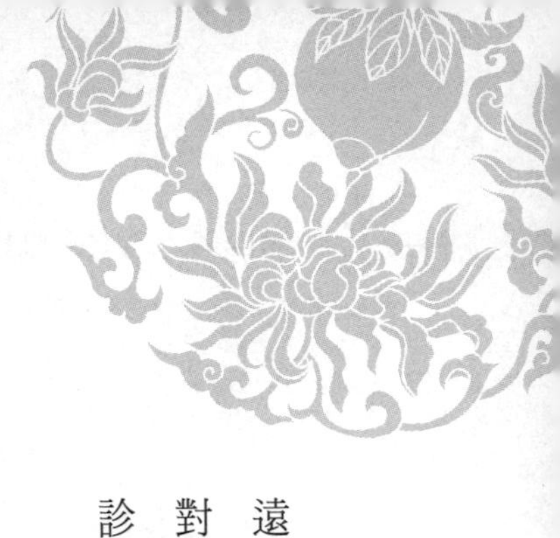

遠處臟器有無轉移，因此有助於臨床分期和手術估計。他們發現盆腔腫塊的敏感性高，對診斷直腸癌術後復發有一定價值。當診斷不明時，可在CT引導下唑細針吸取細胞學診斷。

新近開發的CT模擬結腸鏡技術（CT vivtual colonoscopy, CTVC）是一種令人鼓舞的新技術，它是CT技術和先進的影響軟體技術相結合，產生出結腸的3D（三維）和2D（二維）圖像，3D圖像以薄層螺旋CT掃描資料為資源，採用特殊的電腦軟體對結直腸內表面具有相同圖元值的部分進行立體重建，以模擬CC效果的方式顯示其腔內結構。2D圖像即將結直腸沿縱軸切開後，以橫軸面、矢狀面、冠狀面觀察的外部圖像。3D內部圖像和2D外部圖像相結合，互相補充，在檢測結直腸病變方面發揮巨大的作用。CTVC先行盆腹腔10mm層厚掃描，選擇可疑病變腸管的部位，再行3mm層厚薄掃病變部分，於工作站支援下利用支援軟體重組形成腸腔內模擬窺鏡圖像及腸管內外表面圖像，結合橫斷面圖像做出診斷，並進行分期。

（1）對結腸癌分型的判斷：CTVC圖像從腔內觀察，發現腸壁呈不對稱性或環狀增厚，增厚的邊界變化突然，長帶變形，可有結直腸周圍的脂肪組織受累或腫塊的腔外邊界不規則等。與CC所見類似，CTVC可直接顯示腫塊的表面和遠、近端情況，有利於腫塊的分型。浸潤型癌腫多表現為腸腔局部狹窄，但腸粘膜無突兀隆起；腫塊型癌腫可明顯的突出局部腸腔的腫塊，隆起越高表面越明亮；潰瘍型癌腫其潰瘍凹陷處距離視者遠而成灰暗色，周圍多有盤形或環形的組織隆起。但CTVC不能可靠地鑒別萎縮的腸段和腫瘤，必須參考橫軸面圖像。

（2）對結腸癌腸管侵犯長度的判斷：CTVC圖像從腔外灌腸，類似於氣鋇雙重對比的充盈相圖像，立體感強，能行局部放大和多角度旋轉，輔以切割，開窗技術可充分顯示病灶立體形態，如顯示腫塊的長度和腫塊兩端的腸腔形態，顯示病灶和腸管的關係及整體輪廓。

（3）對接腸息肉的顯示：息肉在CTVC上的表現與DCBE、CC所示相似，表現為圓形或卵圓形的腔內突起，邊界清晰，形態大多光滑整齊。側面觀察顯示最佳，其突向腔內的基底部可顯示其邊界，但帶蒂息肉的蒂由於分容積效應等而不能顯示，表現為無蒂息肉。另外，和CTVC類似的還有多平面重建（mulitiplanarreformaiona, MPR）+軸位（axial）、表面遮蓋顯示（shaded surface display, SSD）+透明顯示（raysum）圖像。它們對結腸癌及結腸息肉的現實病變的長度，判斷準確，各種觀察方法結合能較全面地顯示病變的情況，有利於對病變的綜合判斷。

（4）優缺點：CT模擬腸鏡不僅可以顯示腸腔不規則狹窄，單發或多發結節樣隆起及菜花樣病變，還可多視角，整體觀察病變，結合內外表面重建及橫斷面圖像瞭解腸壁增

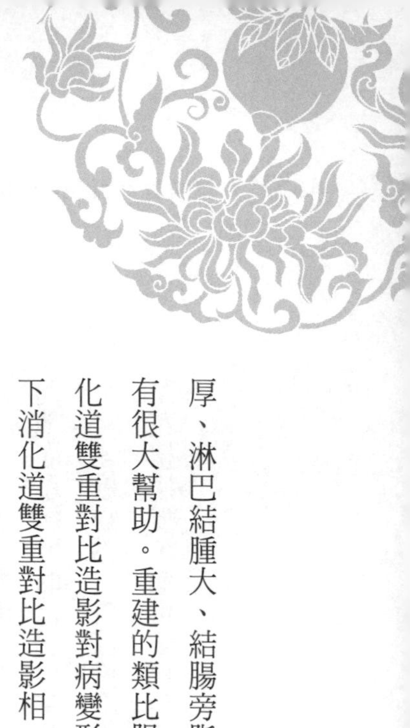

厚、淋巴結腫大、結腸旁脂肪或盆壁侵犯等外侵徵象，對術前判斷病期及切除的可能性有很大幫助。重建的類比腸鏡圖像與纖維內視鏡下直視病變的形態基本相同，優於下消化道雙重對比造影對病變形態的顯示。腸管內外表面重建圖像所顯示病變部位，範圍與下消化道雙重對比造影相一致。

CT模擬腸鏡作為大腸癌的一種新興檢查手段，與纖維內視鏡、下消化道雙重對比造影相比較。

其優勢在於：①無明顯禁忌症且因檢查而造成的腸腔出血、穿孔等併發症危險性較小，故適用於範圍廣泛，尤其適用於高齡體弱、心肺功能不全、腦血管病變後遺症、行動不便的患者，以及急性腸梗阻或其他原因不能耐受傳統檢查的患者。②痛苦及創傷較小。③準確地顯示病變形態、範圍及生長情況。④提供周圍組織、臟器與病變關係，使術前獲得更多與手術相關的資料。⑤對低位梗阻患者術前判斷梗阻原因及部位提供重要的臨床資料。

但其缺點在於：①不能顯示病變色澤、質地。②不能直接接觸病變獲取或組織細胞學檢查。③病變顯示特異性不強，辨別良惡性的敏感性差。④診斷病變局限於粘膜、粘膜下層的早期癌較困難。⑤檢查費用較高。

（5）CTVC與DCBE比較對腫瘤兩側面現實更加滿意，可以完整顯示翕室內口，參與輔助的2D橫軸面、冠狀面、矢狀面圖像，定位準確率達一百%。

（6）CTVC和核磁共振模擬直腸鏡檢查（magnetie bsomee virtual colonoscopy，MRVC）比較CTVC的優點是較好的空間解析度和可以空氣作為對比劑。缺點是電離輻射；多次屏氣造成的圖像偽影和資料缺失，因使用螺旋橫軸面均掃導致的空間對稱性的中斷。與3DMR變換資料資料相比較，此可導致較少的各相同性的資料。MRVC掃描矩陣小於CTVC，故空間解析度低於CTVC，顯示結直腸內腔、病變表面細節和定性診斷不如CTVC。但可連續監視結直腸的全過程，保證在3D資料獲取時結直腸處於最佳充盈狀態，有利於圖像後處理；可在更有效的冠狀面獲得較高的層厚；沒有電離輻射。但兩者均處於研究之中，尚不能做出最後的結論。

CTVC的準備工作同DCBE、CC，但只需要從直腸注入一定量的空氣，病人安全，相對舒適，非損傷性，尤其適用於不能耐受DCBE、CC的老人、高血壓心臟病患者；空氣易於通過常規結腸鏡、鋇劑不易通過的病變狹窄部位，可瞭解狹窄近端的情況；不因結腸冗長，扭曲和粘連而檢查不完整；可多角度顯示結直腸，病變定位準確；通過改變透明度可透過管腔觀察外的情況；可幫助引導CC活檢和治療。但CC能夠在直視下觀察病變的大小和形態，對小病灶的敏感性很高，並能活檢做病理診斷和摘除小的息肉，仍然是目前最理想的檢查方法。

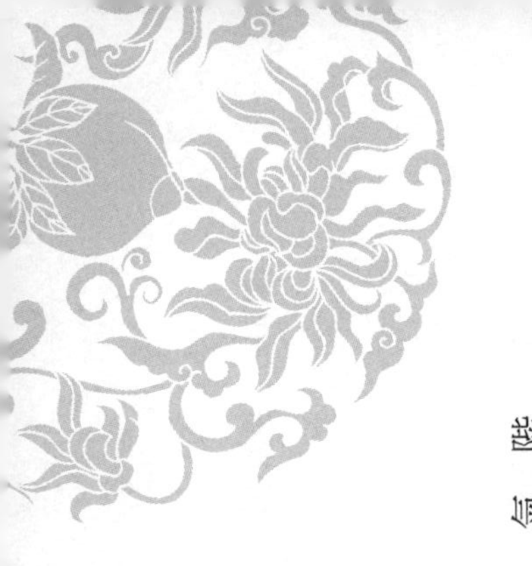

CTVC的併發症有門靜脈積氣。腹膜後氣腫，腸穿孔和短暫的腹脹、腹痛等。

CTVC與結直腸病變的其他檢查方法相比較，雖有許多優點，但仍處於初步和發展階段。它們遇到的主要問題是，腸道內殘存的液體和糞便對圖像造成的干擾，結直腸充氣擴張不足，以及圖像判斷所需時間較長等。隨著螺旋CT機廣泛使用和技術改進，將成為有效的影像學檢查方法，對於結腸癌的累及程度，範圍及腫瘤分期方面有較高的應用價值。

5、MRI及核磁共振模擬結腸鏡檢查（magnetie bsomee virtua colonoscopy，MRVC）

結直腸癌在MRI上表現為腔內較軟組織腫塊和腸壁的局限性或彌漫性增厚，腸腔不規則狹窄。增強掃描癌灶呈均勻或不均勻強化，其外緣光滑或呈結節狀向外突出。

6、正電子發射斷層攝影（positrton emission tomcgraphy，PET）和正電發射電腦斷層攝影（positrton emission computed tomcgraphy ,PECT）

PET和PECT顯像也能檢出大腸癌的原發灶，而且靈敏度很高，但全身顯像主要在於能同時檢出轉移灶，全面瞭解病變的累及範圍，進行準確的臨床分期，為臨床選用合理的治療方案提供科學依據。另外大腸癌術後局部常常出現復發灶，較小的復發灶B超、CT或MRI難以與術後纖維瘢痕形成相鑒別，而PET顯示復發的腫瘤組織的葡萄糖代謝率明顯高於纖維瘢痕組織，同時還可以全面瞭解全身的轉移情況。

7、腫瘤標記物：（tumor maeker）

糖抗原19—9（CA19—9）和癌胚抗原（CEA）二者不是大腸癌的特異性抗原，不能用作早期診斷。CA19—9和CEA聯合檢測的敏感性明顯高於單項檢測。對估計預後，監察療效和術後轉移復發方面有一定價值，如治療前CA19—9或CEA水準較高，治療後下降，說明治療有效，反之無效。文獻報導，結腸癌手術後如CEA半衰期為八．六—三．四天，則術後少見轉移復發。如CEA半衰期超過廿三．七天，則術後發生轉移復發的機會很高。手術後病人的CA19—9或CEA水準升高，預示又復發或轉移的可能，應作進一步檢查，明確診斷。

有報導，大腸癌肝轉移者，膽汁中CEA水準顯著升高，是外國血清含量的三．四—八十倍。對懷疑有肝轉移者，術前經皮抽取膽囊膽汁標本或經鼻十二指腸引流管採集十二指腸內膽汁測定CEA，有助診斷。

8、糞便隱血試驗（fecal occult blood tests，FOBT）

該試驗有免疫法和化學法。免疫法的敏感性和特異性均高於化學法。而快速、簡便、經濟則是化學法的優點。化學法敏感性高，少測出1—5mm的消化道出血，但特異性差，為避免假陽性，受測者需素食三天，並禁服鐵劑。免疫法採用抗人血紅蛋白的單

克隆抗體和多克隆抗體，特異性較高，對羊、牛等九種動物肉類血紅蛋白均不起反應，試驗前不必禁食肉類。有報導試劑中加入犬糞上清液可消除免疫糞便隱血試驗中的偽顯像（假陰性），從而提高大腸癌的真陽性檢出率。

9、細胞與組織學檢查

大腸癌脫落細胞學檢查包括直腸沖洗、腸鏡直視下刷取、線網氣囊擦取以及病灶處指檢塗片法。臨床多採用腸鏡直視下刷取及直腸肛門處腫瘤指檢塗片法做直接塗片，必要時可將直腸沖洗液，刷取物及指套用鹽水洗脫後，離心沉澱塗片，在鏡檢時，可以取活組織做病理學檢查。取活檢時需注意取材部位，作多點取材，避免取潰瘍面的變性、壞死組織。

10、基因診斷

由於腫瘤發生的根本原因是各種致癌因素造成的癌相關基因變異，如癌基因突變啟動和抑癌基因失活，因此癌相關基因變異可能成為一個新的特異性腫瘤標記物。與大腸癌相關的抑癌基因有APC、MCC、P53、DCC等，原癌基因有K—ras，c—Myc等。大腸癌變是涉及上述多個基因、多階段的積累過程。

中國大腸癌組織中ras基因突變多位於第十二位元密碼子，而西方結直腸癌中以第十三位元密碼子Gly →Asp 突變較為常見。癌旁組織十二位元密碼子突變極少見。此方法對鑒別小塊組織癌變與否有說明。

最近研究發現，遺傳性非息肉性大腸癌（HNPCC）大多數均有種細胞中DNA錯配修復基因（MMR基因）的缺陷，腫瘤的發展按複製錯誤路徑進行，hmSH2、hMLHI、hPMSI、hpMS2和hmSH6（GTBP）等五種MMR基因與HNPCC有關。在西方國家的遺傳性非息肉病性大腸癌（HNPCC）病例中，伴有MMR基因的改變的占二百分之一，其中以微衛量不穩定性（MSI）的變化為主。這種MSI序列，以及MMR的缺失可導致一百一一萬倍的點突變序列和MSI構架移位（frameshifes）。由於這些基因的突變DNA在其組織、糞便和胞質均有表達，因此可作為HNPCC檢測的生物標誌物。這一指標，可以通過比較簡潔的複製錯誤（RER）技術加以驗證。少數散發性大腸癌也可為RER陽性腫瘤，據此可預測其有染色體不穩定性而有多發性癌或複數癌趨向。

也可以從糞便中分離脫落的結腸上皮細胞，提取DNA經PCR擴增後進行測序，檢測P53、ras基因突變，以早期診斷結腸癌。應用糞便檢測基因變異時，其結果受如下因素影響：

(1)糞便內有大量未消化的食物和細菌，欲有癌瘤剝脫大腸粘膜細胞提取足夠量的DNA必須進一步研究。(2)由數量DNA特異性檢測出極端量變異等位基因猶須進行確實的擴增研究。

二、篩查與早期診斷

早期發現常見實體腫瘤如乳腺癌、前列腺癌和結腸癌病例，可明顯提高患者生存率，降低死亡率。早期大腸癌往往缺乏典型症狀，甚至出現相關症狀時，由於病人對大腸癌的認識不足而未及時就醫，喪失了早期診斷的機會。因此，加強大眾的防癌健康教育，提高大眾的防癌意識，使高危人群能主動到醫院接受必要的檢查，是提高早期診斷的一個重要手段。

（一）篩查方法

一個理想的大腸癌普查篩檢方案應符合以下條件：①簡單易行；②無創無痛，易被接受；③經濟廉價；④靈敏度，特異度兼備；能夠從人群中區分出高危人群；⑤檢出病人應以早期為主，並可以發現大量的癌前病變；⑥普查後癌症死亡率有所下降。

浙江大學鄭樹教授等的序貫篩檢方案是以電腦分析大腸癌人群危險狀態隸屬閾值（AD）及人血紅蛋白僅向被動血凝法糞便隱血試驗相結合作為初篩手段濃集高危人群，而以60cm纖維腸鏡精篩。該序貫方案把AD值≥0.3或1和FOBT陽性者作為高危人群，對其中FOBT陽性及AD值≥0.5者立即行內鏡檢查，單一AD為〇・三—〇・四九者為一級隨訪複查，複查FOBT的同時鼓勵做內視鏡檢查；對內視鏡檢查後所有陰性者作為二級隨訪，複查FOBT，如FOBT仍陽性則全結腸鏡檢查，如陰性而症狀明顯者必要

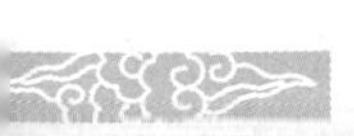

時複查內視鏡。根據此方法在三十歲及以上的六二六七七例人群篩檢，取得良好效益，高危人群濃集率為664.1/10萬，大腸癌檢出率為54.3/10萬，高於該地區原發病率。北京軍區消化專業組的序貫糞便隱血篩檢方案是利用化學法隱血檢查作為第一次篩選，而後再利用免疫法隱血檢查特異性強的特點為第二次篩選。剔除化學法查處的陽性病例中假陽性，從而提高後續結腸鏡精篩檢查的陽性檢查率。作者一九九三年報告，利用該方案普查了北方五省一〇二八〇〇例無症狀人群，顯示北方五省大腸癌發病率為24.31/10萬。二〇〇二年報告，再利用該方案在北京市多中心區內四八一〇〇自然人群中，抽查一九八五二人，序貫糞便隱血陽性率為五．六%，檢出大腸癌十二例，其中早期和較早期（A＋B期）占九一．七%。在序貫糞便隱血篩檢試驗陽性者中，大腸癌的檢出率為一．〇七%，該普查靶人群的大腸癌發病率為三六．五七%，顯示該地區大腸癌高的發病率及發病率升高的趨勢，並證實該方案對篩檢大腸癌確實有效。

大腸癌早期診斷困難，目前常人以序貫篩檢方案發現無症狀、無出血的早期患者，最終以內視鏡檢查或確診，提高篩檢效益。在實際工作中，要注意考慮成本效益。在無症狀的一般人群作篩查時，根據病史篩檢出高危人群，結合免疫法FOBT作為初篩手段是可行與合理的。中國提倡的篩查方案如下：

1、篩查對象為四〇歲及以上。HNPCC則提前到二〇歲開始接受篩查。

2、有以下一項目者應作60cm纖維結腸鏡檢查：①RPHA，FOBT陽性；②一等親屬（父母、子女、兄弟姐妹）患大腸癌史；③本人以往有癌腫史；④有二項以上下列症狀者：慢性便秘、粘液便血、慢性腹瀉、腸息肉史、慢性闌尾炎、精神刺激史。

3、如六公分腸鏡檢查陰性，其他檢查發現腸內病變的證據很少。因此，低風險人群如其他篩檢項目陰性（如FOBT），則五—十年複查腸鏡一次。鄭樹（一九八九年）提出，對下列大腸癌高危人群則應加強監測。大腸癌的高危人群為：①三〇—四〇歲以上有消化道症狀者；②有大腸癌病變史、腺瘤性息肉、慢性潰瘍性結腸炎、日本血吸蟲肉芽腫者；③有癌家族史及家族性息肉病，遺傳性結腸病者；④有盆腔放療史者；⑤有膽囊或闌尾炎切除史者。

（二）早期發現的方法

所謂早期大腸癌一般指癌腫局限於粘膜層或粘膜下層而未侵及肌層。若癌腫穿過肌層至漿膜下層或穿透腸壁但無淋巴結轉移則屬於B期。當前，發現早期大腸癌的手段主要依靠內鏡、特殊內鏡、病理及其他各種新的檢查法。

1、糞便隱血試驗（FOBT）

如前所述，免疫法敏感性和特異性高，不須控制飲食，方法簡單快捷，可以在大腸癌早期診斷中起篩選作用，還可用於無症狀人群大腸癌的普查。要指出的是，FOBT需

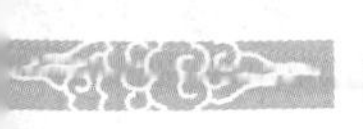

連續三天在糞便標本的不同部位取樣，乾濕標本利弊各異；雖然乾標本靈敏度較濕標本低，但特異性較高。若FOBT能與其他檢查如雙重對比鋇氣灌腸造影、乙狀結腸鏡、纖維電子結腸鏡及腸道脫落細胞檢查等相結合，則可提高大腸癌的早期診斷率。

2、電子結腸鏡檢查

按照日本大腸癌研究會早期大腸癌大體形態分類標準，將早期大腸癌分為四型。I型隆起型：其中包括有蒂型（IP型）、亞有蒂型（ISP）、無蒂型（IS型）；II型平坦型：包括平坦隆起型（IIa型）平坦型（IIb型）、平坦凹陷型（IIc型）；III型凹陷型；還有一型為鏡下所見的結節集簇型（lateral spreading tumor, LeT）；此型特點是腫瘤體積可以較大，但以向側方生長為主，浸潤深度較淺。有時對小而扁平的病灶，需分別由二位有經驗的內視鏡醫生檢查，才可發現。

3、放大電子內視鏡檢查

除具有普通腸鏡觀察及取活檢的功能外，在放大電子內視鏡的先端還有一個可使被觀察物件放大四〇—一百倍的裝置（通常所有倍數為六〇倍）。通過該裝置可以清晰地觀察腺體開口的形態，排列，四%靛胭脂或美藍染色後觀察更為滿意。根據工藤等的分類方法，在放大電子內視鏡下將大腸粘膜表面腺體開口的形態分為五型：①I型，腺體開口大小均勻一致，通常為正常粘膜腺體開口；②II型，腺體開口呈星芝狀，多見於增

生性病變；③Ⅲ型，分二個亞型，Ⅲs型腺體開口小，排列不整齊，多見於惡性病變，ⅢL型腺管開口呈樹枝狀，主要見於腺瘤性息肉；④Ⅳ型，腺管開口呈腦回狀或海藻狀，多為絨毛狀腺瘤或管狀腺瘤；⑤Ⅴ型，無腺管開口結構，多見於惡性腫瘤。在放大內鏡檢查之前進行內鏡下染色，放大電子內鏡主要觀察染色後結腸腺管開口的形態和排列，病灶凹陷變化，來判斷腫瘤性病變和非腫瘤性病變，良性或惡性，腺瘤有無惡變，確認癌浸潤深度，提高了小息肉的識別，對及早發現早期癌和微小癌有重要意義，並對判斷內鏡下粘膜切除術後有無腫瘤殘留也具有重要意義。

4、**超音波內鏡檢查**（endoscopic ultraongraphy, EUS）

超音波內鏡除具有普通腸鏡觀察病變及取活檢的功能外，還可以對病變進行超音波檢查，判斷腫瘤所在的層次，並檢查腫瘤周圍有無淋巴結轉移。在腸鏡超音波下正常腸壁表現為五層回聲，即高回聲、低回聲、高回聲、低回聲和高回聲；分別代表粘膜層，粘膜肌層、粘膜下層、固有肌層、漿膜層；位於前三層內的腫物，周圍無淋巴結轉移的即可定義為早期癌。

5、**內視鏡色素灑布**（亦稱色素內鏡）

通常用靛胭脂、美藍及酚紫作為灑佈劑。通過色素的分佈而對炎性病變、微小息肉及息肉癌變等做出診斷。將放大內鏡與色素內鏡結合應用，則更能清楚地顯示隱窩形態改變，利於檢出早期病變。

6、螢光法（亦稱螢光內鏡）

利用卟啉衍生物在腫瘤組織中蓄積，並經鐳射誘發螢光，以便指示重點觀察和取材活檢，提高陽性發現。

7、核磁共振模擬結腸鏡（MRVC）**和CT模擬結腸鏡影像**（CTVE）。

這是一種新的檢查技術，它可把掃描所得圖像用於術前分期，特別是對遠端大腸癌的術前分期診斷是一種簡便途徑。此種檢查因無痛苦，易為病人接受，但該技術現僅為開始，使用醫院很少。

8、大腸癌相關基因產物及癌腫標誌的檢測件：①在正常結構，癌前病變及大腸癌組織中呈不同的表達；②這種標誌物及其測定能力為大腸癌的存在或其發生提供準確的預測；③各實驗室之間的檢測結果必須明確並一致；④這種標誌物必須與化學預防劑有關，即當大腸癌的發生率降低，其標誌物也隨之消失。

現有許多學者均證實了PCR技術檢測糞便中的K-ras突變體能真實反映癌組織K-ras基因的突變體情況，且具有高度的敏感性和特異性，為大腸癌的早期診斷提供了分子手段。同樣運用PCR—SSCP—EB染色法可以檢出近端結腸以及早期大腸癌糞便中的P53基因突變。P53基因突變是大腸腫瘤由良性向惡性過渡過程中的早期關鍵事件，且發病

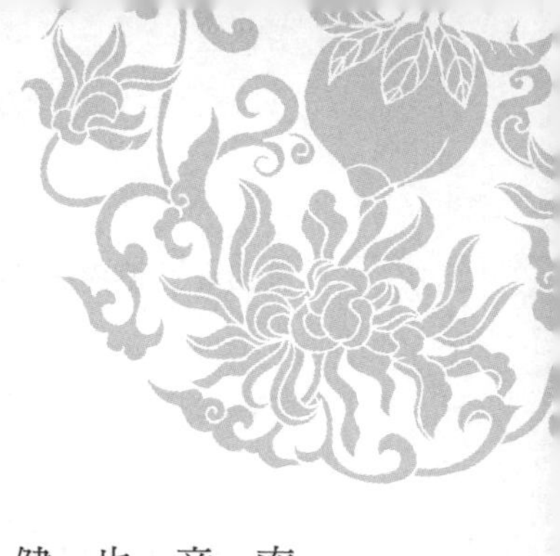

率高。因此，P53基因的突變檢測，對早期發現、早期診斷和早期治療大腸癌有積極的意義。應用P53免疫組化染色結合圖像分析技術進行DNA含量測定對大腸癌的早期診斷也具有良好價值。應用RT—PCR及Southern雜交技術檢測了廿五例大腸癌患者及十五例健康對照者糞便中脫落細胞的CD44、CD44V6及CD44V10的表達。結果顯示大腸癌患者的CD44V6及CD44V10的陽性檢出率分別為六成八和六成，術後的轉陽率分別為八八．二%和八〇%。而且CD44V6及CD44V10均可在Dukes A期患者術前糞便中檢出。因此，VD44的檢出有望成為大腸癌早期診斷和判斷預後的一種新型分子標誌物。用TARP法檢測了三七例大腸癌，三例良性大腸疾病和二十例相應癌旁上皮組織中的端粒酶活性。結果二十例相應癌旁上皮組織和三例良性疾病組織中的端粒酶表達均為陽性；而大腸癌組織中九四．六%（35—37），為端粒酶陽性。作者認為端粒酶也有可能成為大腸癌早期診斷的一種重要標誌物。

9、脫落細胞檢查在診斷早期大腸癌中的應用

在應用組織學診斷早期大腸癌的同時，不容忽視的是細胞學診斷的作用。正常人大腸粘膜上皮每七二小時更新一次，一公分>3的大腸腫瘤1天則1×10>8的細胞脫落。因此，利用腸道排出物查找大腸癌細胞及其相關產物是無創、簡便、可靠的方法。目前這在國外已取得較好結果，而中國已取得較好效果，也已引起關注。

上述基因標誌物的發現已為早期大腸癌的診斷提供了新而有益的手段。但迄今為止，具理想敏感性和特異性的腫瘤生物標誌物還很少。即使反應陽性的標誌物也只能疑為其癌變，進一步確診尚需內鏡及病理的綜合判斷。

由於篩查人數過多，常規直腸指檢易導致醫生手指感覺遲鈍而造成漏診，故不提倡在一般人篩查時做常規直腸指檢。

三、術前分期

大腸癌術前分期主要應用於直腸癌。直腸癌術分期的準確與否，對於腫瘤的治療和預後有非常直接的關係。

臨床檢查可發現大多數直腸癌，但傳統的指診方法用於直腸癌分期準確性較差，其準確性反為五成—六成，而且指診一般只限於插入直腸七—八公分或更短的範圍，且對淋巴結轉移的檢查不敏感。

1. 直腸和乙狀結腸鏡檢

可進一步明確腫瘤的形態和大小及腸管受累範圍，組織活檢可明確腫瘤的病理類型，但對癌腫浸潤直腸壁深度及淋巴結轉移情況亦無法作出判斷。對直腸癌術前分期的價值不大。

2. 超音波檢查

①常規超音波探查。可瞭解腫瘤的形態，顯示肝臟有無轉移，有無腹水，腹主動脈周圍淋巴結及結腸癌周圍淋巴結有無轉移，但對診斷腫瘤浸潤直腸壁的深度及周圍淋巴結的轉移情況仍不能令人滿意。直腸內灌水經腹B超可提高直腸癌術前分期的準確性。腔內超音波可以區分腸壁各層組織，故可準確判定腫瘤在腸壁內浸潤深度（T分期），直觀正確的發現腫瘤部位的直腸壁及直腸壁外的浸潤情況，並能瞭解腫瘤的大小、範圍、有無臨近臟器的波及和轉移，有無淋巴結轉移，提供準確的直腸癌術前分期，對指導治療有重要作用。如腫瘤造成直腸狹窄可選用小超聲探頭或超聲探頭，位於上端直腸的病變，可配合腸鏡CT、MRI等其他影像技術進一步提高術前分期的準確性。

②正常結腸壁的超音波圖像，表現為五層結構，第一、三、五層為高回聲，而第二、四層為低回聲。從腸壁由內向外，第一、二層相當於粘膜層（cm），第三層相當於粘膜下層（sm），第四層相當於漿膜下和漿膜層（sa）。直腸下段無漿膜層，其外層與直腸周圍脂肪相連，組成高回聲帶。

③結直腸癌和淋巴結轉移的超音波圖像，腔內超音波（EUS）下結直腸癌通常表現為低回聲腫塊，其回聲強度介於第三層高回聲和第四層低回聲之間。低回聲強度介於第三層高回聲和第四層低回聲之間。低回聲腫塊突入腸腔內外或位於腸壁內或形成半環形、環形腫塊，腸壁一層或多層，層次不清、消失、扭曲、中斷或增厚。腫瘤侵犯

第一、二、三層（cm.sm層）為T期，腫瘤侵犯第四層（mp）為T2期，腫瘤侵犯至漿膜層（sa層）或腸壁周圍脂肪為T3期，腫瘤累及鄰近器官或腹膜腔為T4期，腫瘤旁直徑≥5mm圓形的或與腫瘤直接相連的低回聲病灶診斷為轉移性淋巴結。

3、CT檢查

CT所見：①I期（T1）腔內腫腸，腔內無增厚；②II期（T2）腔壁局部和彌漫增厚（>6mm），局限於腸壁腫塊或盆腔腫塊；③III期（T3）腸壁增厚或盆腔腫塊侵犯鄰近脂肪層，但未至鄰近結構、盆腔側壁或腹壁，有或無遠處轉移。因中晚期直腸癌腫瘤以侵犯肌層、漿膜層和周圍組織或遠處轉移，CT檢查可直接顯示癌腫的本身徵象和繼發徵象。因此CT對直腸癌T1、T2期判斷不如T3、T4期準確。對於直腸癌淋巴結轉移，CT徵象主要是觀察其大小和處理改變及強化方式，一般認為轉移淋巴結直徑至少超過一公分，其強化可以是輕度均勻性強化結轉移的敏感性和特異性不高，較小的轉移和淋巴結難以檢出，且不易與血管影和淋巴管影分區，同時CT不能顯示淋巴結核內部結構，因此不能區分癌性和炎性淋巴結腫大。

4、MRI

MRI對腫瘤外侵程度的判斷是比較準確的，就單純T分期而言，T1期指腫瘤浸潤至粘膜層，不論粘膜下層是否受累，但肌層完整；T2期指腫瘤破壞粘膜下層，肌層部分中

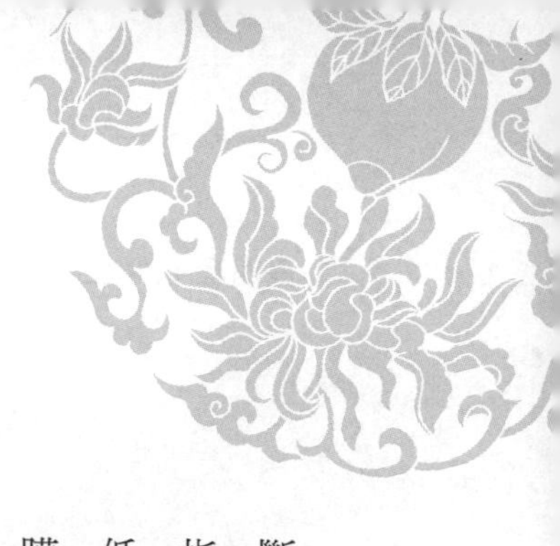

斷，但基層的外緣和周圍脂肪完整；T3期指肌層完全中斷，與周圍脂肪界限不清；T4期指腫瘤侵犯周圍臟器和盆壁結構。腫瘤僅限於粘膜下層時，T1、T2加權像見腸壁基層的低信號帶完整，增強檢查的薄層3D成像後，腸壁環形強化帶完整；腫瘤侵犯漿膜或纖維膜外脂肪時，T1和T2加權像上腫瘤表現為向腸壁外突出的結節徵象，或局部腸壁外呈鋸齒狀低信號徵象。對鄰近組織器官（膀胱、前列腺、子宮和盆壁），受侵情況的判斷，則單純T1、T2加權像與平掃加增強成像的結果相同，表現為病變腸管和子宮之間脂肪間隙消失，增強圖像上二者界限不清。其N分期的敏感性、特異性和準確性均有明顯降低。無法對淋巴結有無轉移做出標準判斷，常對腸壁和結腸周圍脂肪組織中大小於〇．五公分的淋巴結就設定為有轉移。

5、正電子發射斷層攝影（PET）

PET檢查主要用於轉移灶的發現，有助於淋巴結的分期和M分期的判斷。

放免顯像用於檢測小轉移灶，解析度的提高可能有助於淋巴結的分期，對T分期無幫助。

四、肝轉移的診斷

結直腸癌肝轉移極為常見，在結直腸癌確診時已有二成病人發生肝轉移；在原發灶切除後，異時性肝轉移發生率高達五成；屍檢中結直腸癌肝轉移達六成—七成一。其中結腸癌肝轉移更為突出，其危險性與直腸癌相比為三六%：廿五%。

（一）早期發現早期診斷肝轉移

1、重視病人主訴和體格檢查

肝轉移病人可能出現一些非特異性症狀。如全身不適、納差、乏力或體重下降，兼有右上腹常痛等，臨床醫生必須耐心聽取病人主訴，細心分析症狀並行全身檢查。

2、檢測癌胚抗原（cacinoembroyonic antigen, CEA）

血清CEA值呈異常升高或結直腸癌術後動態值迅速升高時，可視為結直腸癌有肝轉移的信號。通常術前血清CEA陽性率並不高，如果升高，可視為結直腸癌有肝轉移的信號，其預後較差；術後一個月CEA仍未下降至正常水準或者動態值逐漸升高時，常顯示存在隱匿性轉移灶或早期復發，因此每隔二—三個月應檢測CEA一次，常常是早期發現復發或轉移的最有效的方法。如發現CEA升高不能診斷復發或轉移者，必須進一步檢查，包括腸鏡或鋇灌腸，超音波、CT或MRI等。有資料表面血清CEA異常升高比臨床上發現復發轉移灶提早四—十個月，測點膽汁或十二指腸液中的CEA含量可發現更早的肝轉移。

3、超音波檢查

超音波檢查是結直腸癌肝轉移最簡便的檢查方法，一般對直徑大於一公分的病灶檢

出較高，特別是彩色多普勒超聲可觀察轉移灶周邊血流情況。對於一公分以下的病灶檢出率低，假陰性高，現主要作為一種初篩檢查。術中B超特別適宜隱匿的深部的腫瘤，可探查到術前一些影像學檢查未發現的結節性病灶，為避免肝癌子灶或多發病灶的殘留提供一定的幫助，同時也可明確腫瘤的數目，位置以及肝內血管、膽管的解剖關係，有助於評估手術的可行性。術中B超檢查與術中觸診結果被認為是檢出結直腸癌的金標準。但術中B超對肝轉移灶直徑小於一公分的敏感性也較低。B超檢查可發現肝轉移灶的最常見表現是肝內弱回聲或「牛眼症」。而較小的病灶缺乏這一典型症狀。

4、CT掃描

CT掃描也是常見的檢查方法，特別是螺旋CT桿掃描可避免漏診。結直腸癌肝轉移灶典型CT表現為「牛眼症」，很少有門靜脈癌栓表現。目前CT掃描可將轉移灶與肝血管瘤鑒別。螺旋CT掃描是否應用雙期技術研究肝轉移頻受爭議，動脈期成像無疑增加了像肝細胞癌這樣的富血管腫瘤或富血管轉移瘤的檢出率。然而，大多數結腸癌按專業是乏血管的，應最好在門脈期成像。

5、MRI

MRI也是肝轉移灶檢查的重要手段，由於MRI有多個序列、多個軸面成像，病灶可有多次被檢出機會，且無需注射一般對比劑即可顯示病灶的內部結構。T2圖像轉移灶常

表現靶伏不規則或暈圈病灶影。目前MRI肝臟特異性對比劑已應用於臨床，對直徑3mm的肝轉移灶也可檢出，這是歷年來最有效的檢查方法。

6、正電子放射斷層攝影（PET）檢查

其原理是依據包括直腸癌在某些腫瘤細胞的葡萄糖代謝增高，利用葡萄糖同型物18—氟去氧葡萄糖（18—FDG）作為示蹤劑反應這類細胞的高水準代謝情況。大量研究證明18—FDG及PET對鑒別肝內病灶性質較CT、CT門脈造影更準確。

7、其他

放射免疫顯像（radiommunoimaging）檢查，可彌補CT、MRI、B超不能定性的不足。此外，原發病灶癌基因P53和K—ras、CK20，中性白細胞LAP、血漿內皮素I、膽汁CEA和癌基因／抑癌基因的檢查對診斷結直腸癌肝轉移均有重要的參考價值。

五、診斷程式

大腸癌除早期毫無症狀外，大部分患者都有不同程度的症狀出現。詳細詢問病史、認真體格檢查、輔以實驗室、內鏡和X光檢查等，診斷一般並無困難。分析大腸癌誤診原因，絕大部分是由於醫務人員對患者主訴缺乏警惕，如對伴有嚴重貧血的右半結腸癌患者，醫生作一般內科檢查不能明確貧血原因時，往往給予對症處理而不進一步作嘗試檢查，以致延誤治療；又如占大腸癌七成的直腸癌患者，絕大多數均有便血和大便習慣

改變的病史，但醫生常常不作簡單易行的直腸指檢，而憑主觀臆測誤診為「痔瘡」或「腸道慢性炎性病變」，有的患者就因此而喪失根治機會。

由於大腸癌的發病率不斷上升，因此，如有下列情況：①近期出現持續腹部不適、隱痛、氣脹；②大便習慣改變，出現便秘或腹瀉，或二者交替；③便血；④原因不明的貧血或體重減輕；⑤腹部腫塊。應警惕大腸癌的可能，常按以下步驟診斷大腸癌（圖4－1－1）。臨床應用大腸癌的診斷程式時，要注意使病人花費最少的費用，遭受最小的痛苦，達到最好的診察結果。

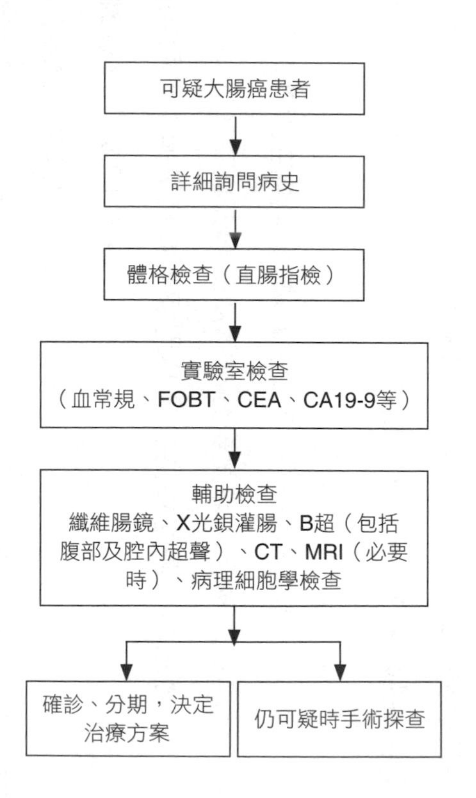

圖4–1–1　大腸癌的診斷程序

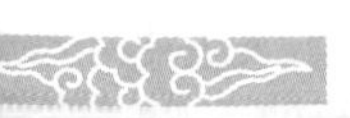

（一）常規診斷程式

1、詳細詢問病史

右側結腸癌依次以腹部腫塊，腹痛及貧血最為多見。左側結腸癌依次以便血、腹痛及便頻最為多見。直腸癌依次以便血、便頻及大便變形多見。根據臨床表現出現的頻度，初步可推測病變的部位。

2、細緻的體格檢查

除進行常規腹部望觸叩聽四診外，特別是強調直腸指檢。中國以大腸癌的直腸多見，簡單的直腸指檢，即可診斷多數大腸癌患者。通過直腸指檢，可瞭解直腸橋內有無腫瘤，推斷病程長短（長滿腸腔一圈，約需兩年時間），初步判斷直腸腫瘤良惡性，腫瘤能否切除，採用何種術式（能否保留肛門，是否需要聯合臟器切除），對不能切除者先行放療或化療，如有盆底結節，則顯示腹腔內腫瘤已屬晚期。還需注意的是，指檢最後觀察指套有無血染，指套血染者顯示上段直腸以上的消化道存在病變，還需進一步檢查。

3、大便檢查

免疫法FOBT的特異性和敏感性均高，應首先選用。對癌前病變已有惡變或早期病例可用PCR擴增方法，檢查K-ras和P53基因突變作鑒別。

4、血清學檢查

由於缺乏大腸癌相關的特異性腫瘤標誌物，目前應用較多的是檢測血清CEA和CA19—9。二者聯合檢查可提高陽性率，對判斷治療效果，預後和復發有一定價值。

5、纖維結腸鏡檢查

這是診斷大腸癌最有效、最可靠的檢查方法。它不但可以進行活組織和細胞圖片檢查取得病理診斷，且能對病灶的定位、浸潤範圍做出診斷，還可發現大腸多發腫瘤。是診斷大腸癌的必查項目。但要注意掌握內視鏡檢查的絕對禁忌證和相對禁忌證，避免併發症。此外，由於結直腸的解剖特點使得直腸乙狀結腸交界處、結腸脾曲、結腸肝曲等所謂「盲點」在結腸鏡操作時如不仔細地檢查容易漏診，醫生特別注意。

6、X光鋇灌腸檢查

對位置較好，病變較大的大腸癌，X光鋇灌腸診斷常無困難。但病變範圍小或位於乙狀結腸、盲腸的病變，由於鋇劑充盈不佳顯影不滿意，容易漏診。單純X光鋇灌腸檢查診斷大腸癌的漏診率可高達三成五，但如能與纖維結腸鏡聯合檢查，消除後者檢查時存在的盲區，則漏診的機會極少。

7、超音波檢查

包括腹部超音波和腔內超音波檢查。對術前瞭解有無肝轉移、區域淋巴結轉移以及腫瘤侵犯範圍有幫助。

8、CT和MRI

由於糞便的存在和腸腔不完全擴張，CT、MRI難以發現結腸粘膜表面異常和小於一公分的病灶。但對於晚期直腸癌和復發性直腸癌的前侵犯範圍顯示滿意，方便術前估計。

9、病理細胞學檢查

是診斷大腸癌的金標準。在未獲病理細胞學診斷前施行治療，是不恰當的。尤其低位直腸癌手術治療往往難以保存肛門功能，必須慎重。

10、手術探查

疑似大腸癌病人經上述各診斷步驟，基本可獲確診。但少數病人仍無大腸癌的證據，臨床有高度懷疑時（腸癌術後CEA持續升高），可考慮手術探查（腹腔鏡或開腹探查）。

（二）伴腸梗阻大腸癌的診斷方法

懷疑腸梗阻是大腸癌引起時，纖維結腸鏡檢查並不是診斷大腸癌的絕對禁忌證。但因無法很好清潔腸腔而無法觀察或無法送鏡到達腫塊部位，或因腸腔狹窄鏡子無法進入，導致多原發腸癌漏診。此時採用經結腸鏡氣囊擴張術，使鏡端順利通過狹窄部位，

還可用抽氣灌水經皮超聲探查或模擬CT檢查，不僅顯示腸梗阻圖像、病灶位置腸腔狹窄程度及長度，還可明確鄰近脹氣有否壓迫、轉移，有無淋巴結轉移。抽氣灌水經皮超聲探查方法如下：疑大腸癌患者行腸鏡檢查時，如鏡端能通過腫塊，則在其近端及遠端分別抽氣灌水，如鏡端不能通過腫塊或達不到腫塊部位時儘量在高位抽氣灌水，從活檢口中灌入溫生理鹽水250ml—500ml，拔鏡後即送病人進B超室檢查。但在緊急情況下，病人無法耐受更多檢查，宜作必要術前準備後，儘快手術探查。

第二節 大腸癌的鑑別診斷

鑒別診斷

結直腸各種疾病常具有類似大腸癌的症狀，應全面瞭解大腸常見病變的分類和特徵，結合臨床鑒別診斷和分析，減少誤診率。

大腸癌應注意與下列疾病鑒別：

1、闌尾炎

盲腸癌常有以下腹疼痛和右下腹腫塊，且常發熱，易誤診為闌尾炎和闌尾膿腫，誤診率達二成五，結合病史和鋇灌腸X光檢查常可診斷。若不能鑒別時，應以手術探查為宜。

2、消化道潰瘍、膽囊炎

右半結腸癌特別是肝曲結腸、橫結腸癌引起上腹不適或疼痛、發熱、糞便隱血試驗陽性、右上腹腫塊等，有時誤診為潰瘍病、膽囊炎，但結合病史以及X光檢查診斷不難。

3、結腸結核、痢疾

左半結腸或直腸癌常有粘膜血便或膿血便，大變頻或腹瀉，常誤診為結腸炎，通過一樁結腸鏡檢查和細緻的體檢鑒別診斷並不難。

4、痔

內痔的症狀為無痛性出血，可能是糞便帶血，亦可能是肛門滴血或線狀流血。直腸患者亦有便血，但就診時常有肛門直腸刺激症狀。兩者鑒別極為容易，肛門直腸鏡檢查便見分曉。

5、肛瘺

肛瘺一般先有肛旁膿腫，以局部疼痛開始，膿腫破潰後成瘺，症狀緩解，無直腸癌或結腸癌的排便習慣和糞便性質改變。

第五章

癌前病變的防治

第一節 腸息肉與腸息肉病

腸息肉（poraypps）及腸息肉病（porayosis）是一類從粘膜表面突出到腸腔內的隆起狀病變的臨床診斷。從病理上可分為：

(1)腺瘤性息肉：包括管狀、絨毛狀及管狀絨毛狀腺瘤；
(2)炎性息肉：粘膜炎性增生或血吸蟲卵性以良性淋巴性息肉；
(3)錯溝瘤性：幼年性息肉及色素沉著息肉綜合症（peuz—jeghers綜合症）；
(4)其他：化生性息肉及粘膜肥大贅生物。多發性腺瘤如數目多於一百顆稱之為腺瘤病。

一、腸息肉

腸息肉可發生在腸道的任何部位。息肉為單個或多個，大小可自直徑數毫米到數釐米，有蒂或無蒂。小腸息肉的症狀常不明顯，可表現為反復發作的腹痛和腸道出血。不少病人往往因病發腸套疊等始引起注意，或在手術中才發現。大腸息肉多見於乙狀結腸及直腸，成人大多為腺瘤，腺瘤直徑大約二公分，約半數癌變。乳頭狀腺瘤癌變的可能

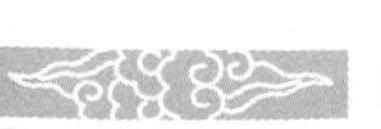

性較大。大腸息肉約半數無臨床症狀，當發生併發症時才被發現，其表現為：

(1)腸道刺激症狀，腹瀉或排便次數增多，繼發感染者可出現粘液膿血便。

(2)便血可因部位及出血量而表現不一，高位者糞便中混有血，直腸下段者糞便外附有血，出血量多者為鮮血或血塊。

(3)腸梗阻及腸套疊，以盲腸息肉多見。

炎症性息肉主要表現為原發疾病如潰瘍性結腸炎、腸結核、Crohn病及血吸蟲病等症狀，炎性息肉乃原發疾病的表現之一。

兒童息肉大多發生於十歲以下，以錯溝瘤性幼年性息肉多見，有時可脫出肛門外。

大腸息肉診斷多無困難，發生在直腸中下段的息肉，直腸指檢可觸及，發生在乙狀結腸鏡能達到範圍內者，也易確診，位於乙狀結腸上的息肉需做鋇劑灌腸氣鋇雙重對比造影，或纖維結腸鏡檢查確認。

大腸息肉的治療：有蒂者內鏡下摘除或圈套帶切除，凡直徑大於一公分可完整摘除。如有癌變則根據癌變範圍，選擇局部腸壁或腸切除手術。

二、腸息肉病

在腸道廣泛出現數目多於一百顆的息肉，並具有其特殊臨床表現，成為息肉病，應與一般息肉相區別，常見有：

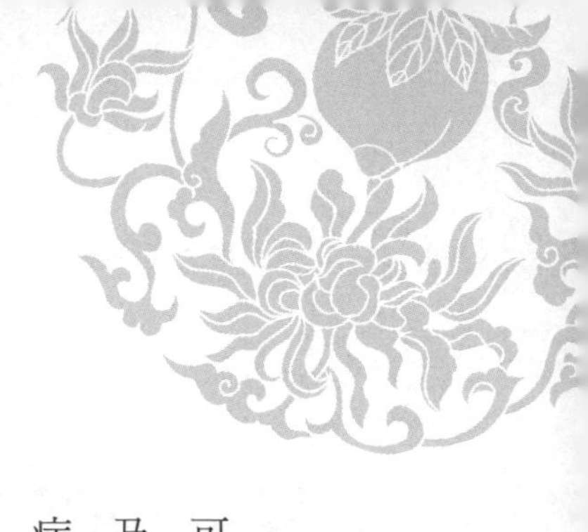

1、**色素沉著息肉綜合症**（Peutz—Jeghers綜合症）以青少年多見，常有家族史，可癌變，屬於錯溝瘤一類。多發性息肉可出現在全部消化道，以小腸為最多見。在口唇及其周圍、口腔粘膜、手掌、足趾或手指上又色素沉著，為黑斑，也可為棕墨色斑。此病由於範圍廣泛，無法手術根治，當併發腸道大出血或腸套疊時，可作部分腸道切除術。

2、**家族性腸息肉病**（familial intestinal polyposis）與遺傳因素有關，五號染色體長臂上的APC基因突變。其特點是嬰幼兒期並無息肉，常開始出現於青年時期，癌變的傾向性很大。直腸及結腸常佈滿腺瘤，極少累及小腸。乙狀結腸鏡檢查可見腸粘膜遍佈不帶蒂的小息肉。如直腸病變較輕，可作全結腸切除及末端回腸直腸吻合術；直腸內腺瘤則經直腸鏡行電凝切除或灼毀。為防止殊留直腸內腺瘤以後發生癌變，故需終身隨診。如直腸病變嚴重，應同時切除直腸，作永久性回腸末端造口術。

3、**腸息肉病合併多發性骨瘤和多發性軟組織瘤**（Gardner綜合症）也和遺傳因素有關，此病多在三〇—四〇歲出現癌變傾向明顯。治療原則與家族性腸息肉病相同；對腸道外伴發的腫瘤，其處理原則與有同樣腫瘤而無腸息肉病者相同。

幼年性息肉病及增生型息肉病，均各具有其臨床特徵。

炎性息肉以治療原發腸道疾病為主；增生性息肉症狀不明顯者，無需特殊治療。

三、直腸息肉

直腸息肉（rectal polyp）泛指自直腸粘膜突向腸腔的隆起性病變。除幼年性息肉多發生於三－十歲，其他直腸息肉多發生在四〇歲以上，年齡越高。直腸是息肉的多發部位，並常常有結腸性息肉。

病理上常將息肉分為腫瘤性息肉和非腫瘤性息肉。腫瘤性息肉可分為管狀腺瘤、絨毛狀腺瘤和混合性腺瘤，有惡變傾向。發生在直腸者以單個較多，有蒂（圖5－1－1）。非腫瘤息肉包括增生性（化生性）息肉、炎性息肉、幼年性息肉等。

臨床表現：小息肉很少引起症狀，息肉增大後最常見症狀為直腸內出血，多發生在排便後，為鮮紅血液，不與糞便相混。多為間歇性出血，且出血量較少，很少引起貧血。直腸下端的息肉可在排便時脫出肛門外，呈鮮紅血，櫻桃狀，便血自動縮回。直腸息肉併發感染時，可出現粘液膿血便。大便頻繁，裡急後重，有排便不盡感，炎性息肉主要表現原發疾病症狀。

診斷：主要靠直腸指檢和乙狀結腸鏡或纖維結腸鏡檢查。指檢時在直腸內可觸

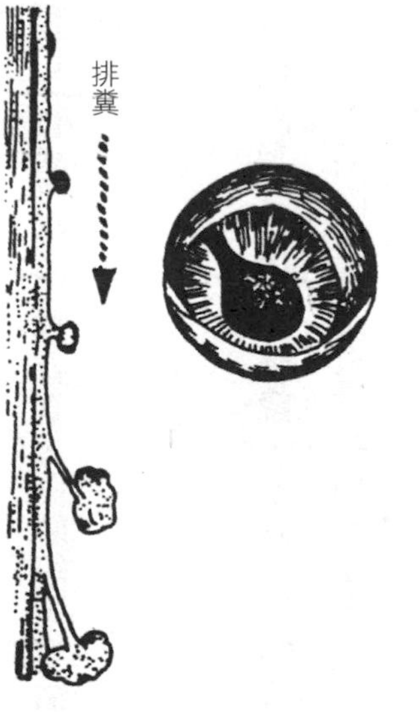

排糞

圖5–1–1　直腸癌有蒂息肉

到質軟，有或無蒂、活動、外表光滑的球形腫物。直腸、乙狀結腸鏡可直接觀察到息肉形態。因息肉經常是多發性的，見到息肉應進一步行纖維結腸鏡檢查，同時鏡下取活組織作病理檢查，以確定息肉性質，決定治療方式。

治療：

1、電灼切除：息肉位置較高，無法自肛門切除者，通過直腸鏡，乙狀結腸鏡或纖維結腸鏡顯露息肉，有蒂息肉用圈套器套住蒂部電灼切除。廣基息肉電灼不安全。

2、經肛門切除：適用於直腸下段息肉。在骶麻下進行，擴張肛門後，用組織鉗將息肉拉出，對帶蒂的良性息肉，結紮蒂部，切除息肉，應切除包括息肉四周的部分粘膜，縫合創面，若屬絨毛狀腺瘤，切線距肉眼所見腺瘤緣大於一公分。

3、肛門鏡下顯微手術切除：適用於直腸上段的腺瘤和早期直腸癌的局部切除術（圖5－1－2）。麻醉後，經肛插入顯微手術用肛門鏡，通過電視螢幕，放大手術野，鏡下切除息肉。與電灼切除相比較，優點是切除後創面可縫合，避免了術後出血，穿孔等併發症。

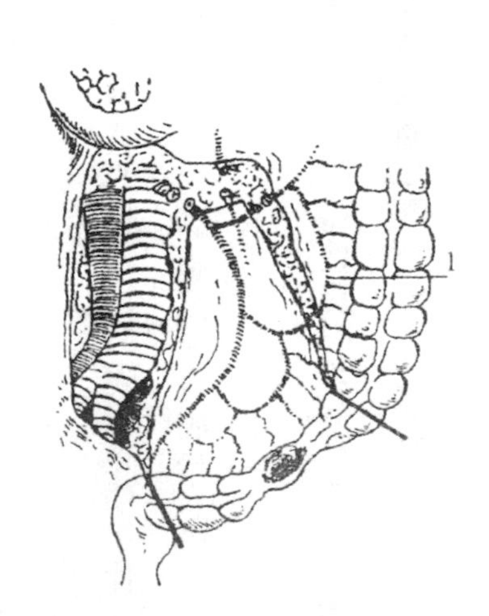

圖5–1–2　早期直腸癌局部切除術

4、**開腹手術：**選用內鏡下難以徹底切除、位置較高的癌變息肉，或直徑大於二公分的廣基息肉。開腹作局部切除時，若發現腺瘤已癌變，應按直腸癌手術原則處理。家族性息肉病遲早將發展為癌，必須接受根治性手術，應根據直腸息肉的分佈決定是否保留直腸，可行直腸切除或直腸粘膜剝離，經直腸肌鞘行回腸J形貯袋肛管吻合術等。

5、**其他：**炎性息肉以治療原發病為主；增生性息肉，症狀不明顯，不需特殊治療。

第二節 潰瘍性結腸炎

潰瘍性結腸炎（ulcerative colitif, UC）是一種病因尚不十分清楚的直腸和結腸慢性非特異性炎症疾病。病變主要限於大腸粘膜與粘膜下層。臨床表現為腹瀉、粘液膿血便、腹痛。病情輕重不等，多呈反復發作的慢性病程。本病可發生在任何年齡，多見於二〇—四〇歲，亦可見於兒童或老年。男女發病率無明顯差別。本病在中國較歐美少見，且病情一般較輕，但近年患病率似有增加，重症也常有報導。

【病理】

病變位於大腸，呈連續性彌漫性分佈。多數在直腸乙狀結腸，可擴展至降結腸、橫結腸，也可累及全結腸。

活動期粘膜呈彌漫性炎症反應。固有膜內彌漫性淋巴細胞、漿細胞、單核細胞等細胞浸潤是UC的基本病變，活動期並有大量中性粒細胞和嗜酸性粒細胞浸潤。大量中性細胞發生在固有膜、隱窩上皮（隱窩炎）、隱窩內（隱窩膿腫）及表面上皮。當隱窩膿

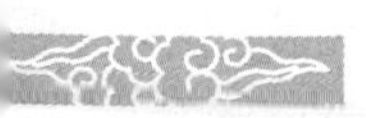

腫融合潰破，粘膜出現廣泛的小潰瘍，並可逐漸融合成大片潰瘍。肉眼觀見粘膜彌漫性充血、水腫、表面呈細顆粒狀，脆性增加，糜爛及潰瘍。由於結腸病一般限於粘膜與粘膜下層，很少深入肌層，所以病發結腸穿孔，瘺管或周圍膿腫少見。少數暴發型或重症患者病變涉及結腸全層，可發生中毒性巨結腸，腸壁重度充血，腸腔膨大，腸壁變薄，潰瘍累及肌層至漿膜層，常併發急性穿孔。

結腸炎症在反復發作的慢性過程中，粘膜不斷破壞和修復，至正常結構破壞。顯微鏡下見隱窩結構紊亂表現為腺體變形、排列紊亂、數目減少等萎縮改變，伴杯狀細胞減少和潘氏細胞化生，可形成炎性息肉。由於潰瘍癒合瘢痕形成及粘膜肌層及肌層肥厚，使結腸變形縮短、結腸袋消失，甚至腸腔縮窄。少數患者發生結腸癌變。

【臨床表現】

起病多數緩慢，少數急性起病，偶見急性暴發起病。病程呈慢性經過，多表現為發作期與緩解期交替，少數症狀持續並逐漸加重。部分患者在發作間歇期可飲食失調、勞累、精神刺激、感染等誘發或加重症狀。臨床表現與病變範圍、病型及病期等有關。

一、消化系統表現

（一）腹瀉：見於絕大多數患者。腹瀉主要與炎症導致大腸粘膜對水鈉吸收障礙以及結腸運動功能失常有關，糞便中的粘膜膿血則為炎症滲出，粘膜糜爛及潰瘍所致。粘

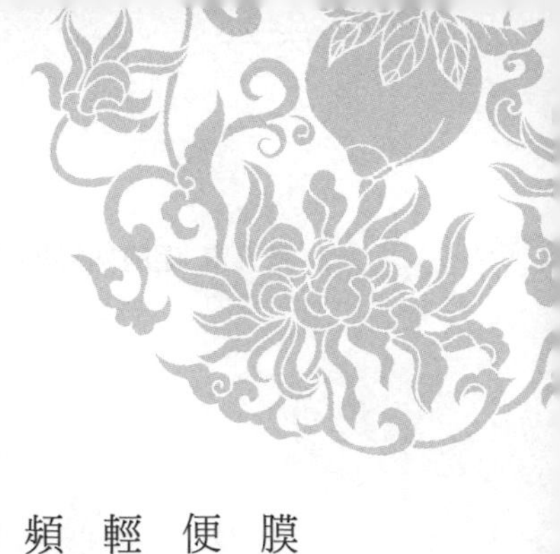

膿膿血便是本病活動期的重要表現。大便次數及便血的程度反應病情輕重。輕者每日排便二—四次便血輕或無；重者每日十次以上，膿血顯見，甚至大量便血。糞質亦與病情輕重有關，多數為糊狀，重可至稀水樣。病變限於直腸或及乙狀結腸患者，除可有便頻、便血外，偶爾僅有便秘，這是病變引起直腸排空功能障礙所致。

（二）**腹痛**：輕型患者可無腹痛或僅有腹部不適。一般訴有輕度至中毒腹痛，多為左下腹的陣痛，亦可涉及全腹。有疼痛—便意—便後緩解的規律，常有裡急後重。若併發中毒性巨結腸或炎症涉及腹痛，有持續性劇烈腹痛。

（三）**其他症狀**：可有腹脹、嚴重病例有食欲不振、噁心、嘔吐。

（四）**體徵**：輕、中型患者僅有左下腹輕壓痛，有時可觸及痙攣的降結腸或乙狀結腸。重型和暴發型患者常有明顯壓痛及鼓腸。若有腹肌緊張、反跳痛腸鳴音減弱應注意中毒性巨結腸、腸穿孔等併發症。

二、**全身表現**：一般出現在中、重型患者。中、重型患者活動期常有低度至中度發熱，高熱多顯示合併症或見於急性暴發型。重症或病情持續活動可出現衰弱、消瘦、貧血、低蛋白血壓、水與電解質平衡紊亂等表現。

三、**腸外表現**：本病可伴有多種腸外表現，包括外周關節炎、結節性紅斑、壞疽性膿皮病、鞏膜外層炎、前葡萄膜炎、口腔復發性潰瘍等，這些腸外表現在結腸炎控制或

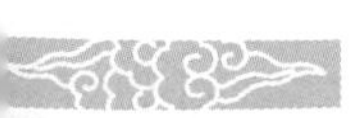

結腸切除後可以緩解或恢復；骶骼關節炎、強直性脊柱炎、原發性硬化性膽管炎及少見的澱粉樣變性、急性發熱性嗜中性皮膚病等，可與潰瘍性結腸炎共存，但與潰瘍性結腸炎本身的病情變化無關。國內報導腸外表現的發生率低於國外。

四、臨床分型：按本病的病程、程度、範圍及病期進行綜合分型。

（一）臨床類型：(1)初發型，指無既往史的首次發作；(2)慢性復發型，臨床上最多見，發作期與緩解期交替；(3)慢性持續型，症狀持續，間以症狀加重的急性發作；(4)急性暴發型，少見，急性起病，病情嚴重，全身毒血症狀明顯，可伴中毒性巨結腸，腸穿孔，敗血症等併發症。上述各型可相互轉化。

（二）病情嚴重程度：輕型：腹瀉每日四次以下，便血輕或無，無發熱。脈速，貧血無或輕，血沉正常；重型：腹瀉頻繁並有明顯粘液膿血便，有發熱，脈速等全身症狀，血沉加速、血紅蛋白下降；中型：介於輕型與重型之間。

（三）病變範圍：可分為直腸炎、直腸乙狀結腸炎、左半結腸炎（結腸脾曲以下）、廣泛性或全結腸炎（病變擴展至結腸脾曲以上或全結腸）。病變並非從直腸連續擴展而呈區域性分佈者稱區域性結腸炎，罕見。

（四）病情分期：分為活動期和緩解期。

【併發症】

一、**中毒性結腸炎**（toxic megacolon）多發生在暴發型或重症潰瘍性結腸炎患者。國外報導發生率在重症患者中約有五％。此時結腸病變廣泛而嚴重，累及肌層與腸肌神經叢，腸壁張力減退，結腸蠕動消失，腸內容物與氣體大量積聚，引起急性結腸擴張，一般以橫結腸為最嚴重。常因低鉀、鋇劑灌腸，使用抗膽鹼能藥物或鴉片類製劑而誘發。臨床表現為病情急劇惡化，毒血症明顯，有脫水與電解質平衡紊亂，出現鼓腸、腹部壓痛，腸鳴音消失。血常規白細胞計數顯著升高。X光腹部平片可多見結腸擴大，結腸袋形消失。本併發症預後很差，易引起急性的穿孔。

二、**直腸結腸癌變**：多見於廣泛性結腸炎，幼年起病而病程漫長者。國外有報導起病二〇年後和三〇年後癌變率分別為七．二％和十六．五％。

三、**其他併發症**：腸大出血在本病發生率約三％。腸穿孔多與中毒性巨腸有關。腸梗阻少見，發生率遠低於Crohn病。

【實驗室和其他檢查】

一、**血液檢查**：血紅蛋白在輕型病例多正常或輕度下降，中、重型病例有輕或中度下降，甚至重度下降。白細胞計數在活動期可有增高。血沉加快和C—反應蛋白增高是活動期的標誌。嚴重或病情持續病例血清蛋白下降。

二、**糞便檢查**：糞便常規檢查肉眼觀看常有粘液膿血，顯微鏡檢見紅細胞和膿細胞，急性發作期可見巨噬細胞。糞便病原學檢查的目的是要排除感染性結腸炎是本病診斷的一個重要步驟，需反復多次進行（至少連續三次），檢查的內容包括：(1)常規致病菌培養，排除痢疾桿菌和沙門菌等感染，根據情況選擇特殊細菌培養以排除空腸彎麴菌、艱難梭狀芽孢桿菌、耶爾森桿菌、真菌等感染；(2)採新鮮糞便，注意保濕，找溶組織阿米巴滋養體及包裹；(3)有血吸蟲疫水接觸史者做糞便集卵和孵化以排除血吸蟲病。

三、自身抗體檢測：近年研究發現，血中外周型抗中性粒細胞漿抗體（anti—neutrophil cytoplasmic antibodies, P—ANCA）和抗釀酒酵母抗體（anti—saccharomyces cererisiae anti—bodies, ASCA）分別為UC和CD相對特異性抗體，同時檢測這兩種抗體有助於UC和CD的診斷和鑒別診斷。有報導P—ANCA陽性而ASCA陰性者CA與CD鑒別的敏感性和特異性分別為四四%和九八%；ASCA陽性而P—ANCA陰性者與CD與UC鑒別的敏感性和特異性分別為五六%和九二%。

四、結腸鏡檢查：該檢查是本病診斷和鑒別診斷的重要手段之一。應作全結核及回腸末端檢查，直接觀察腸粘膜變化，取活組織檢查，並確定病變範圍。本病病變呈連續性，彌漫性分佈，絕大部分從肛端直腸開始逆行向上擴展，內鏡下所見重要改變有：(1)粘膜粗糙呈細顆粒狀，彌漫性充血，水腫，血管紋理模糊、質脆、出血、可附有膿血分泌物；(2)病變明顯處見彌漫性糜爛或多發性淺潰瘍；(3)慢性病變見假息肉及橋狀粘膜，

結腸袋往往變鈍或消失。結腸鏡下粘膜活檢組織學見彌漫性炎症細胞浸潤，活動期表現為表面糜爛、潰瘍、隱窩炎、隱窩膿腫；慢性期表現為隱窩結構紊亂，杯狀細胞減少。

五、X光鋇劑灌腸檢查：所見X光徵象主要有：(1)粘膜粗亂及顆粒樣改變；(2)多發性淺潰瘍，表現為管壁邊緣粗糙呈毛刺狀或鋸齒狀以及減小龕影，亦可有炎症性息肉而表現為多個小的圓或卵圓形充盈缺損；(3)結構袋消失，腸壁變硬，腸管縮短、變細、可呈鉛管狀。結腸鏡檢查比X光鋇劑灌腸檢查準確，有條件宜作結腸鏡全結腸檢查，檢查有困難時輔以鋇劑灌腸檢查，以免加重病情或誘發中毒性巨結腸。

【診斷和鑒別診斷】

具有持續或反復發作腹瀉和粘液膿血便、腹痛、裡急後重、伴有（或不伴）不同程度全身症狀者，在排除細菌性痢疾、阿米巴痢疾、慢性血吸蟲病、腸結核等感染性腸炎及Crohn病、缺血性腸放射性腸炎等基礎上，具有上述結腸鏡檢查重要改變中至少一項及粘膜活檢組織學所見可以診斷和本病（沒條件進行結腸鏡檢查，而X光鋇劑灌腸檢查具有上述X光徵象中至少十二項，也可以診斷本病，但不夠可靠）。如果臨床表現不典型而有典型結腸鏡檢查表現及粘膜活檢組織學所見（或典型X光鋇劑灌腸檢查表現）者也可診斷本病；有典型臨床表現或典型既往史目前結腸鏡檢查或X光鋇劑灌腸檢查無典型改變，應列為「疑診」隨訪。應強調，本病並無特異性改變，各種病均可引起類似的腸道炎症改變，故只有在認真排除各種可能有關的病因後才能作出本病診斷。一個完整的診斷應包括其臨床類型、病情嚴重程度、病變範圍、病情分期及併發症。

一、**慢性細菌性痢疾**：常有急性菌痢病史，糞便檢查可分檢出的痢疾桿菌，結腸鏡檢查時取粘液膿性分泌物培養的陽性率較高，抗菌藥物治療有效。病變主要侵犯右側結腸，也可累及左側結腸，結腸潰瘍較深，邊緣潛行，潰瘍間的粘膜層正常。糞便或結腸鏡取潰瘍滲出物檢查可找到溶組織阿米巴滋養體或包裹。抗阿米巴治療有效。

三、**血吸蟲病**：有疫水接觸史，常有肝脾腫大，糞便檢查可發現血吸蟲卵，孵化蚴陽性，直腸鏡檢查在急性期可見粘膜黃褐色顆粒，活檢粘膜壓片或組織病理檢查發現血吸蟲卵。

四、**克羅恩病**（Crohn病）：克羅恩病的腹瀉一般無肉眼血便，結腸鏡及X光檢查病變主要在回腸末段和鄰近結腸且呈非連續性，非彌漫性分佈並有其特徵改變，與潰瘍性結腸炎鑒別，一般不難。但要注意，克羅恩病有時可表現為病變單純累及結腸，此時鑒別診斷十分重要，分別要點見表五—二—一，並可參考自身抗體的檢測（見實驗室和其他檢查）。

表五—二—一 潰瘍性結腸炎與結腸克羅恩（Crohn）病的鑒別

專案	潰瘍性結腸炎	有腹瀉但膿血便少見
病變分佈	病變連續	呈節段性
直腸受累	絕大多數受累	少見
末端回腸受累	罕見	多見
腸腔狹窄	少見，中心性	多見，偏心性
瘺管形	罕見	多見
內鏡表現	潰瘍淺，粘膜彌漫性充血水腫，顆粒狀，脆性增加。	縱行潰瘍，伴周圍粘膜正常或鵝卵石樣改變。
活檢特徵	固有膜全層彌漫性炎症，隱窩膿腫、隱窩結構明顯異常，杯狀細胞減少。	裂隙狀潰瘍，上皮樣肉芽腫，粘膜下層淋巴細胞聚集，局部炎症。

五、大腸癌：多見於中年以後，經直腸指檢常可觸到腫塊，結腸鏡與X光鋇劑灌腸檢查對鑑別診斷有價值，須注意和潰瘍性結腸炎引起的結腸癌變區別。

六、腸易激綜合症：糞便有粘液但無膿血，顯微鏡檢查正常，結腸鏡檢查無器質性病變證據。

七、其他：其他感染性腸炎（如腸結核、沙門菌結腸炎、耶爾森桿菌腸炎、空腸彎麴菌腸炎、抗菌藥物相關性腸炎、真菌性腸炎等）、缺血性結腸炎、放射性腸炎、膠原性結腸炎、白塞病、結腸息肉病、結腸憩室炎等應和本病鑒別。

【治療】

治療目的是控制急性發作，維持緩解，減少復發，防治併發症。

一、一般治療：強調休息、飲食和營養。對活動期患者應有充分休息，以減少精神和體力負擔，並予流質飲食，待病情好轉後改為富營養少渣飲食。部分患者發病可能與牛乳過敏或不耐受有關，故應注意詢問有關病史並限制乳品攝入。重症或暴發型患者應入院治療，及時糾正水、電解質平衡紊亂，貧血者可輸血，低蛋白血症者血症輸入人血清蛋白。病情嚴重應禁食，並予完全胃腸外營養治療。患者的情緒對病情會有影響，可予心理治療。

腹痛、腹瀉的對症治療，要權衡利弊，使用抗膽鹼能藥物或止瀉如地芬諾酯（苯乙哌啶）或哌丁胺宜慎重，特別是大劑量，在重症患者有誘發中毒性巨結腸的危險。

抗生素治療對一般病例並無指徵。但對重症有繼發感染者，應積極抗菌治療，予廣譜抗生素，靜脈給藥合用甲硝唑對厭氧菌感染有效。

二、藥物治療

（一）氨基水揚酸製劑：柳氮磺吡啶（簡稱SASP）是治療本病的常用藥物。該藥口服後大部分到達結腸，經腸菌分解為5-氨基水揚酸（簡稱5-ASA）與磺胺吡啶，前者是主要有效成分，其滯留在結腸內與腸內與腸上皮接觸而發揮抗炎作用。其作用機制尚

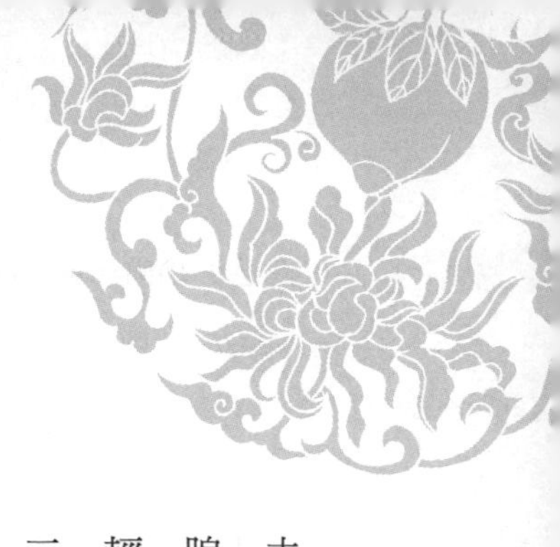

未完全清楚，可能是綜合作用，通過影響花生四烯酸代謝的一個或多個步驟，一直前列腺素合成；清除氧自由基而減輕炎症反應；抑制免疫細胞的免疫反應等。該藥適用於輕、中型患者或重型經糖皮質激素治療已有緩解者。用藥方法4g/d，分四次口服；用藥三—四周，然後改為維持量2g/d，分次口服，維持一—二年。不良反應分為兩類，一類是劑量相關的反應如噁心、嘔吐、食欲減退、頭痛、可逆性男性不育等，餐後服藥可減輕消化道反應。另一類不良反應在於過敏、有皮疹、粒細胞減少、自身免疫性溶血、再生障礙性貧血等，因此服藥期間必須定期複查血象，一旦出現此類不良反應，應改用其他藥物。直接口服5-ASA由於在小腸近端已大部分被吸收，在結腸內不能達到有效藥物濃度，近年已研製成5-ASA的特殊製劑，使能到達遠端回腸和結腸發揮藥效，這類製劑有美沙拉嗪（mesalazine），奧沙拉嗪（01-salazine）和巴柳氮（balsalazide）。5-ASA新型製劑療效與SASP相仿，優點是不良反應明顯減少，缺點是價格昂貴，因此其最適用對於SASP不能耐受者。現已有5-ASA的灌腸劑，適用於病變局限在直腸者。

（二）糖皮質激素：對急性發作期有較好療效。基本作用機制為非特異性抗炎和抑制免疫反應。適用於對氨基水揚酸製劑療效不佳的輕、中型患者，特別適用於重型活動期患者及急性暴發型患者。一般予口服潑尼松40mg/d；重症患者先予較大劑量靜脈滴注，如氫化可的松200—300mg/d或地塞米松10mg/d。七—十四天後改為口服液潑尼松

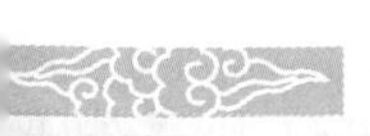

60mg/d。病情緩解後逐漸減量至停藥。注意簡要速度不要太快以防反跳，減量期間加用氨基酸揚酸製劑逐漸接替激素治療。布地奈德（budesonide）為新型糖皮質激素，主要在腸道局部其作用，故全身不良反應大大減少。

病變局限在直腸，乙狀結腸患者，可用琥珀酸細氫化可的松（不能用氫化可的松醇溶製劑）100mg，潑尼松20mg或地塞米松5mg加生理鹽水一百CC作保留灌腸，每天一次，病情好轉後改為每周二—三次，療程一—三個月。也可使用布地奈德灌腸2ml/d。

（三）**免疫抑制劑**：硫唑嘌呤或硫嘌呤可使用於對激素治療效果不佳或對激素依賴的慢性持續性病例，加用這類藥物後可逐漸減少激素用量甚至停用，使用方法及注意事項詳見本章第二節。近年國外報導，對嚴重潰瘍性結腸炎急性發作靜脈用糖皮質激素治療無效的病例，應用環孢素（cyclosporine）4mg/（kg.d）靜脈滴注大部分患者可取得暫時緩解而避免急症手術。

三、**手術治療**：緊急手術指徵為：併發大出血、腸穿孔重型患者特別是合併中毒性巨結腸經積極內科治療無效且伴嚴重毒血症狀者。擇期手術指標為：（1）併發結腸癌變；（2）慢性持續型病例內科治療效果不理想而嚴重影響生活品質，或雖然用糖皮質激素可控制病情但糖皮質激素不良反應太大不能耐受者。一般採用全結腸切除加回腸造瘻術。為避免回腸造瘻缺點，近年採用回腸肛門小袋吻合術，既切除全結腸及剝離直腸粘膜和粘

膜下層，又保留了肛門排便功能，大大改善了患者的術後生活品質。

本病活動期治療方案的選擇主要根據病情嚴重程度和病變部位、結合治療反應來決定。緩解期主要以氨基水揚酸製劑作維持治療，維持治療的療程未統一，但一般認為至少要維持一—二年。

【預後】

本病一般呈慢性過程，大部分患者反復發作，輕型及長期緩解者預後較好。急性暴發型，有病發作及今年超過六〇歲者預後不良，但近年由於治療水準提高，病死率已明顯下降。慢性持續活動或反復發作頻繁，預後較差，但如能合理選擇手術治療，亦可望恢復。病程漫長者癌變危險性增加，應注意隨訪。

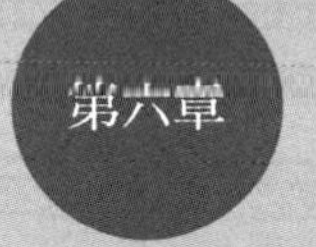

第六章

大腸癌的治療法則

第一節 外科治療原則

一、外科治療大腸癌的歷史回顧

目前應用於大腸癌治療的三大手段—外科手術、放射治療、化學治療中，以外科手術治療歷史最長、最有效。如果從法國Pillore醫生（一七七六）施行首例盲腸造口術以緩解一例直腸癌所致的完全性腸梗阻開始，至今已有近二三〇年歷史，此期間經歷了許多挫折和探索，一七一四年義大利Morgagni醫生提出經肛門挖除直腸癌的設想。一八二六年法國Lisfranc醫生第一次挖除低位直腸癌成功，但未發表，其學生Pinaanlt報導師生共做三九例，方法是經肛門強行挖除低位直腸癌。由於當時麻醉與無菌條件限制，術後肛門失禁、嚴重感染，高復發率和死亡率可想而知。一八三五年德國Kraske醫生將尾骨和部分骶骨切除，擴大手術野，直腸顯露範圍增大，切除直腸癌後，斷端可吻合，若不能吻合則在骶部建立一個無控制的人工肛門。Kraske手術在歐洲和北美風行廿五年，終因吻合口漏，骶部化膿感染，高復發率和死亡率（二〇％）而被摒棄。一八八四年Czemy報告第一例經腹會陰直腸癌切除，但是病者死於手術。英國St. mark醫院的

W. Ernest Miles於一九〇七年一月七日成功地實施了第一例根治性腹會陰聯合直腸癌切除術。一九〇八年發表了驚世論文，開創了直腸癌手術治療的新時代，他的成功在於對直腸解剖和淋巴引流進行認真精細的研究。他的論文強調比術式必須作腹部腸造口，在造口以下盆腔內的結直腸上行擴散轉移區域之內必須整塊完整切除；主動脈分叉處所有淋巴結必須清除乾淨；髂總動脈分叉以下的結腸系膜連同其兩側至少寬一英寸的腹膜必須完整切除；會陰部分切除要盡可能寬，以便有效地切除側方和下方的播散帶。當時他報告十二例，手術死亡率高達四二%，難為其他症者接受，但是他認為隨著技術進步和經驗積累，這種手術會相對安全的。果然，一九二三年Miles報告六十五例，手術死亡率為九・五%，復發率為二九・五%，表明經腹會陰聯合直腸癌切除術有可能治癒直腸癌。自此以後，此術式稱為「Miles手術」，成為直腸癌特別是低位直腸癌手術治療的「金標準」，後來英國總結一九三八—一九七一年二〇三〇例直腸癌Miles手術後五年生存率為五四・一四%，手術死亡率為五・六%。由於永久性肛門給病人帶來諸多不便，一九三八年Dixon創立前切除後，一九四五年Alexander Brunshwing創立盆腔多臟器一併整塊切除（全盆清掃）。以後術式還有不斷改進，如直腸癌切除乙狀結腸肛管吻合（Parks手術），保留植物神經的直腸癌擴大切除術、結腸貯存袋肛管吻合術等，直到近兩年來盛行吻合器或雙吻合器應用和Heald宣導的全職腸系膜切除後，使得直腸癌手術療效進一步提高的同時又能保存肛門功能，減少排尿和性功能損害，特別是全直腸

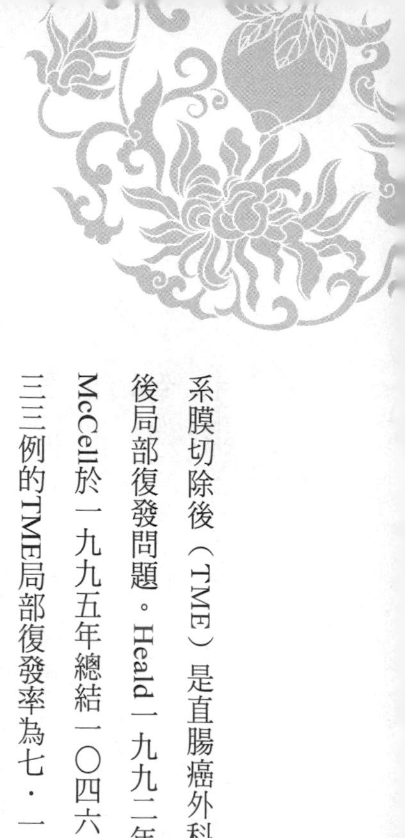

系膜切除後（TME）是直腸癌外科治療的第二個里程碑，它著重克服過去直腸癌手術後局部復發問題。Heald一九九二年報告一五二例直腸癌TME局部復發率僅二・六%。McCell於一九九五年總結一〇四六五例直腸癌手術後局部復發為十八・五%，其中一〇三三例的TME局部復發率為七・一%。

結腸癌手術雖然不如直腸癌複雜，但也經歷漫長的探索。一八二三年Reybard首次切除乙狀結腸癌並吻合成功，一八八三年Mayal報告右半結腸分期切除成功，一九〇四年Friedrich將右半切除標準化。直到二〇世紀抗生素問世，結腸切除和工期吻合才被普遍使用。實際上，許多地方直到二〇世紀五〇年代才開展沒有結腸造口的乙狀結腸切除術的嘗試，Ault（一九五八）首先提出左半結腸廣泛切除加淋巴結清掃。結腸癌臨床上另一個突出問題是誤診或漏診，直到二〇世紀六〇年代誤診率或漏診率還相當高。Ulin和Ehvlich（一九六二）報告結直腸癌一〇〇五例其中併發梗阻二二七例，住院死亡率一七%。到七〇年代，紐約Glenn和McSheery（一九七一）報告結腸癌一八一五例，併發腸梗阻二一〇例，住院死亡率十五・二%，有梗阻者術後五年生存率僅十九・五%。美國麻省總醫院（一九七四）報導一五六六例結腸癌併發腸梗阻一二四例，術後五年生存率為二八%，住院死亡率為十五%。但隨像學檢查和內視鏡檢查的發明和水準提高，結腸癌的誤診或漏診率大大下降，其術後生存率明顯高於直腸癌。

從上述的大腸癌外科治療歷史的回顧，可以體會到外科治療的目的從減狀（造口）

挽救生命到力圖去除局部病灶（挖除術），繼而希望廣泛切除病灶和區域淋巴結達到根治目的（Miles手術），進一步力求根治癌症又能保留肛門功能（Dixon手術等），還要提高病者生活品質，減少排尿和性功能損害（TME加植物神經保留的術式）。隨著人類社會進步、科學技術的發展以及對大腸癌生物學特點的深入認識、人們對外科手術治療大腸癌的要求有所更新和提高，所以醫生必須更好地把握外科治療的原則。

二、外科治療的基本原則

（一）明確診斷

大腸癌治療中所採用的各種根治術對機體的破壞性很大，例如Miles手術使病人做永久性人工肛門；全噴清掃手術使病人喪失全部排便排尿和性功能，所以術前必須明確診斷。沒有正確就不可能有正確的治療。診斷應包括病理診斷和臨床診斷（含分期）。

1、病理診斷

外科手術前應作活檢明確病理性質以免誤診，否則給病人帶來嚴重後果。有些病例在術前難以取得病理診斷，應在術中組織作冰凍切片檢查。同樣是大腸癌性腫瘤，由於分類不同，生物行為也不同，採取術式顯然有所區別。例如，大腸淋巴瘤的手術不像腺瘤那樣要求作徹底的淋巴清掃；結直腸間質瘤雖屬惡性也僅要求完全切除不必清掃淋巴結。可見，病理診斷對大腸腫瘤外科治療的實施是至關重要的前提。

2、臨床診斷和分期

臨床診斷和分期對外科治療的實施也是十分重要的。病理診斷往往局限於所取組織的部位，臨床診斷則包含原發部位和繼發部位以及分期，所以更能反應病人具體情況，有助於外科手術的取捨和決定手術範圍。例如病理診斷結腸或直腸癌，並不能表示病人必須行根治性手術，臨床醫生將全身檢查情況綜合分析，如果病人已有廣泛的肝、肺轉移，鎖上淋巴結或盆底接種，則不應考慮結腸或直腸癌根治手術，必要時僅能作姑息性切除或減狀手術。目前常用的分期方法是Dukes分期法，但也應逐步適應國際抗癌聯盟（UCC）的TNM國際分期法，施治前按臨床分期（TNM）制定手術方案，術中醫生可根據外科分期（sTNM）作相應修改治療計畫；術後的臨床病理分期（pTNM）為術後輔助治療及預後估計的重要依據。

（二）明確外科治療作用，制定綜合治療方案

跟其他惡性腫瘤一樣，首次治療是否正確，直接影響治療效果和預後。如果將一個可以根治性切除的進展期直腸癌進行局部切除，其術野腫瘤播散及局部復發將會使病人失去治癒機會；如果對一個全身情況較差又有多器官轉移的晚期直腸癌施行全盤清掃，不僅不會治癒病人，反而會增加病人的痛苦，甚至導致更快死亡。所以外科醫生必須明確外科手術在腫瘤治療中的作用，為病人制定合理的綜合治療方案，不能單靠手上的「一把刀」，要充分認識人體的防禦機能、癌瘤的生物學特性以及各種治療方法的作用

與地位。制定治療方案最重要的依據是腫瘤的病理類型、分化程度、臨床分期和病人的體質情況，要考慮病人的依從性和實施的可能性。另一方面，在制定綜合治療方案時，絕不能降低手術的品質，外科手術治療作用毋容置疑，不可為其他治療配合就可以隨意縮小手術範圍。一般原則：早期癌瘤施行根治性切除，術後不必強調放化療，進展期癌瘤施行根治術或擴大根治術，術後根據具體情況輔以化療或放化療；局部晚期癌瘤，顧及局部難以徹底切除，可以考慮新輔助治療，術前給予放化療（直腸癌）或化療（結腸癌），待腫瘤縮小後再行手術，術後再作輔助治療，已有廣泛轉移或局部擴散的晚期癌瘤則根據具體情況施以姑息性手術或減狀手術，術後再予以治療、化療或其他治療。

（三）全面考慮、選擇合理的術式

決定治療方案後，要根據病人具體情況，全面考慮選擇適當的手術方案，例如中下段直腸癌的手術，該保留肛門還是作Miles手術？選擇手術方式時應根據腫瘤生物學特性（癌或肉瘤？分化好或差？），患者年齡，全身情況和伴隨疾病（如心腦血管疾患、糖尿病等）而定。此外，選擇術式時還應考慮到術者的手術技巧和經驗、麻醉和手術室設備，如果條件確實未具備，不要勉強施行大手術，必要時送上級醫院治療。

（四）防止醫源性播散

大腸癌手術除了要遵循一般外科的無菌操作，術野暴露充分、避免損傷需保留正常組織等原則外，尚要有嚴格的無瘤觀念。由於癌瘤細胞可因手術操作而脫落播散，引起

術後轉移或復發，所以施行外科手術時必須注意下列幾點，儘量避免醫源性播散。

（1）全面探索由遠及近，動作輕柔。上腹部腫瘤應先探查盆底，然後逐步向上部探查，最後才探查腫瘤；下腹部腫瘤探查部位則相反。其他部位腫瘤亦如此，先探查遠處，最後才探查腫瘤。這樣可儘量避免將腫瘤細胞帶至其他部位，探索動作必須輕柔，切忌大力擠壓，以免癌栓脫落播散。探查要特別注意腹水、腹膜結節、系膜根部和腹動脈旁淋巴結、肝臟和卵巢。

（2）不接觸隔離技術（no－touch isolation technique）。對已有破潰的體表腫瘤或以侵犯漿膜表面的內臟腫瘤，應先用紗布覆蓋、包裹，避免腫瘤細胞脫落、種植。腸道腫瘤在手術時應將腫瘤遠近兩端的腸管用布帶結紮並在瘤段腸腔內注入抗癌藥物（如5—FU），以期減少腫瘤的播散和提高治療效果。

（3）先結紮阻斷腫瘤部位輸出靜脈，可減少術中癌細胞進入循環的可能性，減少血道轉移。

（4）儘量銳性分離，少用鈍性分離，以期減少積壓腫瘤，減少腫瘤播散的機會。

（5）先清掃遠處淋巴結，然後清掃鄰近淋巴結，亦即先從遠處開始解剖，堵住癌細胞從淋巴道或血道播散。徹底清掃區域淋巴結是手術成功的關鍵，一般都要清除淋巴結。清掃的淋巴結數目不應少於十二個。

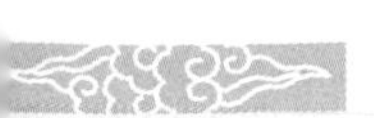

（6）施行根治性手術時要遵循連續整塊切除（en－blocdissction）的原則，禁忌將腫瘤和淋巴結分塊切除。

結腸癌的手術治療

一、結腸癌的切除範圍

結腸癌根治術的原則是癌腫的整塊切除與所屬淋巴結包括邊緣淋巴結、中間淋巴結和主淋巴結。結腸癌根治術應徹底清除這三組淋巴結，行根了（R_3）清掃術。

（一）邊緣淋巴結（又稱腸旁淋巴結）的清掃

結腸的邊緣淋巴結包括腸壁內淋巴結和結腸旁淋巴結。壁內淋巴結在結腸壁上，結旁淋巴結沼結腸邊緣動脈已排列。大量研究證明，結腸癌的邊緣淋巴結大部分在距腫瘤邊緣五公分以內，一般不超過十公分。因而只有準確切除距癌腫邊緣各十公分以上的兩側腸管，即可達到根治切除的要求。

（二）中間淋巴結的清掃

結腸的中間淋巴結共有五組，均沿結腸的各主幹血管排列，分別為回結腸淋巴結、右結腸淋巴結、中結腸淋巴結、左結腸淋巴結。研究證明，結腸癌腫一般都位於兩支主

幹血管之間，其向中樞的淋巴引流也基本沿這兩支主幹血管發生。雖然有個別情況可超過附近位於主幹血管向更遠一支主幹血管引流，但極少發生。因而一般只要徹底清除癌腫所在部位兩側的兩支主幹血質淋巴結可達到根治的要求。

（三）主淋巴結（又稱中央淋巴結）的清掃

結腸的主淋巴結為各主幹血管根部淋巴結，在右半結腸為回結腸動脈根部淋巴結、右結腸動脈根部淋巴結和中結腸動脈根部淋巴結，在左半結腸為腸系膜下淋巴結。結腸癌根治術的原則是除早期癌外，一般都應常規徹底清除主淋巴結，行根了式清掃術。在右半結腸，要在腸系膜上動脈發生各主幹血管水準，於根部切斷各主幹血管，清除主淋巴結。在左半結腸，要在腹主動脈發生腸系膜下動脈水準，於根部切斷血管清除之淋巴結（圖6－1－1）。

（四）其他有關淋巴結的清掃

一些部位的結腸癌除了沿結腸的三組淋巴結自外周向中心轉移外，同時還向側方其他有關淋巴結途徑發生轉移。手術時應注意可疑時予以擴大清掃。如肝曲癌可有胃網膜右淋巴結和幽門下淋巴結的轉移，脾曲可有胃網膜左淋巴結和脾門淋巴結的轉移，橫結腸癌有胃大彎淋巴結、幽門

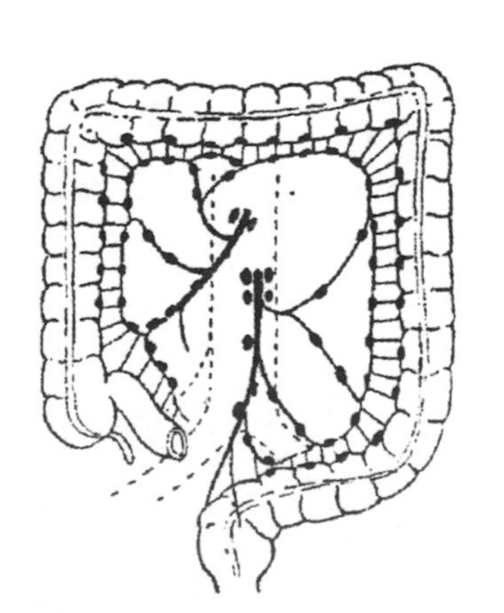

圖 6–1–1　結腸的淋巴結

淋巴結的轉移，還可有腸系膜上的動脈根部淋巴結的轉移，乙狀結腸癌可有腹主動脈旁淋巴結的轉移。

不同部位的結腸癌的切除清掃範圍如圖 6–1–2至圖 6–1–9 所示。

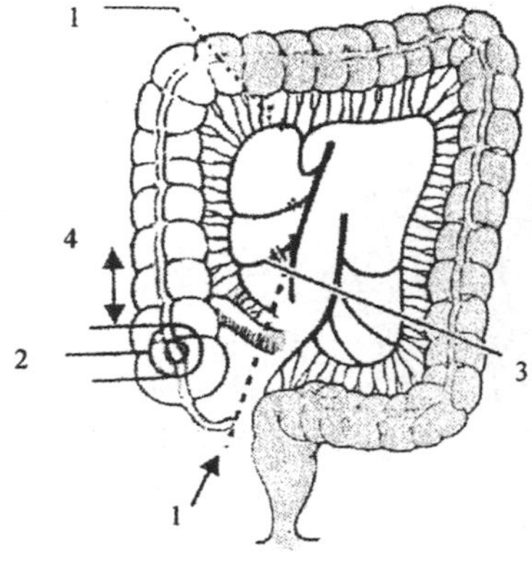

圖 6–1–2　盲腸癌的切除範圍

1.切除線 2.腫瘤 3.回結腸動脈
4.10cm以上

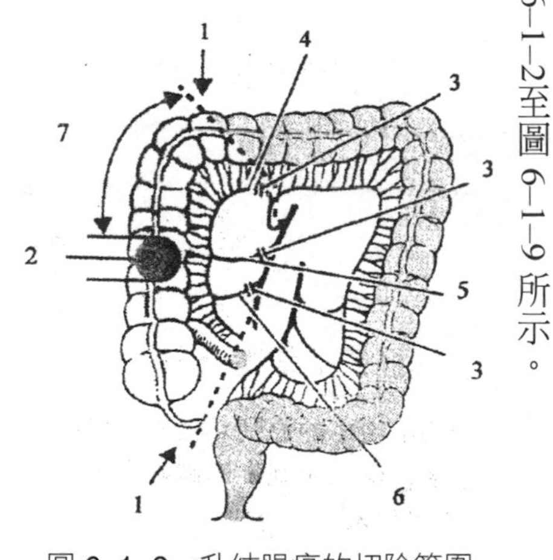

圖 6–1–3　升結腸癌的切除範圍

1.切除線 2.腫瘤 3.根部切斷
4.結腸中動脈右支 5.右結腸動脈
6.回結腸動脈 7.10cm以上

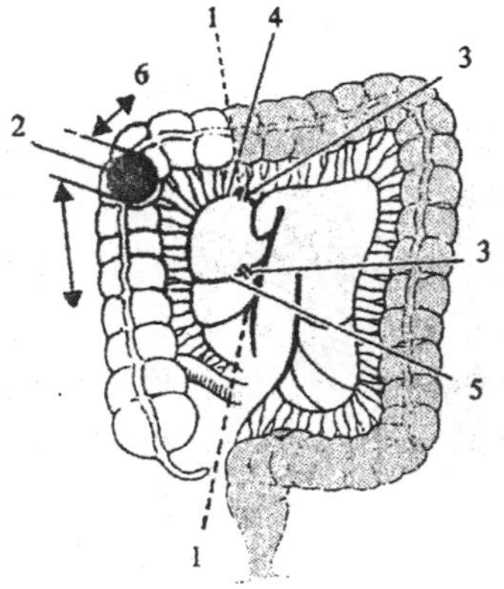

圖 6–1–4　結腸肝曲癌的切除範圍

1.切除線 2.腫瘤 3.根部切斷
4.結腸中動脈右支 5.右結腸動脈
6.10cm以上

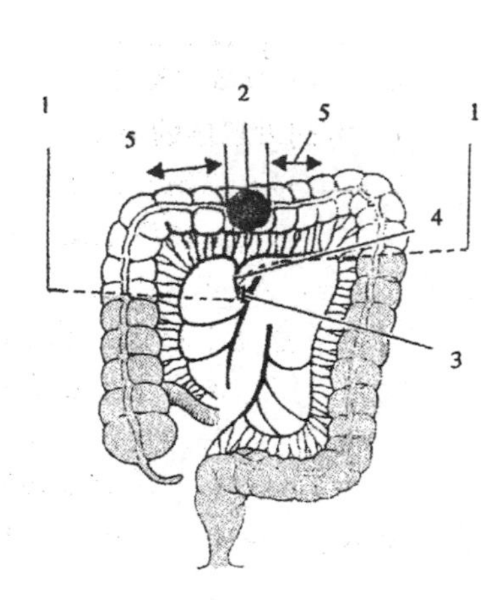

圖 6–1–5　橫結腸癌的切除範圍

1.切除線 2.腫瘤 3.根部切斷
4.結腸中動脈 5.10cm以上

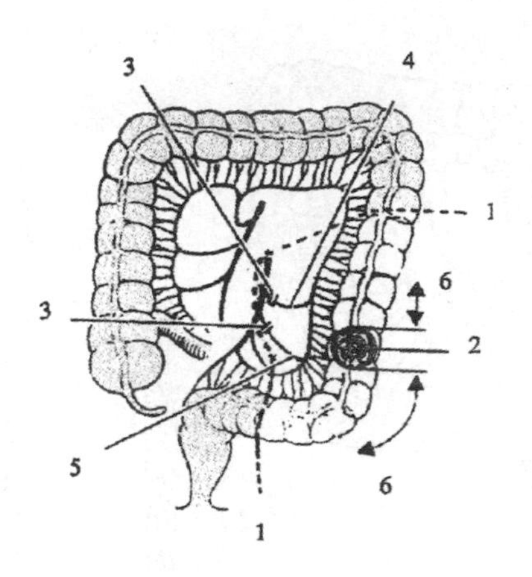

圖 6–1–8　乙狀結腸上部癌的切除範圍

1.切除線 2.腫瘤 3.根部切斷
4.左結腸動脈 5.乙狀結腸動脈
6..10cm以上

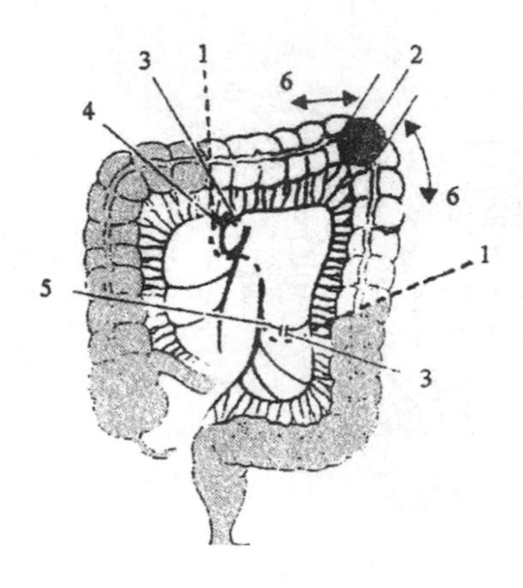

圖 6–1–6　結腸脾曲癌的切除範圍

1.切除線 2.腫瘤 3.根部切斷
4.結腸中動脈右支 5.左結腸動脈
6..10cm以上

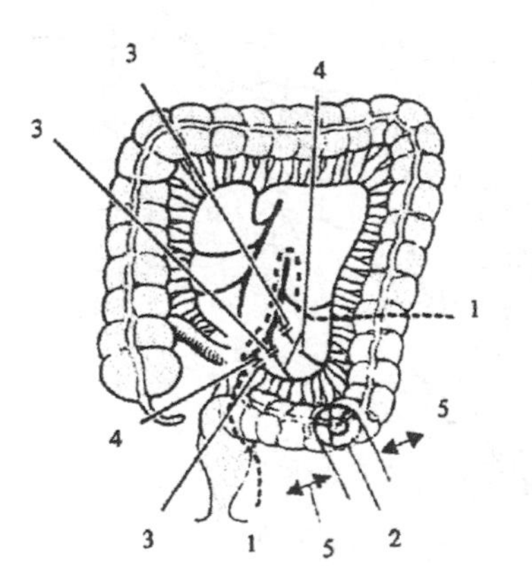

圖 6–1–9　乙狀結腸下部癌的切除範圍

1.切除線 2.腫瘤 3.根部切斷
4.乙狀結腸動脈 5.10cm以上

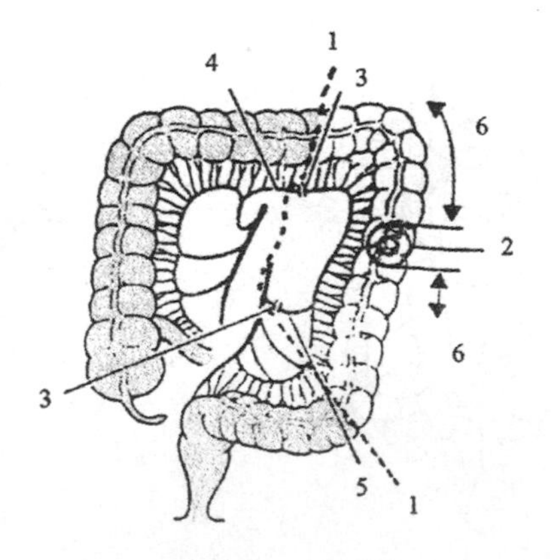

圖 6–1–7　升結腸癌的切除範圍

1.切除線 2.腫瘤 3.根部切斷
4.邊緣動脈弓 5.左結腸動脈
6..10cm以上

二、根治性右半結腸切除術

（一）適應證

盲腸癌、非結腸癌、結腸肝曲癌。

（二）手術要點

根治性右半結腸切除術的要點有二：一是Told 筋膜和胰頭十二指腸前筋膜的完整切除；二是腸系膜上靜脈外科於（surgical trunk）的解剖與顯露。

1、Told 筋膜與胰頭十二指腸前筋膜

Told 筋膜與胰頭十二指腸前筋膜都是胚胎時右側結腸系膜後葉形成的融合筋膜。在通行的解剖書上一般都將右側結腸說成是沒有系膜的，供應右側結腸的主幹血管都是行於「腹膜後」。但實際上，在胚胎時期右側結腸是有系膜的，即成矢狀位的中腸的貝系膜。供應右側結腸的主幹血管及與之伴行的淋巴結都包於系膜的兩葉之間。胚胎發育過程中，中腸發生旋轉，由矢狀位轉為額狀位，後部腸壁埋入腹後壁。於是，右側結腸後壁的漿膜及系膜的後葉與胚胎時的腹後壁腹膜相融合，形成Told 筋膜，埋於深方，而右側結腸的步壁及其系膜的前葉側於腹腔內露出，臨床上習慣將此右側結腸系膜的前葉稱為「後腹膜」。此外，在右側結腸系膜的上部，其後葉不是與腹後壁相融合，而是與胰頭及十二指腸筋膜前葉相融合，形成胰頭十二指腸前筋膜，其下與Told 筋膜相

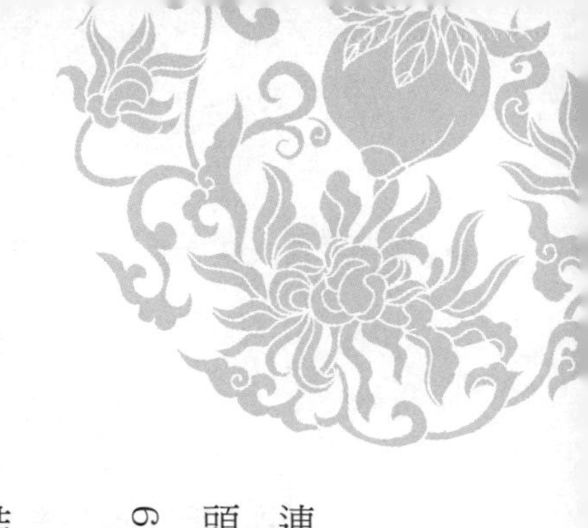

連，向上與橫結腸系膜相連。由此可見，Told筋膜與胰頭十二指腸前筋膜構成了右側結膜系膜的後葉。（圖6－1－10）。

整塊切除是癌根治性手術的基本原則。由於右側結腸的主血管及與之伴行的淋巴結都走行於右側結腸系膜的兩葉之間，因此右側結腸癌的淋巴清掃應將右側結腸、右側結腸系膜的前葉（所謂「後腹膜」）、右側結腸系膜的後葉（即Told 筋膜和胰頭十二指腸前筋膜）連同包在系膜兩葉之間的主幹血管與淋巴結一起整塊切除，使癌組織不與留下的健康組織發生接觸。一般通行的右半結腸切除術沒有強調Told 筋膜和胰頭十二指腸前筋膜的存在，而只是簡單地切開「後腹膜」（右側結腸系膜前葉），切斷主幹血管後葉及粘附於其上的轉移淋巴組織的殘留，造成淋巴清掃不徹底而發生術後局部復發。

2、腸系膜上靜脈外科幹的充分顯露

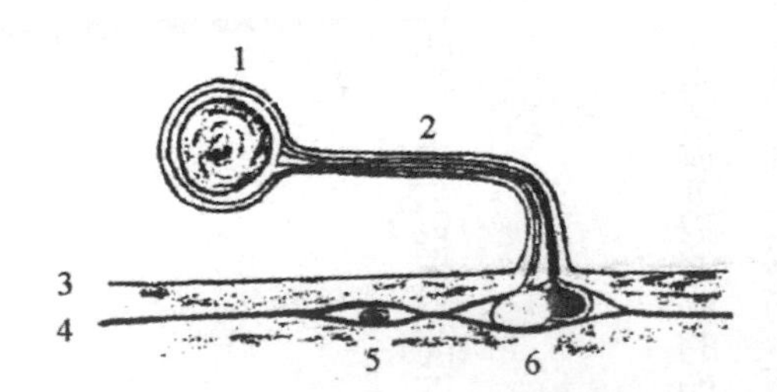

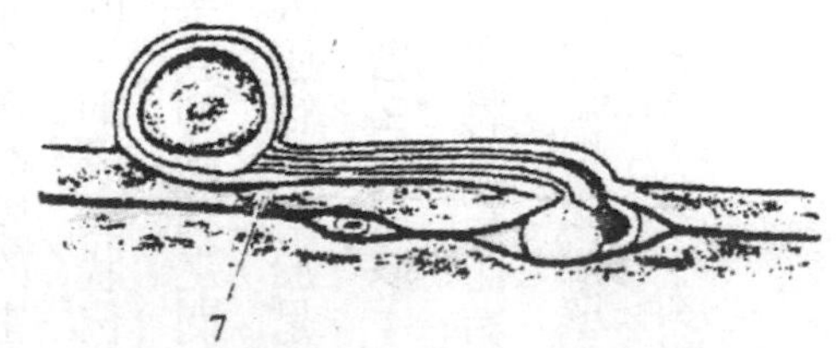

圖 6–1–10　Toldt 筋膜的形成

1. 腸管　2. 背系膜　3. 腹後壁腹膜　4. 腹膜下筋膜
5. 輸尿管　6. 腹主動脈下腔靜脈　7. Told筋膜

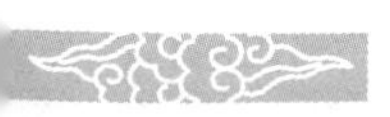

腸系膜上靜脈外科幹指從回結腸靜脈幹匯入點之間的腸系膜上靜脈。胃結腸靜脈由胃網膜右靜脈、胰十二指腸下靜脈、右結腸靜脈、結腸中靜脈等合流而成，變異較多。外科幹長約一・四－八・五公分，平均三・八公分。其右側有回結腸靜脈、右結腸靜脈、胃結腸靜脈幹等匯入，其左側為腸系膜上動脈。腸系膜上動脈發生的回結腸動脈、右結腸動脈、結腸中動脈等一般多從外科幹的前方橫過行向右側。右半結腸癌主淋巴結的清掃需掃除回結腸動脈根部淋巴結、右結腸動脈根部淋巴結，為了能在直視下準確地找到各主幹動脈根部，就必須充分顯露出腸系膜上靜脈外科幹，在其右側切斷主幹靜脈根部，再在其左側於腸系膜上動脈發出分支水準切斷各主動脈根部，清除主淋巴結。目前中國通行的手術並不能解剖外科幹，這樣就清除不到主淋巴結，只能在腸系膜上靜脈的右側切斷主幹動脈，只能是根二式切除而達不到根三式切除的要求。（圖6－1－11）。

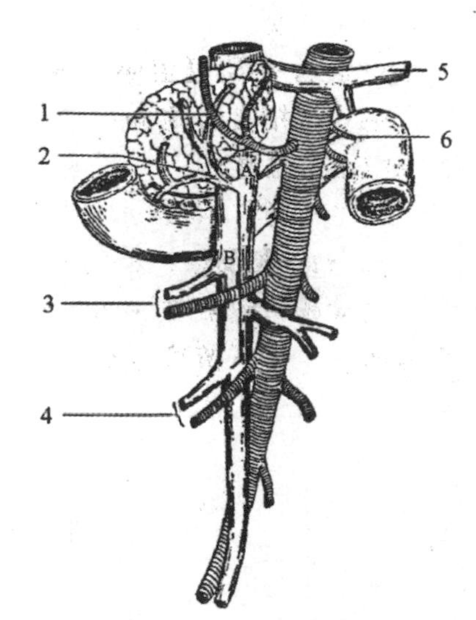

圖 6–1–11　腸系膜上靜脈外科幹

1. 結腸中動脈 2. 胃結腸靜脈幹 3. 右結腸動靜脈
4. 回結腸動靜脈 5. 脾靜脈 6. 第一小腸動脈
A.腸系膜上靜脈根部 B.腸系膜上靜脈外科幹

（三）切除範圍

（1）切除盲腸、非結腸、右三分之一 橫結腸和 十——十五公分末端回腸。

（2）在根部切斷回結腸動靜脈、右結腸動靜脈，在根部切斷結腸中動脈右支和胃結腸靜脈幹結腸支，完整切除相應的系膜內的血管與淋巴組織。

（3）切除與橫結腸相連的相應的大網膜。

（四）手術步驟

1、切開腹壁

又經腹直肌切口，上達肋弓下一——二公分處，必要時可與肋弓平行再向上切開數釐米，以利於結腸肝曲的遊離和橫結腸的處理，下達髂前上水準稍下方。

2、探索腹腔

探查有無腹水，有無腹膜轉移結節。有時大網膜與癌腫有粘連，應將該部大網膜直至其血管根部行楔形切除。探查肝臟有無轉移結節，盆腔有無轉移結節，全部結腸有無其他腫物。

將橫結腸拉向上方，將全部小腸推向左側，以大鹽水紗墊隔開，充分顯露出右側結腸系膜。仔細觀察癌腫所在部位、大小，是否已侵犯漿膜以及向周圍浸潤的情況，再仔細檢查右側結腸系膜內三組淋巴結轉移的情況。

3、切開側腹壁腹膜

距癌腫外側數釐米切開側腹壁腹膜。向下繞過盲腸下方，沿小腸系膜下方向下切開達右髂總動脈處，向上達右膈結腸韌帶下方。

4、剝離右 Tolat 筋膜

用紗布墊蓋住癌腫以防止細胞播散。提起升結腸和盲腸，向外向內完整剝離右 Tolat 筋膜，升結腸後壁完全遊離。右 Tolat 筋膜為微白色模樣組織，容易辨認。升結腸完全遊離後，距癌腫上下五公分各以紗布條結紮腸管，要連同邊緣血管弓及覆蓋癌腫的紗布墊一起結紮，再以絲線結紮帶之間的主幹血管，以防術中脫落癌細胞進入血道。

繼續向內剝離右 Tolat 筋膜，此時透過腹膜下筋膜可看到深方的髂腰肌，右輸尿管和右精索血管，向內遊離達輸尿管內測數釐米，向上遊離達十二指腸水準部前方，向下遊離至顯露出右髂總動脈（圖 6－1－12）。

5、切斷回腸

距匯盲部十——十五公分首先切斷結紮邊緣動脈弓，然後切斷回腸。

6、顯露腸系膜上靜脈外科幹

將右側結腸系膜展平，自回腸切斷處向回結腸動脈根部方向仔細切開右側結腸系膜前葉（即所謂「後腹膜」向上直至顯出腸系膜上靜脈外科幹下部）。

此時透過尚未切開的右側結腸系膜前葉，可以看到回結腸血管、右結腸血管的大致走向，首先仔細找到回結腸靜脈進入腸系膜幹靜脈的流入點，繼而向上切開右側結腸系膜前葉，顯露出外科幹的全長。仔細分開纖薄的靜脈鞘，即可清楚地顯出回結腸靜脈、右結腸靜脈的流入點，向上一直遊離至顯出胃結脈幹的流入點。

7、切斷各主幹血管根部

清除主淋巴結於外科幹右側仔細切斷、結紮回結腸靜脈、右結腸靜脈根部，再沿胃結腸靜脈找到其結腸支，於結腸支根部切斷、結紮。

腸系膜上動脈位於腸系膜上靜脈的右後方，周圍包繞許多強韌的神經叢纖維，因而清楚地解剖系膜上動脈是困難的，也是不必要的，一般在腸系膜上靜脈外科幹的左側切斷。結紮回結腸動脈和右結腸動脈、即可達到清除主淋巴結的要求（圖6－1－13）。

圖 6–1–12　剝離右Toldt筋膜

1.髂腰肌　2.精索動靜脈
3.輸尿管　4.右Toldt筋膜

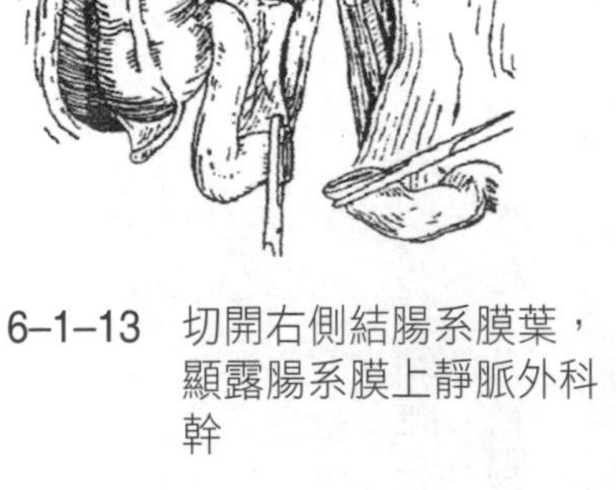

圖 6–1–13　切開右側結腸系膜葉，顯露腸系膜上靜脈外科幹

8、切開右結腸系膜後葉顯露十二指腸胰頭

沿右結腸系膜前葉的切開線切斷右結腸系膜後葉（右Toldt 筋膜），繼續沿外科幹右緣向上切開達十二指腸水準部。在此處右Toldt 筋膜移行為胰頭十二指腸前筋膜。繼續向上切開右結腸系膜後葉（胰頭十二指腸前筋膜），達外科幹上緣右側，即可充分顯露出十二指腸水準部的胰頭（圖6－1－14）。

9、切斷結腸中動脈右支

於腸系膜上靜脈左後方找到腸系膜下緣水準可找到腸系膜上動脈，向上於胰腺下緣水準可找到結腸中動脈根部，提起橫結腸系膜，沿結腸中動脈走行即可找到其左支，於右支根部切斷、結紮。（圖6－1－14，切開結腸系膜後葉、顯露十二指腸水準部與胰頭，圖6－1－15剝離胰頭十二指腸前筋膜）。

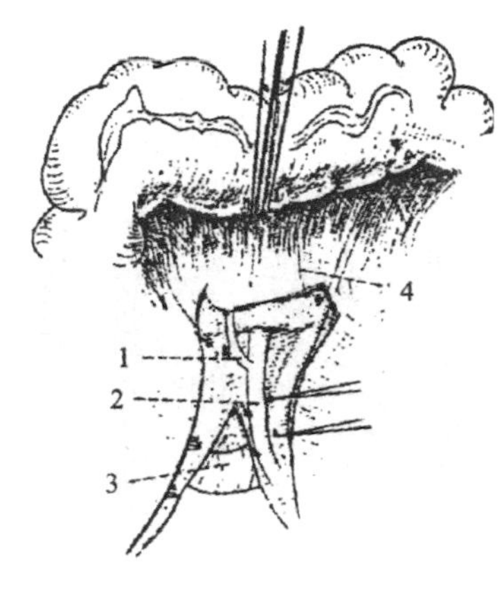

圖6–1–14　切開結腸系膜後葉、顯露十二指腸水準部與胰頭

1.胃結腸靜脈　2.腸系膜上靜脈外科幹
3.十二指腸水平部與胰頭
4.結腸中動脈右支

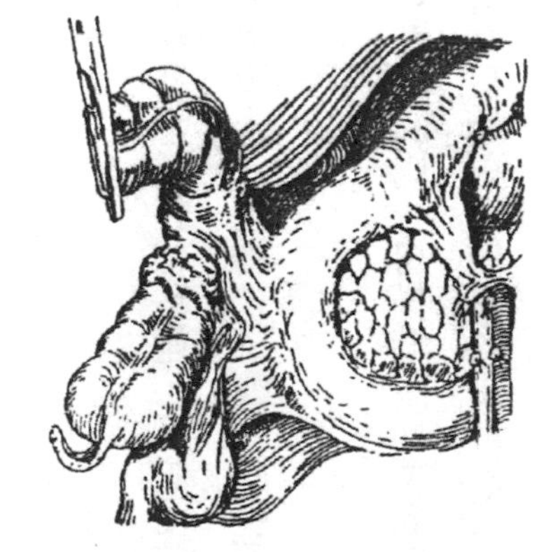

圖6–1–15　剝離胰頭十二指腸前筋膜

10、切斷橫結膜

切斷橫結膜前需先切斷大網膜。由於大網膜右側與橫結腸系膜相粘連，可先從較遊離的胃結腸韌帶處打開，自內向處一次切斷大網膜及大網膜十二指腸、膽囊、腹壁等處的粘連，使橫結腸遊離。

於橫結腸右三分之一處先切斷邊緣動脈弓，然後切斷橫結腸。自橫結腸切斷處向胃結腸靜脈幹結腸支切斷處方向切斷橫結腸系膜，仔細結紮系膜兩葉之間的血管分支。

11、剝離胰頭十二指腸前筋膜

將已切斷的橫結腸及系膜輕輕向外牽拉，由內向處自胰頭前方剝離胰頭十二指腸前筋膜，向外越過十二指腸降部，即可將胰頭十二指腸前筋膜完整剝除（圖6－1－15）。繼續向外切斷肝結腸韌帶和右膈結腸韌帶，遊離結腸肝曲，即可將右半結腸完整切除。

12、回橫結腸吻合

一般行端端吻合。若回腸與橫結腸口徑相差過多，可斜行多切除一些回腸對系膜側的腸壁以擴大腸腔。問合法多採用Albert — lembert 兩層吻合，內層全層間斷縫合，外層將肌層間斷內翻縫合。

吻合前距腸管端數鼇米夾腸鉗以防腸內容瀉出，以紗布墊將吻合部位與周圍隔開。

開放腸腔後，要拭淨腸腔內容物，以碘伏或〇．一％洗必泰溶液消毒腸腔。吻合完成後以木制與食指檢查吻合口是否通暢，有無狹窄。

最後仔細縫閉小腸系膜和橫結腸系膜之間的缺損。閉合腸系膜上靜脈前方的腹膜。

13、放置引流，關腹

由於腹後壁進行了廣泛的剝離，為防治術後淋巴液的貯留，應於腹後壁放置矽膠引流管，自右下腹引出。將小腸無扭曲地重新排列於腹腔。逐層縫合腹壁切口。

（五）注意事項

1、要注意結腸後壁癌腫浸潤的深度，以決定腹後壁筋膜切除的範圍。

腹後壁的層次由淺至深依次為：（1）腹後壁腹膜形成的融合筋膜（Toldt 筋膜）。（2）腹膜下筋膜。其包繞腎臟處分為腎筋膜前葉和腎筋膜後葉。（3）腰肌筋膜。筋膜對阻止癌腫擴散起著重要的屏障作用。因此，根據整塊切除的原則，當一層筋膜被癌侵犯時，應將其深面的一層筋膜也切除，以包住癌組織使之不留下與健康組織發生接觸。當結腸癌腫未侵及Toldt 筋膜時，完整掀起Toldt 筋膜並予以切除即可達到整塊切除的要求。但若癌腫已侵出Toldt 筋膜，則需切除該部的腹膜下筋膜（常與腰肌筋膜融合）。若為肝曲癌，則需切除腎筋膜前葉，露出腎脂肪囊。

2、要注意癌腫周圍臟器的合併切除

根據整塊切除的原則，當結腸癌腫浸潤至周圍臟器時，應行該臟器的合併切除。如果只是將癌腫從該臟器上剝離下來，勢必發生癌組織的殘留而造成術後局部復發。因此，右側結腸癌浸潤至小腸時，應合併切除該段小腸，並清除其所屬淋巴結。浸潤之輸尿管時，應行該輸尿管的合併切除，然後結紮其遠側斷端，而將其近側斷端與對側輸尿管行端側吻合。浸潤十二指腸壁時，應楔形切除被浸潤的十二指腸壁，然後提上段空腸與缺損處相吻合，如缺損不大也可兩層縫合關閉缺損處。癌腫浸潤至胰頭部固有筋膜時，需行合併的胰十二指腸的切除術。由於癌腫於周圍的粘連有時為炎性而非癌性，因為決定行合併切除前，應先做粘連組織的冰凍病理切片，證實為癌性浸潤時，再行合併切除。

3、要注意剝離的層次

手術過程中要注意剝離的層次，避免損傷。在遊離Toldt筋膜時，注意不要剝離過深。如果把深一層的較菲薄的腹膜下筋膜也遊離起來，由於腹膜下筋膜包繞著輸尿管，這樣向內層遊離時會把輸尿管也遊離至前方，容易造成損傷。所以要注意保持在腹膜下筋膜前方進行剝離。在遊離胰頭十二指腸前筋膜時也要注意保持正確的層次，以免剝離過深損傷胰腺固有筋膜。結腸肝曲和十二指腸降部之間反隔一層胰頭十二指腸前筋膜，因而剝離時要注意沿筋膜層次進行，以免撕破十二指腸。在解剖腸系膜上靜脈外科幹時應仔細剪開菲薄的靜脈鞘，這樣就容易清楚的顯出各主幹靜脈分支，操作簡單省時，並可避免出血。

4、要注意右半結腸血管的變異

右側結腸血管變異的情況較多。若右結腸動脈與結腸中動脈共幹時，應從共幹的根部切斷。右結腸中動脈右支有多個分支時，應從最接近根部的一支切斷。

三、橫結腸癌根治術

（一）適應證

橫結腸癌

（二）切除範圍

要切除橫結腸及肝曲與脾曲。要切除橫結腸系膜及胰十二指腸前筋膜，於根部切斷結腸中動脈。要切除全部大網膜，切除胃網膜血管，清除幽門下淋巴結。

（三）手術步驟

橫結腸癌根治術的要點是肝曲和脾曲的遊離、大網膜的切除和結腸中動脈根部的離斷。

1、腹壁切口

一般採用上腹正中切口繞臍左向下延長。也可採用兩肋弓下橫切口，便於肝曲和脾曲的遊離。

2、遊離肝曲和脾曲

首先切斷兩側膈結腸韌帶。膈結腸韌帶為大網膜向左、右的延長部，與肝、脾也有癒合。一般可自右、左結腸旁溝切開後腹膜，掀起左右Toldt筋膜，然後再切斷膈結腸韌帶以及與腹壁、肝、脾的連接，在後腹腔擴大剝離，充分遊離肝曲與脾曲。

3、切除大網膜

將橫結腸拉向下方，自左右膈結腸韌帶切面向內切除大網膜，要連同胃網膜左、右血管一起切除。大網膜右側常與橫結腸系膜粘連，組織較肥厚，應仔細切除。沿胰腺下緣仔細切開橫結腸系膜根部前葉，顯露出結腸中動靜脈。（圖6－1－16）

4、根部切斷結腸中動靜脈

沿結腸中動靜脈向上找到腸系膜上動靜脈根部切開血管前面的外膜，先找到腸系膜

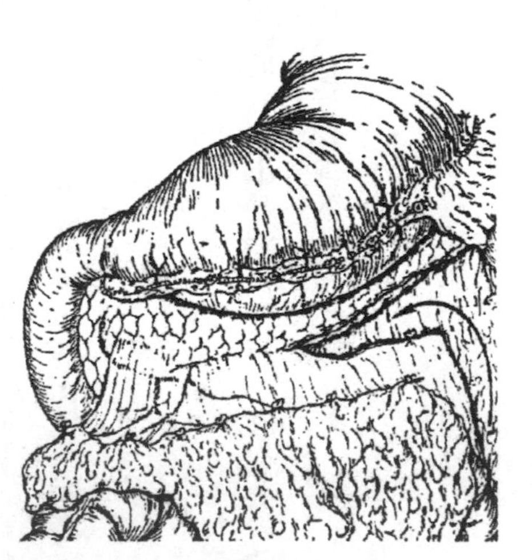

圖 6–1–16　切斷橫結腸繫膜根部

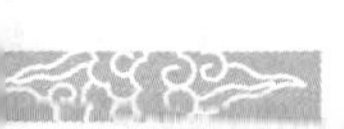

上靜脈，再在其左方找到腸系膜上動脈。將橫結腸牽向上方，於腸系膜前後葉的切口連通，顯出腸系膜血管根部的全長。再將橫結腸拉向下方，以拉鉤將胰腺下緣拉向上方，沿結腸中動脈向上確切找到其根部，予以切斷結紮，清除主淋巴結。結腸中靜脈有時有數支，應分別仔細予以切斷結紮。若結腸中靜脈流入胃結腸靜脈幹，應從胃結靜脈幹根部切斷，在此部分應注意腸系膜上動脈之間隔有一定的距離。（圖6－1－17）

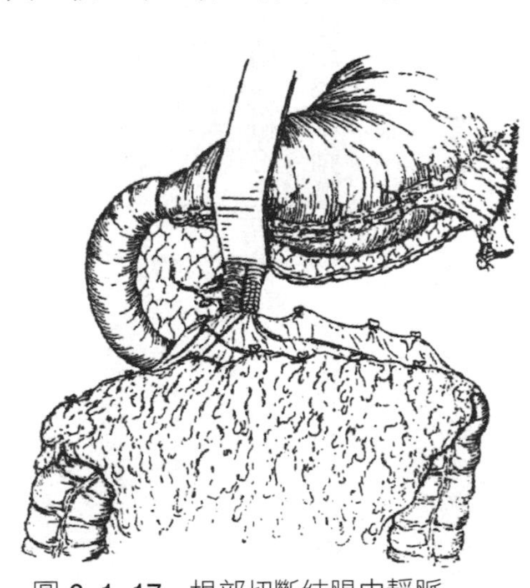
圖 6–1–17　根部切斷結腸中靜脈

5、切除橫結腸

距癌腫兩側十公分以上切斷邊緣動脈弓，向結腸中動靜脈根部扇性切除橫結腸系膜。於相應部位切斷橫結腸，移去標本。行升結腸端吻合腸道。由於結腸肝曲和脾曲已做了充分遊離，因而吻合不會有困難。

（四）注意事項

1、結腸脾曲高而深，周圍筋膜關係複雜，是結腸遊離中最困難的部位。要注意充

分顯露，切口要夠大，要先斷脾結腸韌帶，再斷膈結腸韌帶，動作要輕柔，層次要清楚，避免損傷脾臟引起大出血。

2、切斷橫結腸系膜根部時注意不要損傷胰腺、十二指腸和十二指腔空腸曲。

3、注意結腸中幼靜脈的變異。若存在副結腸中動靜脈，也要仔細從根部切斷結紮。

4、結腸肝曲和脾曲遊離要充分，以保證吻合沒有張力。吻合後管壁系膜缺損時，注意不要使十二指腸扭曲而造成術後通過障礙。

四、根治性左半結腸切除術

（一）適應證

結腸脾曲癌降結腸癌，乙狀結腸上部癌。

（二）切除範圍

(1)要切除橫結腸左三分之一，結腸脾曲，降結腸和乙狀結腸的上二分之一。

(2)要清除腸系膜下動脈根部淋巴結，要切除結腸中動脈左支、左結腸動脈和第一支乙狀結腸動脈。

(3)完整切除左Toldt筋膜，上二分之一的乙狀結腸系膜，左三分之一的大網膜和左三分之一的橫結腸系膜。

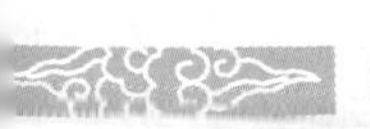

（三）手術要點

根治性左半結腸切除術的要點是結腸脾曲的遊離，左Toldt筋膜的完整切除和腸系膜下動脈根部淋巴結的清掃。與右半結腸一樣，左側結腸膜的後葉由於胚胎時後腸可旋轉也與膜後壁腹膜相融合，形成左Toldt筋膜。因此左半結腸切除時也要注意左Toldt筋膜的完整剝離，掀起注意解剖的層次。左半結腸的主淋巴結是腸系膜下動脈根部淋巴結，因此左側結腸癌的淋巴清掃應清除到腸系膜下動脈的根部。一般來說，由於腸壁內有豐富的交通支接受來自直腸中動脈直腸下動脈、中動脈、外側動脈等處來的血流因而供血是有保障的。但有時為了確保供血對於老年人，尤其是有動脈硬化、糖尿病者，也可保留腸系膜下動脈，但仔細剝除其周圍的脂肪淋巴組織，直達左結腸動脈根部，於左結腸動脈根部切斷也可達到清除淋巴結的要求。

（四）手術步驟

1、腹壁切口

左旁正中切口或下腹乙中切口繞臍左向上。由於脾曲位置較高，為處理脾曲方便，應適當向上延長切口。

2、遊離腹後壁

沿降結腸外後方切開左結腸旁溝後腹膜，向下達乙狀結腸系膜基部，向上達脾曲。

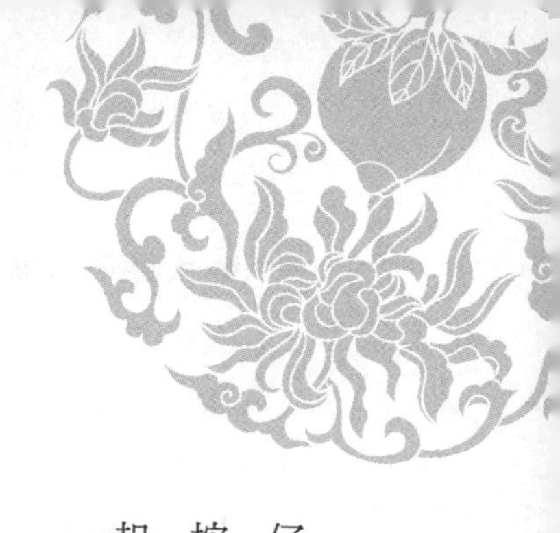

仔細切斷脾結腸韌帶、使脾曲遊離。向內按正確層次剝離左Toldt筋膜，使之完整掀起，達腹主動脈左側。（圖6－1－18）

3、遊離切斷橫結腸

沿脾曲的切開線繼續向內切除左三分之一的大網膜，於胰腺下緣切除左三分之一的橫結腸系膜，於根部切斷結腸中動脈左支，於左三分之一處切斷橫結腸。向下繼續切開橫結腸系膜的後葉，切開線繞過十二指腸空腸曲的處側行向下方。

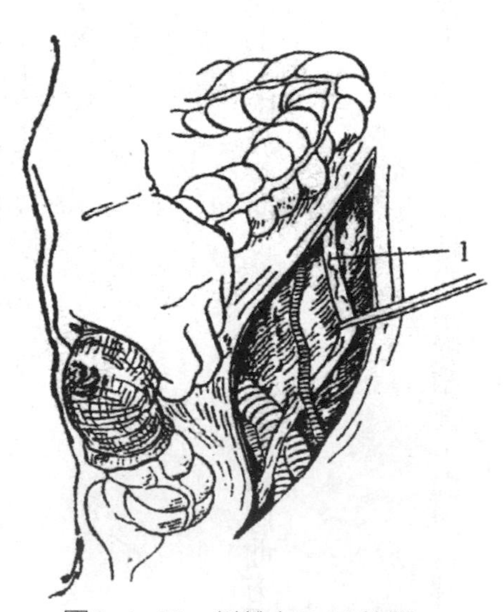

圖6–1–18　剝離左Toldt筋膜
1.輸尿管

4、清除腸系膜下動脈根部淋巴結

沿左結腸旁溝後腹膜的切口向下切開乙狀結腸系膜的左外葉，向內遊離達乙狀結腸陷凹內側，注意保護左輸尿管。沿腹主動脈前方切開乙狀結腸系膜右內葉，向上與橫結腸系膜後葉的切開線會合，於腹主動脈前方切開腹膜下筋膜，顯露出腹主動脈，向上剝離即可於十二指腸水準部下方平面找到腸系膜下動脈根部。於根部切斷，結紮，清除主淋巴結。再向左在同一平面找到腸系膜下靜脈，也予以切斷、結紮。

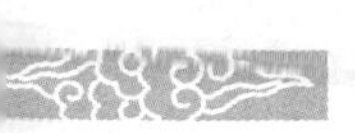

(1)要切除癌腫及癌腫兩側十公分以上的腸管。

(2)要清除腸系膜下動脈根部淋巴結，全部乙狀結腸淋巴結，部分直腸上淋巴結和左結腸動脈降支淋巴結，並切除相應的乙狀結腸系膜。

(三)手術要點

乙狀結腸癌根治術的要點是乙狀結腸系膜的遊離和腸系膜下動脈根部淋巴結的清掃。腸系膜下動脈從根部切斷後，左半結腸可通過邊緣動脈弓和Riolan動脈弓雙重的側支吻合，從腸系膜上動脈得到供血，血運一般是不會有問題的。但為了確保吻合口供血良好，在吻合前仍仔細檢查兩側腸管的血運。對老年人，有動脈硬化及糖尿病者，可採用自腹主動脈發出處開始剝除腸系膜下動脈周圍的脂肪淋巴組織向下達左結腸動脈分支處的方法，清除腸系膜下動脈根淋巴結，而在左結脈分支以下切斷系膜下動脈。

(四)手術步驟

1、切口

一般取左旁正中切口，上達臍上，下達恥骨聯合上方。

2、遊離乙狀結腸系膜

為了充分顯露左半結腸系膜，應將小腸全部推向右側。

3、切除左半結腸，重建腸道

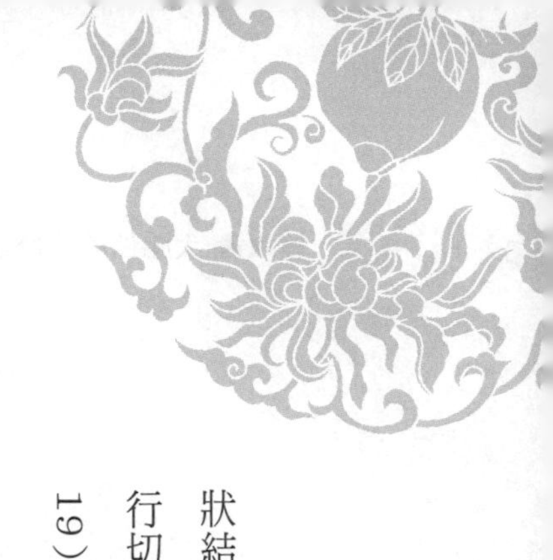

於乙狀結腸近側二分之一處切斷。沿乙狀結腸切斷處向腸系膜下動脈根部切斷處斜行切斷乙狀結腸系膜，移去標本（圖6－1－19）。然後行橫結腸乙狀結腸端吻合。

（五）注意事項

（1）遊離左Toldt筋膜時，要注意剝離層次，過淺則切除不完整不符合整塊切除要求，且容易損傷系膜內血管造成出血；過深則將左腎筋膜前葉也剝除，容易損傷做輸尿管和左精索（卵巢）血管。

（2）遊離脾曲時，注意避免損傷脾、胰尾和左腎。遊離橫結腸系膜時，注意避免損傷胰腺和十二指腸空腸曲。

（3）行橫結腸乙狀結腸吻合時，要注意沒有張力，若結腸的長度足夠，可在十二指腸空腸曲的外方吻合，但要注意保證十二指腸空腸曲的小腸不發生扭曲。若結腸的長度不夠，可在小腸系膜的適當血管部位切開，將橫結腸經此口拉至左下方與乙狀結腸吻合。

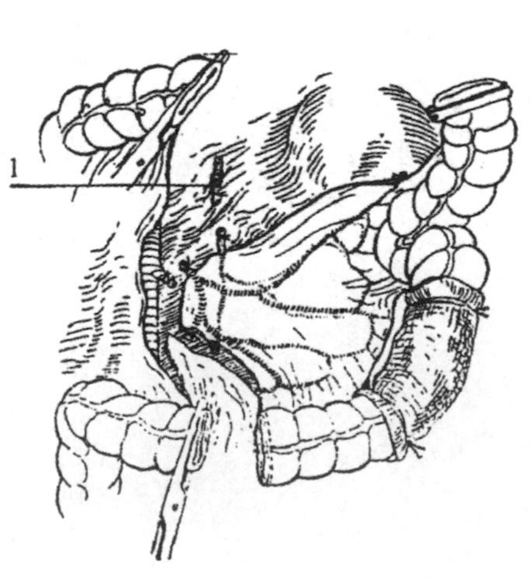

圖6–1–19　整塊切除左半結腸
1.腸系膜下靜脈

五、乙狀結腸癌根治術

（一）適應證

乙狀結腸癌

（二）切除範圍

大鹽水紗墊覆蓋。沿乙狀結腸系膜左葉與腹後壁腹膜融合形成的白線處切開乙狀結腸系膜左葉，向上連續切開將結腸旁的側腹壁腹膜達作骼窩上方，向下沿乙狀結腸系膜垂直根左緣切開進入小骨盆腔，達骶骨前方。將乙狀結腸牽向右方，自外向內遊離乙狀結腸系膜斜根達乙狀結腸陷凹，於陷凹左側仔細找到左輸尿管與做精索血管並加以保護。繼續向內遊離達腹主動脈左側，顯露出左骼總動脈。

（三）根部切斷腸系膜下動脈

沿腹主動脈前方切開乙狀結腸系膜右葉，向上達十二指腸水準部下方。將乙狀結腸系膜左右葉的切口打通，提起乙狀結腸系膜的垂直根，於腹主動脈前方切開腹膜下筋膜，顯露出腹主動脈壁。向上遊離，達腸系膜下動脈根部，於此處切斷結紮腸系膜下動脈。向下切除腸系膜下靜脈與左結腸動脈交叉處。

（四）切除乙狀結腸及乙狀結腸系膜

距癌腫兩側十公分以下切除乙狀結腸。近側斷端一般在降結腸與乙狀結腸交界處，遠側斷端一般在骶骨山甲水準。沿乙狀結腸兩斷端與腸系膜下動脈根部切斷處之間扇形

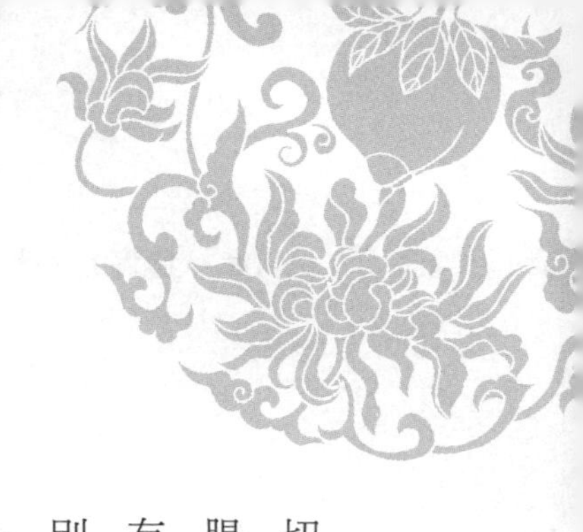

切除乙狀結腸系膜。在骶骨山甲水準乙狀結腸直腸交界處系膜變得寬廣，脂肪組織也變厚，其內有直腸上動脈，一般在此處分為左右兩支，應分別予以結紮（圖6－1－20）。

（五）吻合腸管

移去標本後，行降結腸直腸對端吻合，為保證吻合沒有張力，降結腸要充分遊離，必要時需遊離結腸脾曲。

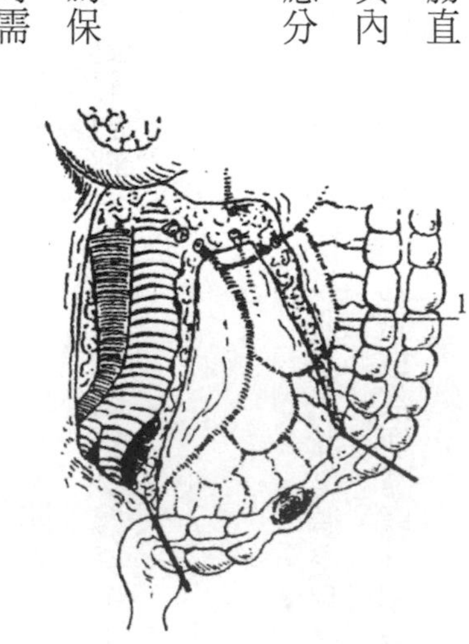

圖6–1–20　乙狀結腸癌

（六）注意事項

1.注意癌腫的整塊切除，當癌腫侵犯卵巢時，應行卵巢合併切除。侵犯左側輸尿管時，應接觸該段輸尿管，遠端結紮，近端與右輸尿管行端側吻合。侵犯小腸時，應行該段小腸及其系膜的合併切除。

2.左側輸尿管周圍的脂肪組織較厚，不如右側輸尿管好辨認，應在乙狀結腸陷凹左側仔細尋找左側輸尿管並加以保護，避免損傷。

3.乙狀結腸系膜內有明顯的淋巴結轉移時，應行腸系膜下動脈根部周圍腹主動脈旁淋巴結的清掃。

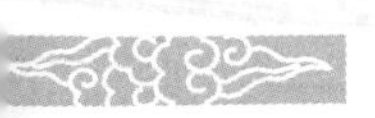

4.癌腫兩側腸管應在無牽拉情況下保證足夠切除十公分以上，尤其是癌腫遠側腸管。不能為了溫和的方便而減少腸管切除的長度。

5.腰交感神經的左支腸系膜下動脈的背側行向腹主動脈左側，切斷腸系膜下動脈根部時注意避免損傷其主幹，僅仔細切斷其行向腸系膜下動脈的細小分支，以避免術後的性功能障礙。

6.要注意乙狀結腸動脈的變異，有些乙狀結腸動脈是從結腸動脈發出分支的，因而在切除乙狀結腸系膜時要注意這些乙狀結腸動脈的根部從其左結腸動脈分出分支處切斷，徹底清除淋巴結。

六、結腸癌手術治療的效果

由於結腸位於較寬闊的腹腔外周，比較遊離，而周圍又都有特別複雜與重要的組織器官，相對比較容易剝離，因而結腸癌的手術切除率很高，可高達九三・六％，很少有不能切除的情況。

由於結腸癌是局限性生長的腫瘤，其組織類型又多為分化較高的高、中分化腺癌，因而其手術治療的效果也是良好的。其根治術後的五年生存率在大的醫療單位可達七五・五％—八四・二％。其中Dukes A期者可達八八・九％—九五・二％，其中Dukes B期者可達七四・八％—八三・八％。Dukes C期者可達六〇・六％—七三・四％。其治

療失敗原因主要是血行轉移，尤其是肝轉移，結腸各部位癌的根治術後五年生存率差別不大。

大腸癌的微創手術

一、直腸腔內微創手術（transanal endoscopic microsurgery，TEM）

微創一直是外科學追求的一種醫學理念，微創技術在外科診斷中的應用是現代醫學不斷進步的結果，也是重視病人生活品質與功能康復的需要。

直腸癌是消化道常見的惡性腫瘤。直腸全系膜切除技術已使局部復發率和併發症的發生率降低，術前放療和術後化療的選擇性應用亦可降低局部復發率和提高生存率。隨著手術技巧的提高，吻合器的使用，特別是腹腔鏡技術的應用，使相當一部分低位直腸癌病人得以保留肛門，經典的前切除和腹會陰聯合切除一直是直腸癌根治術的金標準，但是前切除和腹會陰聯合切除均對盆部造成重創，高的併發症發生率和死亡率在所難免，這些併發症包括陽痛、射精無力、膀胱功能障礙和輸尿管損傷等。另外，接受腹會陰聯合切除的病人因永久性人工肛門帶來嚴重的護理問題和心理問題，生活品質大大降低。

根治手術高的死亡率和併發症發病率為局部切除手術提供了發展的平臺。對於組織

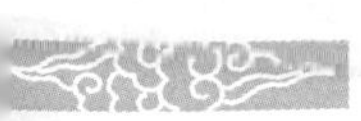

分化良好的早期直腸癌，局部切除已經獲得認可。一九八四年，德國Buess等首次報導經肛門在直腸鏡下進行直腸腫瘤的局部切除，即直腸腔內微創手術（TEM）。TEM是一種在鏡內下完成切開，止血，結紮和縫合的微創手術。它與其他內鏡和腔內的不同有：(1)可視圖像是從先進的體視光學雙目鏡獲得的，視野的清晰度大大改善；(2)設備是特別的器械插入和操作是在平行平面上進行，有別於腹腔鏡手術；(3)TEM能治療傳統器械所不能及的較高部位和腺瘤和經選擇的癌。研究已表明，TEM治療直腸良性腫瘤和早期癌準備、安全、有效，具有良好的微創和美容效果。

手術適應證與禁忌證

1、適應證

應用TEM治療直腸癌，應嚴格選擇病人。選擇的標準：(1)T_1期直腸癌；(2)組織分化良好；(3)腫瘤直徑小於三公分；(4)癌灶侵犯腸管周徑少於四〇%；(5)沒有區域淋巴結轉移和遠處轉移。TEM只能對腹膜外直腸的早期癌進行局部層切除，直腸前側癌灶距離齒狀線應在八公分以內，直腸後側癌灶距離齒狀應在十公分以內，否則會破入腹腔引起CO_2逸漏而無法進行充氣。

對於T_2期的老年人，不能耐受根治手術切除者；或T_3、T_4期的癌腫，可行局部姑息性切除。

另外。TEM可通過粘膜下解剖切除直腸息肉，保留其固有肌層，故能切除距離齒狀線廿五公分以內的所有直腸息肉。

2、禁忌證

重度衰竭、嚴重心肺等臟器功能不全者，腸道急性炎症，可能發生穿孔者，有難以糾正的嚴重凝血功能障礙者，妊娠期患者，均不宜作TEM。

T_2期或T_2期以上的直腸癌，適合根治手術者，不應選擇TEM。

（二）治療原則

切除的標本常規送病理檢查，標本每4mm厚進行連續切片，明確腫瘤浸潤的深度、邊緣有無癌細胞、淋巴和血管有無受侵及腫瘤的分化程度等。治療原則：(1)組織分化良好的T_1期，切緣無癌者，僅行TEM，但術後三—六月應複查；(2)組織分化良好的T_2期，切緣無癌者，術後行局部放療和5—FU化療，並嚴格定期複查；(3)切緣有癌或組織分化低的T_1和T_2期，以及T_3和T_4期，除非有手術禁忌症，否則僅行根治手術；(4)術後腫瘤局部復發，應進行根治術來補救。

（三）術前準備

1、術前評估

認真的術前評估和嚴格的病例選擇，是TEM成功的關鍵。術前應進行全面的臨床及影像學檢查，明確腫瘤浸潤的深度，有無區域淋巴結轉移和遠處轉移，並對腫瘤在技術上的可切除性進行評估。

直腸指診簡單而重要，可查出腫瘤的大小、範圍、活動度、與周圍組織的關係，判斷腫瘤浸潤的深度，臨床判斷的準確度達四四％—八三％，而且隨著經驗的積累而提高。活動度好的腫塊，一般局限在粘膜或粘膜下層；活動度稍差、尚可推動的腫塊多已浸潤到肌層但未突破肌層；固定的腫塊，則表明以侵犯腸外脂肪或鄰近結構，不適合做TEM。

術前應對直腸腫瘤進行內視鏡檢查並取活檢，明確腫瘤的性質。術前結腸檢查也是非常重要的，可明確有無伴發大腸癌或其他大腸疾病。

直腸腫瘤浸潤的深度單靠腫瘤的外表特徵來判斷是不夠的。直腸內超聲從二〇世紀八〇年代開始應用於臨床對病變深度判斷的準確度高達八成—九成，對轉移淋巴結的分辨準確度也達六成—八成，是重要且必要的檢查手段。CT和MRI也有用來對直腸癌進行分期，但對評定腸管受侵深度和發現轉移淋巴結的準確度均不及直腸內超音波。

胸片和腹部CT掃描有助於明確有無局部及遠處轉移。

2、腸道準備

應像正規剖腹直腸手術那樣施行腸道準備，以防影響視野和術後發生感染性併發

症。一般於術前三日進食流質，並開始服用腸道抗生素，如新黴素或紅黴素，或兩者聯合應用；術前一日分早、中、晚三次口服緩泄劑（石蠟油或番泄葉泡服）；術前晚及術晨清潔灌腸。

由於甘露醇在大腸內會產生高濃度的可燃氣體氫和甲烷（CH_4），高頻電凝治療時電火花可引起結腸內氣體爆炸，故TEM禁忌使用甘露醇準備腸道。

（四）TEM的設備

TEM系統的主要部件包括特別的直腸鏡、一套長臂器械和配置裝置。直腸鏡的直徑為四公分，有三種長度，即十二、十五和二十公分，可根據腫瘤距離齒狀線的長遠來選擇使用，直腸鏡有先進的體視光學儀器，能獲得清晰的直視圖像。直腸鏡插入直腸後可通過支持架固定在手術臺上。面殼裝置固定在直腸鏡末端，嚴密不漏氣，含有四個入孔，均有橡膠套、帽封閉，可防止漏氣。手術器械包括組織鉗、剪刀（兩者均可向右、左成角）、持針器、吸引導管和高頻雙極電刀等，在手術操作過程中這些器械從面殼裝置的入孔插入。組織鉗、高頻電刀和吸引裝置可連接到電灼器上。立體視鏡通過另外的一個入孔插入，合併的副鏡由助手扶持，亦可連結到電視裝置上，便於助手和其他人員的監視。配置裝置集多種功能於一體，包括吸引、沖洗和CO_2充氣功能。CO_2充氣能調節的最大速度為6L/分。

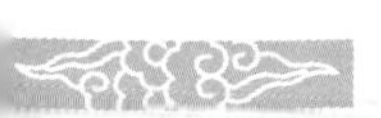

美國Swanstrom 等與TEM發明者（Wolf GMBH，Nittlingen，Germany）密切合作，設計出一電視接合器，從而應用標準10mm腹腔鏡和攝影機，行電視內視鏡經肛門微創手術（VTEM），並於一九九七年進行報導。中國亦有作者應用腹腔鏡設備經肛門進行直腸腫瘤切除。

（五）麻醉

採用全麻醉或椎管內麻醉。

（六）手術方法

根據病灶在直腸的方位，病人取俯臥位，側臥位或截石位。常規會陰部消毒、鋪中，行輕柔地擴肛。然後選擇適當長度的直腸鏡，在直視下經肛門插入到腫瘤的部位，並用支援架固定在手術臺上。直腸鏡末端連接面殼裝置，接上CO_2、吸引、沖洗導管後，插入光源件，高頻電刀，吸引裝置和組織鉗也通過各入口插入。應用低壓CO_2行直腸充氣，並連續吸引以防小腸和結腸的過度擴張。檢查配置裝置上的壓力計以確定有無漏氣，調查直腸鏡位置，使病變進入內鏡視野中心。

用一：十萬腎上腺素鹽水注入預防切緣周組織，以利於止血。在距離腫瘤邊緣5—10mm的正常粘膜處，用電刀作一環繞病灶的粘膜切口，提起近癌邊緣，全層整塊切除病灶。然後用三—〇可吸收縫線連續縫合，一起關閉切口，縫合線末端用銀夾固

定，以代替打結。

腫瘤等良性病變一般可通過粘膜下進行解剖、切除。如果病灶位於直腸前側，分離必須小心不進入腹腔，尤其是婦女前側的腹膜反折低且位置不一致。一旦不慎誤入腹腔，可在鏡下進行縫合補救。當切除擴大到腹腔時，應嚴密予以關閉。切除的標本常規送石蠟切片病理檢查，以確定下一步的處理方案。

（七）併發症

TEM的併發症包括出血、穿孔、縫合口裂開、直腸陰道瘺、尿瀦留和中轉根治手術等。總之，併發症的發生率為七—一三%，其中需要手術者僅有五—六%。死亡率報導低於一%，但絕大部分患者是心肺系統的併發症。約有三—四%的病人出現暫時性的大便失禁，但多在一年內恢復正常。

（八）臨床評價

儘管侵襲性大而併發症多，前切除和腹會陰聯合切除仍然是直腸癌的標準治療。直腸良性腫瘤局部切除的合理性毫無疑問，但直腸癌的局部切除充滿著爭議。應用纖維內鏡對直腸息肉進行圈套切或高頻電圈套切的療效已獲得認同，但用於處理惡性腫瘤雖然能令人信服。低位的直腸腫瘤可通過傳統的經肛門Paiks技術進行切除，但手術野深而暗，切除困難且伴有很高的復發率（十五%）。

TEM的出現給直腸癌的局部切除帶來了新的希望。TEM有先進的體視光學儀器，能獲得清晰地直視的圖像；操作簡便，能對早期癌灶進行足夠的長臂全層切除，故克服了其他局部切除方法術野深暗、操作困難、切除不夠而復發率高的缺點。TEM的微創和美容效果，是傳統根治手術無法媲美的，尤其是微創效果對腫瘤患者的免疫保護和老年病人的手術安全性更具積極的臨床意義。

TEM應用臨床已有二十年，研究表明對直腸早期癌是安全的。Winde G等直接比較T_1期的TEM和前切除結果TEM的局部復發率是四．一%（廿四分之一），前切除是三．八%（廿六分之一）。九六%的五年生存率在兩組是一樣，但TEM組的術中出血量、手術時間、住院時間和止痛藥的使用顯著減少。Y.Ikeda 等對十五例術前診斷為T_1期的直腸癌進行TEM手術，結果手術時間為廿五—七五分（平均五三分），術中出血5—30 ml，二例病人（十三%）術後病理證實腫瘤比預期要晚期（浸潤及肌層，T_2期），僅一例病人術後出現輕度的併發症（發熱和下腹痛），並於術後第三天恢復正常，其他病人均術後第二天進食。

曾彪等報告應用錄影設備與腹腔鏡經肛門行直腸腫瘤切除（VTEM）二二例，其中癌二例。手術時間為四〇—二六〇分（平均一一〇分），術中出血5—150 ml（平均20ml）僅一例術後出現活動性出血，需縫紮止血，無其他併發症。

儘管TEM治療直腸早期癌安全、有效、復發率也可被接受，但存在的問題也是不容忽視的。術前對腫瘤侵犯範圍的準確評估是TEM成功的關鍵，但目前精確的術前腫

瘤分期手段尚未完善，儘管進行了認真的評估，術前的病理檢查仍可能顯示惡性度高的腫瘤特性，或比預期要晚期。對於腹膜返折以上的腫瘤，TEM切除的有限性是不可避免的。而且，由於設備價格昂貴，手術操作需過長時間的培訓，TEM在中國尚未能普及，組織分化良好的早期直腸癌行前切除甚或腹會陰聯合切除是非常常見的。

二、腹腔鏡結直腸癌切除術

（一）腹腔鏡直腸手術概況

Redine DB 等於一九九一年首次完成了腹腔鏡結直腸切除術，首例腹腔鏡輔助大腸癌手術也有一九九一年由Iacobs M 完成，為腹腔鏡結直腸手術的發展開闢了道路。過去十年來腹腔鏡手術已廣泛應用於治療各種結直腸疾病，包括良惡性腫瘤，儘管其惡性腫瘤治療方面的應用仍存在爭議。在中國，一九九三年上海瑞金醫院首先開展了這種技術，一九九六年三月暨南大學華僑醫院也成功開展了這項技術。目前，中國的瑞金醫院、暨南大學附一院、佛山市第一醫院、青島醫學院等開展此項技術已超過了百例；華西醫院、福建協和醫院、廣西區醫院等開展得也很好。

腹腔鏡輔助結直腸切除術方式也在不斷的發展，早期的完全腹腔鏡手術因為吻合口漏等併發症比較高，加上最後仍然需要小切口將腫瘤取出腹腔，所以目前已經很少有人採用。目前主要有二種方式，最為常用的方法為腹腔鏡輔助下的結直腸切除術（laparo—scopicassited colorectal resection, LACR）。另一種偶爾被採用的方法為手輔助的腹腔鏡結直腸切除術（hand—assisted laparoscopic resection, HALCR），指在進行複雜腹腔鏡手術時，通過腹壁一個小切口將術者的一隻手伸入了腹腔內，使腹腔鏡手術中沒有手捫查內臟的缺點得以克服，具有手術困難度部分下降的優點。其缺點是需要一個七—九公分長的切口，增加了腹壁的切口長度與創傷，也使腹壁疤痕增大而影響美容效果，加上醫生的一隻手伸入腹腔內，也減少了腹腔內的有效空間，使部分操作不方便，另外，昂貴的手輔助裝置也增加了腹腔鏡手術的總費用。因此，不能夠盲目擴大手輔助腹腔鏡手術的範圍，不能只依靠手輔助技術而不重視腹腔鏡手術基本功的掌握，熟練掌握了鏡下判斷、縫合打結，操作準確性等候，絕大部分腹腔鏡大腸手術都可以不需要借助手輔助腹腔鏡技術而成功完成。目前手輔助腹腔鏡手術的適應證包括直徑大於七公分的結直腸癌腹腔鏡手術和手術者腹腔鏡技術不熟練時的一種過渡方法。許多實驗及臨床實踐證明，腹腔鏡下結直腸手術具有手術操作精細、局部解剖結構直視清晰、創傷小、術後腸道功能恢復快、住院時間短、美容效果好等優點，而且對於惡性腫瘤、腹腔鏡手術同樣能達到根治的目的，其手術切除範圍、淋巴結清掃範圍及術後傷口轉移率基本上與開腹手術相同，短期隨訪其復發率、生存率與開腹手術相比並無統計學上的差別。但本方法為一項新技術，仍存在許多不完善的地方，比如開展早期手術長、費用高、設備

器械昂貴、還缺乏大宗病理術後的長期隨訪結果資料等。但是對於腹腔鏡結直腸惡性腫瘤手術是否符合腫瘤學原則，能否達到根治的目的，及術後腫瘤學原則，能否達到根治的目的，及術後腫瘤的轉移、復發等方面仍存在很大的爭議，這些因素影響了腹腔鏡結直腸手術的普遍開間。

1、術前準備

和常規開腹手術一樣，術前應全面檢查病人，瞭解病人的心、肺、肝、腎及凝血功能狀況，能否承受長時間的麻醉及手術創傷。有高血壓、糖尿病等其他合併症者，要請內科會診協助診斷治療，從而使患者的生理指標在術前及術中保持在基本正常狀態。

對於結腸良性或惡性腫瘤患者，由於腹腔鏡手術中削弱了手觸摸病變的能力，所以術前應詳細進行鋇劑灌腸檢查、結腸鏡檢、腹部CT或MRI檢查，這不僅有助於瞭解和確定病變部位及性質，發現肝、腹腔內有無轉移，而且可進行全面的術前分期，對於指定手術方案，爭取理想的療效具有十分重要的意義。如果病灶太小，最好準備好在術中行纖維結腸鏡檢查定位。

手術期抗生素的應用及預防深靜脈血栓形成也十分重要。

腸道準備也是必須而重要的準備工作，因為結直腸的內容物很不清潔，容易污染腹腔。一般於術前三日進食流質，並開始服用腸道抗菌藥，如新黴素或紅黴素或兩者聯合應用；術前一日分早、中、晚三次服緩瀉劑（石蠟油或番泄葉泡服）；術前晚及術晨清潔灌腸。

術前常規置胃管、導尿管，胃管也可於麻醉後置入，以減少患者的不適。

2、重要的手術器械

包括：(1)三〇度斜角腹腔鏡；(2)10mm和5mm無損傷抓鉗（三—四把）和分離鉗；(3)超聲刀和電刀；(4)線形切割吻合器；(5)套紮線和血管結紮線；(6)腹腔鏡用持針器；(7)標本取出袋。

在結直腸手術中應根據術者的技術能力和病人的經濟狀況而應用相應的器械。線型切割吻合器及超聲刀用起來比較方便，並可縮短手術時間和減少出血。超聲刀將電能換成機械能，具有切開、凝固同時進行的功能，而且產煙少，熱損傷小，甚至可以將較粗的血管凝固而不必使用鈦莢或切割吻合器等；線型切割吻合器可以同時進行結直腸的離斷和閉合，但相對昂貴，在術前技術熟練地情況下可利用縫合或打結技術部分代替鈦莢、套圈、切割吻合器等，以減少病人的費用。

3、麻醉方法

氣管內插管全麻

4、術後治療措施

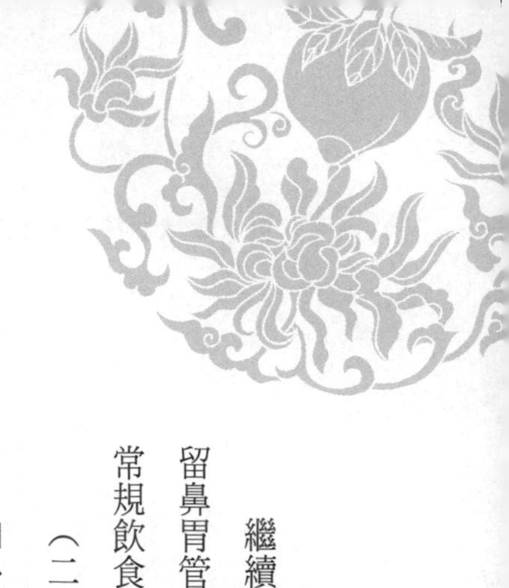

繼續應用抗生素抗炎、補液、對症治療，必要時給予止痛藥以鎮痛。術後禁食，保留鼻胃管直至腸道功能恢復即可拔出。肛門排氣後給予病人流質飲食，並逐漸進食低渣常規飲食。

（二）腹腔鏡右半結腸切除術

1、適應證

包括：(1)不適於進行纖維結腸鏡息肉切除術的盲腸和非結腸息肉；(2)盲腸、非結腸的廣泛創傷；(3)盲腸和非結腸的良惡腫瘤等。

2、監視器的位置和套管鞘的大小、位置

病人處於仰臥體位或截石位，頭低足高，向左側傾斜十五度。術者站在病人的左髖旁，監視器放在患者的右手時，助手站在病人的右側。

腹腔鏡右半結腸切除術一般要用四個或五個5—10mm 或12mm的套管鞘。和腹腔鏡下膽囊切除術的戳孔的位置及數目沒有一致意見，位置可根據病變情況隨機設計。我們一般作臍部的10mm穿刺空為觀察孔供插入腹腔鏡，12mm主操作孔放置在上腹偏左，5mm輔助穿刺口位於恥骨聯合上方，另外一個10mm輔助穿刺口位於右中腹部，供置入10mm腸鉗夾持腸管，也可以擴大該穿刺口取出切除的結腸。

3、手術方法

建立氣腹，置入腹腔鏡，常規探索腹腔，探查臍部穿刺時有無穿刺孔出血及引起腹

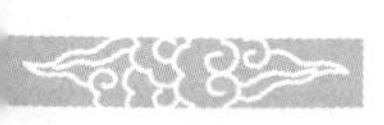

腔內臟器損傷。直視下置入穿刺套管鞘，全腹探查小腸、結腸、網膜、腹膜、肝、胃、脾等，有無腹水及腫瘤的轉移等。檢查腹腔內其他臟器無異常後，再檢查相應腸段，以確定病變的部位及大小。在確定病灶以後，於相應的腸系膜上標記病灶的位置，並確定相應的切除範圍。如果病灶太小，難以發現，可行術中纖維結腸鏡檢查定位，用縫線或鈦莢做出近遠端切除線的標記。

探查結束後，在右半結腸的遠近段各用一無創傷腸鉗抓持，牽向左邊，從主穿刺口插入超聲刀或電刀，沿末端回腸系膜的根部，切開盲腸和非結腸右側腹膜，鈍性和銳性相結合遊離盲腸及非結腸，直至肝曲。辨認出右輸尿管，防治損傷。通過助手器械的牽引提出胃體暴露出橫結腸，分段切斷肝結腸韌帶，繼續分離切斷直到橫結腸切斷處。提起腸段顯露腸系膜在擬切斷的回腸和橫結腸處用不帶結紮腸管，認清腸系膜上的血管弓，依據原標記的切除範圍，分離系膜血管，其近心端雙重結紮或雙重施束後連同系膜一併切斷。如系結腸惡性腫瘤不但要比切除右半結腸，還要高位結紮回結腸、右結腸及中結腸動脈，在其根部切斷，切斷的方法有用線型切割吻合器直接切斷，或者用線結紮或者上可吸收夾或鈦莢，也可以直接用超聲刀凝固切斷，另外廣泛切除其系膜、脂肪組織，清掃其周圍淋巴結，切斷血管根部後，用超聲刀向擬切斷的腸管處扇形切開剩餘的腸系膜，將擬切斷的回腸和橫結腸靠近，應無張力以便於行腸吻合。也有的醫生先從右結腸系膜的根部切開，找到回結腸、右結腸及中結腸動脈的根部，切斷血管，再行遊離

右半結腸。

完全遊離右半結腸以後，可通過一個小的、擴張的右腹部穿刺口（四—七公分長）把右半結腸拉出腹腔，在腹腔外可以很容易的切斷吻合腸管，然後重新放回腹腔、閉合、腹壁小切口。重新形成氣腹，在腹腔鏡下將腸系膜裂孔用可吸收縫合線間斷縫合關閉。

（三）腹腔鏡左半結腸切除術

1、適應證

主要適用於降結腸、乙狀結腸段、結腸脾曲的病變，如憩炎反復發作，腸扭曲。局限性或潰瘍性結腸炎及良惡性肺癌。

2、監視器的位置和套管鞘的大小、位置

病人處於仰臥位或截石位，頭低足高，向右側傾斜十五度。術者站在病人的右側，監視器放在術者的左側，助手站在病人的右側。

和腹腔鏡右半結腸切除術一樣，腹腔鏡左半結腸切除術一般也要用四個或五個5—12mm的套管鞘。戳孔的位置及數目沒有一致意見，位置可根據病情變化隨機設置。一般認為，最好現在臍部下方作一10mm或12mm穿刺孔。這樣提供了能觸及腹腔內各臟器的手術徑路。以及從各方面插入腹腔鏡及無損傷鉗，而方便操作。腹腔鏡通過位於右口腹或臍部套管鞘插入。左側的套管鞘是作牽引作用的，用通過臍上或右下腹的穿刺孔

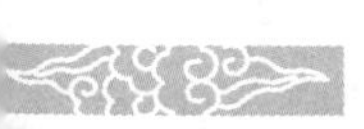

插入超聲刀完成分離。

3、手術方法

麻醉成功後，建立氣腹。置入腹腔鏡，常規探查腹腔、有無穿刺孔止血及腹腔內臟器有無損傷，腹腔內有無粘連，腹部操作穿刺口完成後，即可腹腔鏡下探查包括小腸、結腸、網膜、腹膜、肝腎、脾等。這時需病人頭低位，達到一定傾斜度。小腸將滲出骨盆、垂清於上腹部，這樣有利於探查。探查腹腔內其他臟器無異常後，再檢查相應腸段。以確定病變的部位及大小，在確定病灶以後，於腹腔的腸系膜上標記病灶的位置。確定相應的切除範圍，如果肺瘤但病灶太小，難以發現。用結腸鏡檢查定位，用縫線作出遠近端切除線的標記。

一旦探查結束，注意力轉向左半結腸。助手將降結腸、乙狀結腸用一創傷腸鉗抓持，牽向右邊。隨著結腸牽向右邊，術者用超聲刀或電刀，鈍性和銳性相結合切平左側腹腔，遊離降結腸外側腹膜，上脾曲，下乙狀結腸與直腸交界處。要注意辨認輸尿管防治損傷。分離接近脾曲時，手術臺頭側扭右抬高以便暴露。同時注意力轉移到左橫結腸。通過助手的器械引暴露出橫結腸，術者用超聲刀或電刀分離切斷胃腸韌帶左側部分，接著分離肝結腸韌帶，膈結腸韌帶。注意出血。大血管可用超聲刀反復凝固切斷，必要時可遊離右半橫結腸。要完成左半結腸全切術和乙狀結腸切除術，通過結腸肝曲也要遊離，以獲得足夠的長度。

然後提起半遊離的腸段從外側顯露腸系膜，認清腸系膜上的血管弓，依據原標記的切除範圍，在準備切斷的橫結腸與乙狀結腸處用布帶結紮為標記，此也是腫瘤根治的無瘤技術之一，再分離相應的系膜血管，其近心端雙重結紮或雙重施夾後連同系膜一併切斷，也可以用10mm超聲刀頭的平面刀頭反復凝固切斷，同時注意保留腸段的血液供應，以確保吻合口腸段的良好血運。如係惡性腫瘤還需處理腸系膜上的動脈分支，在其根部切斷，同時清除其周圍的脂肪及淋巴結，以達到清掃的目的。

此時可於左下腹套管鞘位置作一小切口（根據標本大小決定，典型者四—七公分長），將左半結腸段拉出腹壁外，假如標本內含惡性腫瘤，用一個塑膠標本袋隔離標本與腹壁小切口，再將其拖出切口，可避免癌細胞播散和腹壁小切口孔的腫瘤種植轉移。在腹腔外用常規手法切除病變腸段，並將兩個腸段斷端行端—端吻合，再將吻合後的腸管送回腹腔，縫合關閉腹壁小切口，重建氣腹，在腹腔鏡下用絲線或者可吸收線縫合關閉腸系膜裂口。

也可以用線型切割吻合器切斷遠端（在乙狀結腸或者直乙交界處），通過腹壁小切口拉出病變腸管，在體外切除病變的左半結腸，近端橫結腸導入環形吻合器的鑽頭，並荷包縫合，送回腹腔後關閉腹壁小切口，重建氣腹。然後自肛門插入環形吻合器的主體，行近端橫結腸與乙狀結腸或者直腸吻合。

還可以先用線形切割吻合器切斷近端橫結腸，擴張肛門至容納四指，將標本從肛門

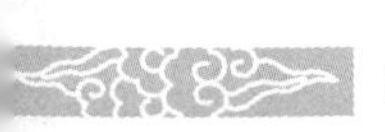

內拉出，在肛門外切除病變的左半結腸，然後將環形吻合器的鑽頭經肛門送入腹腔內並插入近端橫結腸的線端，再插入環形吻合器的主體，完成吻合。

最後用一千—二千CC蒸餾水或生理鹽水洗沖洗腹腔，確認無活動性出血，吻合無張力、無扭轉，與骼窩放置引流管一條，也可以不放置引流。拔除器械及套管鞘，關閉切口。導尿管可於回到病房後或第二天上午拔出。

（四）腹腔鏡直腸癌會陰聯合切除術

1、適應證

腹腔鏡直腸癌會陰聯合切除術與直腸傳統開腹手術的適應證一致，即腫瘤下緣距離肛門五公分以下的低位直腸癌。和傳統開腹手術一樣，關於選擇低位前切術還是腹會陰聯合切除術，是否可以保留住肛門，其最後決定有待於盆腔分離結束後才有定論，因此術前相應地要與病人商議。

2、監視器的位置和套管鞘的大小、位置

置病人於改良截石位並頭側降低體位，便於腹部和會陰部操作。因為腹腔鏡醫生很大程度依賴重力作為暴露和牽引的方式，而頭低腳高體位使小腸與大網膜垂落出盆腔到達盆腔暴露的目的。此時最好給病人墊上沙袋，有助於組織病人在極陡位置時滑離手術臺。監視器放於患者左腳處，有條件時可放置兩個監視器。一般採用四孔法，先在臍部作一10mm穿刺孔為觀察孔，插入10mm腹腔鏡，然後在直視下穿刺插入其他套管鞘，

避免刺傷內臟。另外二個5mm穿刺孔分別位於左、右中下腹，一個12mm的套管鞘位於恥骨聯合上右側。

3、手術方法

腹腔鏡下腹會陰切除術步驟與傳統開腹手術一致，首先腹部、會陰部都鋪中，用較結實的一號絲線荷包包縫合關閉肛門。建立CO_2l氣腹，維持12—15mmHg壓力。

接著探查盆腔，置病人於腳高頭低位，以便小腸滑落出盆腔，若小腸與盆內臟器之間有粘連，可分離之。初步探查有助於證實病變是否可以切除，其次也能幫助醫生做出決定，諸如過分肥胖將影響腸系膜分離或以前手術所致的過分肥胖將影響腸系膜分離或以前手術所致的廣泛粘連等。

女性病人需要先用縫合方法將子宮懸吊在前腹壁，顯露出盆腔結構。第一步就是遊離切斷處理腸系膜下血管，早期結紮切斷這些血管，一旦離斷血管蒂，也容易提起乙狀結腸和遊離直腸。切斷腸系膜下血管的方法一般用線型切割吻合器於血管根部直接切斷，也可以將腸系膜動脈和靜脈分離出來，用可吸收夾或者鈦莢夾閉後切斷，還可以用絲線結紮血管後用超聲刀切斷。

置病人於頭低腳高體位，向右傾斜，最大限度暴露左結腸旁溝。助手站在手術臺左邊，腸鉗夾持直乙狀結腸，術者站在手術臺右邊，用腸鉗對抗牽引乙狀結腸，用超聲刀剪開乙狀結腸外側側腹膜，向頭側繼續分離，將乙狀結腸系膜分離到根部，此過程要注意識別和保護左輸尿管，避免醫源性損傷。

提起乙狀結腸，在乙狀結腸系膜右側根部沿盆壁繼續分離至盆腔邊緣，於兩側剪開後腹膜至直腸前方，進入並遊離直腸前間隙、骶前間隙，注意勿損傷骶前靜脈叢，預防出血。如果腸系膜下血管沒有先切斷，可於此時分離出腸系膜下血管並切斷之。小心細緻止血，向前牽引直腸，採用銳性分離一直向下直達盆底。我們認為，盆腔內部操作時，腹腔鏡比開腹手術視野更開闊，便於直腸系膜及周圍組織的分離；如應用超聲刀則可明顯地減少出血。多數直腸後分離在右邊進行，因此必須始終注意保護右側輸尿管。最後沿乙狀結腸外側腹膜反折處切開，向下繼續分離，從右邊到左邊，完成直腸後分離。

直腸系膜及直腸後分離結束後，接著進行直腸前分離。用抓持鉗將直腸向骶骨牽引，會陰部術者置一手指或一硬性直腸鏡於直腸內協助牽引，男性者可通過恥骨上出入孔，插入扇形牽開器，向前牽開膀胱後壁及輸精管，以方便操作。分離前壁至前列腺下緣，此後，直腸前面殘餘組織分離最好有會陰部術者完成。向側方提起直腸，直視下用超聲刀或電凝分離、切斷直腸側韌帶，小心細緻地凝固止血，接著向下分離至盆底，會陰部術者從下面完成剩餘段分離。

會陰部分離開始前，必須橫行切斷近端結腸，橫斷時可直接用線形切割吻合器跨過腸管，擊發完成橫切。

腹腔鏡下腹會陰聯合切除術會陰部操作與傳統開腹手術基本相同。簡單說來，繞肛門作梭形皮膚切口，深達皮下脂肪組織，進入坐骨直腸窩。結紮切斷直腸下動靜脈，暴露肛尾韌帶並切斷之。將一手指伸進骶前間隙，沿肛提肌上緣分離、遊離直腸系膜，下拉肛提肌並切斷之。從會陰深橫肌後緣離斷會陰淺橫肌，而分離直腸前面，切斷直腸尿道肌和恥骨腸肌，使術者手掌能從直腸後方進入骶前間隙而施行進一步的分離。

最後，腹腔鏡醫師抓持標本近端，將其殘端置於會陰部醫師手上，沿骶骨將標本拖出盆腔，離斷粘附於陰道後壁或前列腺的殘餘組織，取出標本。

經會陰部切口用熱鹽水徹底沖洗盆腔，確切止血。置引流於盆腔內，經腹壁引出，也可通過肛提肌經會陰部皮膚刺一切口引出。肛提肌和皮下組織用結實可吸收縫線縫合，皮膚則用不吸收性縫線間斷縫合關閉。會陰部切口縫合關閉後，再在腹腔鏡下用可吸收縫線縫合線連續縫合關閉後，再在腹腔鏡下用可吸收縫合線連續縫合關閉盆底腹膜。

在切斷降結腸前，要確保腸管能自然地抵達前腹壁，以便施行無張力性末端結腸造口術。經左髂窩套管鞘插入無損傷鉗，抓持近端結腸已釘合的殘端，牽引到左髂窩出入

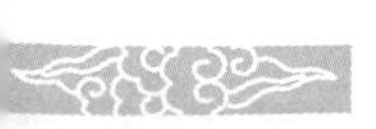

孔處，放盡氣腹，擴大出入孔作圓形切口，拖出結腸殘端，橫切降結腸，按通常方式作末端結腸造口。

（五）腹腔鏡下直乙結腸癌前切除術

1、適應證

腹腔鏡下直乙結腸癌切除術骶前吻合術與直腸傳統開腹手術的適應證一致，包括直腸上段和乙狀結腸中、下段的腫瘤。

2、監視器的位置和套管的大小、位置

置病人於改良截石位較高頭低體位，便於腹部和會陰部操作。可以採用上述腹腔鏡下腹會陰部聯合切除術的四孔位，如果操作困難，可以增加一個5mm穿刺孔為五孔法。

3、手術方法

氣腹壓力在12—15mmlg。先用腹腔鏡檢查腹腔，步驟和腹腔鏡腹會陰聯合切術相同。證實病變是否可以切除，也能幫助醫生作出決定。一旦決定施行腹腔鏡手術，第一步就是處理腸系膜下血管，早期結紮，切斷這些血管，可減少盆腔分離時的出血，另外，離斷血管蒂也容易提起乙狀結腸和遊離直腸。

置病人於極陡腳高頭低，向右傾斜，最大限度暴露左結腸旁溝。用超聲刀剪開乙狀

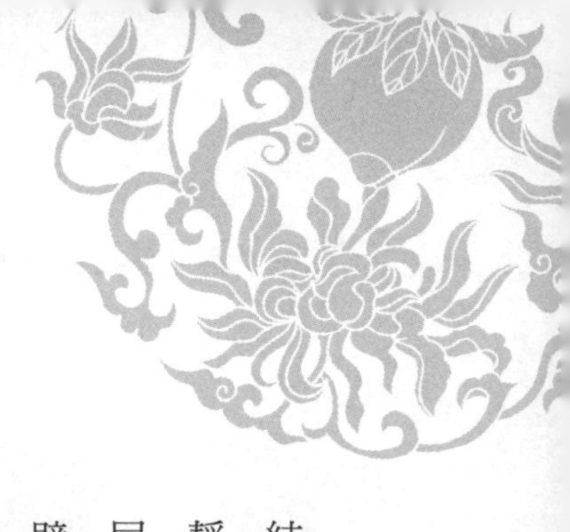

結腸和降結腸外側的側腹膜，遊離乙狀結腸、降結腸至脾曲，高位結紮切斷腸系膜下動靜脈，方法和腹腔鏡下腹會陰聯合切除術的方法相同，此過程中要注意識別和保護左輸尿管，避免醫源性損傷。接著切斷腸系膜，包括邊緣動脈，提起乙狀結腸，於兩側剪開壁腹膜至直腸後方，遊離直腸後間隙，注意勿損傷骶前靜脈叢，預防出血。接著切開直腸膀胱陷凹，遊離直腸前壁至腫瘤下緣五公分以上，如果腫瘤位置比較低，也應該遊離直腸至腫瘤下緣三公分以上。

小心細緻止血，向前牽引直腸，採用銳性分離一直向下直達盆底，把直腸遊離至肛肌水準即可。然後在腫物下緣五公分處（低位直腸癌也應該在腫瘤下方三公分處）用線型。

切割吻合器切斷直腸，再將臍部穿刺口或者左下腹穿刺口按照腫瘤的大小擴大三—七公分，在塑膠袋隔離下將病變腸管拉出腹腔，在體外按照預定的切除部位切斷降結腸或者乙狀結腸，切除腫瘤腸段，接著將環狀吻合器的鑽頭插入降結腸或者乙狀結腸殘端後送回腹腔內，縫合關閉腹壁小切口重新形成氣腹，自肛門插入環狀吻合器的主體，完成降乙結腸—直腸的端端吻合。

吻合完畢後，沖洗盆腔，查有無活動性出血，盆腔注入二百ＣＣ生理鹽水後肛門內插入導尿管，注意證實吻合口無滲漏後，縫合或者不縫合腸系膜裂孔及盆底腹膜，去除氣腹，關閉穿刺孔。必要時可置管引流。

（六）腹腔鏡直腸全系膜切除保肛術治療中下段直腸癌

1、適應證

直腸惡性腫瘤腫瘤下緣距肛門緣四——十公分的病人。當然本手術有可能轉為腹會陰聯合切除術，需要術前向病人交待清楚。

2、監視器的位置和套管鞘的大小、位置

置病人於改良截石位並置腳高頭低體位，便於腹部操作。可以採用上述的四孔法或者五孔法，即臍部置10mm或12mm觀察孔一個，恥骨聯合上方右側置12mm主操作孔、左中上腹部及右中腹部分別置5mm輔助操作孔二個，有時左下腹再置5mm輔助操作孔一個。但這並不是固定不變的，在操作熟練後可根據具體情況自己決定穿刺部位，以方便暴露和操作。

3、手術方法

置入腹腔鏡先常規探查腹腔，明確腫瘤有無轉移，種植等情況。用超聲刀遊離乙狀結腸及降結腸，顯露出輸尿管，用布帶將乙狀結腸和系膜結紮提起作為牽引，解剖腸系膜下血管，清掃血管周圍脂肪及淋巴結，用直線型切割器或線形結紮等方法高位切斷腸系膜下血管。在直視下沿盆筋膜臟壁兩層之間的疏鬆結締組織間隙用超聲刀銳性分離，

保留直腸系膜光滑外表的完整性。避免損傷盆筋膜壁植物神經叢。在分離直腸下段時，助手從肛門伸入一根手指指引手術方向，女性病人有時也需要助手將手指伸入陰道協助分離陰道直腸間隙；後方沿骶前間隙到達尾骨尖下方；用超聲刀切開直腸骶骨筋膜、肛尾韌帶。於遠端肛尾附著處切斷直腸系膜；分離後應可顯示壁層盆筋膜覆蓋的肛提肌，直腸遠端斷離吻合部位應將腸管「骨骼化」。然後用切割吻合器切斷直腸，應切除腫瘤下段以遠二—五公分直腸及全直腸系膜；弧形延長臍部穿刺口切口至三—五公分長作為腫瘤取出孔，放入塑膠袋保護切口，隔離腫瘤，經套內取出腫瘤及腸管；切除腫瘤上緣的腸管應超過八—十二公分，結腸近端置入吻合器打座，荷包縫合後還納腹腔；縫合切口，重建氣腹。在腹腔鏡直視下經肛門放入29—33號吻合器，穿刺錐經遠端閉合線中刺入，對合釘座，完成低位／超低位結直腸吻合。進行結腸J型貯袋時，將腫瘤拉出腹壁外切除腫瘤並將腸段縫合封閉，將遠端結腸五公分反曲，反曲處用超聲刀切開一個三公分的切口，從切口插入45mm的線型切割器將反曲的結腸腔和沒有反曲的結腸腔之間的腸壁切割開，再從切開放入吻合器釘座，荷包縫合後還納腹腔進行結腸直腸吻合。不關閉盆底腹膜，腹腔用蒸餾水或者5—FU溶液沖洗，置入一根乳膠管於盆腔吻合口側方。

（七）腹腔鏡橫結腸切除術

常規用二十CC無水酒精浸泡取出腫瘤而擴大的臍部穿刺口五分。

1、適應證

主要適用於橫結腸中段病變，如良、惡性腫瘤。

2、監視器的位置和套管鞘的大小、位置

病人處於仰臥體位或截石位，頭高足低。術者站在病人的兩腿之間，監視器放在術者的頭側，助手站在病人的左右側。

戳孔的位置及數目沒有一致意見，位置可根據病變情況隨機設計。一般認為，最好現在臍部作一10mm穿刺孔，可在此插入腹腔鏡行腹腔探查，然後在腹腔鏡直視下根據具體情況在腹部作穿刺孔，做右中腹部的套鞘是操作孔。

3、手術方法

麻醉成功後，建立氣腹，置入腹腔鏡，常規探查腹腔，腹部操作刺口完成後即可腹腔鏡下探查包括小腸、結腸、網膜、腹膜、肝胃、脾等。這是置病人於頭高位，達到一定傾斜度，小腸將滑入骨盆，探查腹腔鏡內其他臟器無異常後，再檢查相應腸段，以確定病變的部位及大小。在確定病灶以後，於腹腔側的腸系膜上標記病灶的位置，並確定相應的切除範圍。如果系腫瘤切且病灶太小，難以發現，可行術中纖維結腸鏡檢查定位，用縫線作出近遠端切除線的標記。

如果腹腔有粘連，用超聲刀將其分離。助手將胃上提，橫結腸下拉，再用超聲刀沿

著胃大彎切開胃結腸韌帶。再切斷肝結腸韌帶、脾結腸韌帶，下至升、降結腸中部，注意防治損傷十二指腸，接著分離膈結腸韌帶，注意止血，大血管可用超聲刀反復凝固切斷，也可以用可吸收夾或者鈦莢或結紮後切斷。橫結腸遊離要充分，確保吻合無張力，然後提起橫結腸腸段顯露腸系膜，認清腸系膜上的血管弓，依據切除範圍，在準備切斷的結長處用布帶結紮或雙重施夾後連同系膜一併切斷，也可以用10mm超聲刀頭的平面刀反復凝固切斷，同時注意保留腸段的血液供應，以確保吻合口腸段的良好血運，同時清除其周圍的脂肪及淋巴結，以達到清掃的目的。

然後於上腹正中作一小切口（根據標本大小決定，一般為四—七公分長），將橫結腸段拉出腹壁外，如為惡性腫瘤，用一個塑膠標本袋隔離標本與腹壁小切口。在腹腔外用常規手法切除病變腸段，並將兩個腸段端行端吻合，再將吻合後的腸管送回腹腔，縫合關閉腹壁小切口，重建氣腹，在腹腔鏡下用絲線或者可吸收線縫合關閉腸系膜裂口。

確認無活動性出血，吻合口無張力、無扭轉，於髂窩放置流管一條，也可不放置引流。拔出器械及套管鞘，關閉切口。導尿管可於回到病房後或第二天上午拔出。

第二節 大腸癌的化學治療

一、結直腸癌輔助化學

始於二〇世紀五〇年代中期，持續二十年。發現氮芥抗腫瘤作用後，幾年內若干其他烷化劑問世。最早的直腸癌輔助化學的隨機研究是由美國退伍軍人管理局腫瘤外科組提出，應用賽替哌（Thiotepa）輔助直腸癌輔助治療，比較手術加或不加Thiotepa的五年生存率。至一九六一和一九六二年發表兩項多中心隨機研究結果，總例數達一七五〇例，其中一項加化療五年生存率五五％，單純手術為五三％；另一項為四五％：五二％。這兩項臨床試驗的重要性不在於單純證明為手術其應用Thiotepa對提高生存率無效，而是在於它們對以後建設多中心隨機臨床試驗的機制產生長遠的影響，這些研究繪製了研究寫作程式的藍圖。五〇年代中抗代謝藥物5—FU問世，其衍生物去氧氟尿昔（Fluorodeoxyuridine, FUDR）作為輔助治療研究焦點，竟達十五年之久，直到七〇年代中期為止。VASOG三個試驗中部腫瘤組（central onclogy group, COG）研究顯示5—FU和FUDR有些好處，但在統計高上未能令人信服。在這個階段用藥途徑亦有所探

索，一九六〇年Rousselot倡用腸腔化療，開始時選用氮芥，因無效而放棄，後改為5—FU 30mg/kg體重，術後第一、二天靜注5—FU10mg/kg體重。此組病人經長期觀察，Dukes C期病人五年生存率為六五％，八年生存率達五％。如此高效至今亦難達到。當時美國五年醫院參與一項擴大的隨機臨床試驗，結果表明C期直腸癌生存率明顯提高。但Lawrence對一五六例可根治切除的直腸癌進行隨機分組研究，實驗組採用Rousselot的方法外，還在術後三十天開始口服5—FU，一年內服五個療程。結果，試驗組與對照組無顯著差異。因此，認為5—FU輔助手術治療無肯定效果，有待進一步觀察或用聯合化療或採用更強有力的新藥或輔以免疫治療。

二、爭論階段

這個階段大約從一九七〇年代中期開始直到八〇年代末為止，主要是化療藥物不斷增加，有些腫瘤用化療確實能緩解，加上在前一段探索中顯示輔助化療可能有好處。更重要的是，隨著人們對癌瘤生物學特性的進一步瞭解，大多數外科醫生認識到「一把刀」難以完全征服直腸癌，單純手術無法大幅度提高術後生存率，必須結合其它輔助治療。但具體採用何種輔助治療，用什麼藥物和什麼方案，卻產生爭論，進行了許多臨床試驗。

首先受到關注的是甲基環已亞硝月尿（ME—CCNU）。它在七〇年代初期被引入臨床試驗。臨床前研究表明它對L_{1210}白血病、B_{16}黑色素瘤和Lewis肺瘤有抗腫瘤作用，並且在Ⅰ、Ⅱ期臨床試驗中顯示對淋巴瘤和實體瘤有效。於是它與5—FU聯合應用於胃腸腫瘤治療中，人們寄希望這種新藥加上5—FU成為有效的輔助治療方法，從七〇年代中期到八〇年代中期，此十年間有五個大的合作組進行直腸癌臨床試驗，病例總數近五千例（表六—二—一）和表（六—二—二）。

從表六—二—一可見直腸癌手術輔加Me—CCNU結果令人失望，與單純手術組比較，五年生存率並無顯著差異。儘管加上BCG（卡介苗）或BCG—Mer（BCG甲醇抽提液）也未見明顯的效果。而在表六—二—二直腸癌輔助治療的臨床試驗卻可以看到Me—CCNU/5—FU加放療的五年生存率比單純手術組高（$P<0.05$）。由此可見，化療在綜合治療直腸癌仍起到一定的作用。然而，Me—CCNU在些聯合方案的基本作業至今仍未明瞭，弄清這一點是十分重要的。因為不僅著重Me—CCNU的抗癌作用，而且還要看到它的毒性副作用及其相關的繼發的白血病的危險。所以後來又一個重大樣本的研究（NSABP—RO_2）著重Me—CCNU的問題，此研究在一九八七——一九九二年間七四一例直腸癌病人組，比較Me—CCNU/5—FU/VCR（MOF）聯合化療和5—FU/Leucovorin的效果，由於NSABP—ROI研究中意外發現，MOF方案對婦女有較大損害作用，所以NSABP—RO2研究中，僅將男性病理隨機分到兩組，而女性病理則分到5—

FU/Leucovorin組。其最終結果尚未有報告。但從目前流行的輔助化療方案中，幾乎沒有Me —CCNU出現。

表六—二—一 應用Me —CCNU綜合輔助治療結腸癌的多中心試驗

研究者（研究期間）	病例數	方案	五年生存率（%）
VASOG （一九七三—一九七九）	654	Me —CCNU/5—FU 單純手術	50 53
GTTSG（6175） （一九七五—一九七九）	572	術後Me —CCNU/5—FU/BCG—Mer 術後Me —CCNU/5—FU	61 59
SWOG（7510） （一九七五—一九八〇）	559	術後Me —CCNU/5—FU 術後Me —CCNU/5—FU/BCH 單純手術	60 55
EOCG（2276） （一九七六—一九七八）	703	術後Me —CCNU/5—FU 術後5—FU	
NSABP（c—01） （一九七七—一九八三）	1166	術後Me —CCNU/5—FU/WCB 術後BCG單純手術	

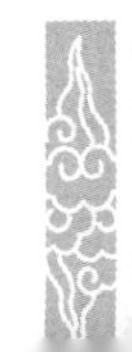

表六—二—二 應用Me —CCNU綜合輔助治療結腸癌的多中心試驗

研究者（研究期間）	病例數	方案	五年生存率（%）
GTTSG（7175）	202	術後Me —CCNU/5—FU+放療	59
		術後Me —CCNU/5—FU	56
		放療+手術	52
		單純手術	43
NCCTG（794651）（一九八〇—一九八六）	204	術後Me —CCNU/5—FU+放療	58
		放療+手術	47
NSABP（R—01）（一九七七—一九八六）	555	術後Me —CCNU/5—FU/VCR	53
		放療+手術	41
		單純手術	
GTTSG（7180）（一九八一—一九八五）	210	術後Me —CCNU/5—FU+放療	54
		術後5—FU+放療	59

在這個階段還有門靜脈灌注5 —FU 能否預防結直腸癌肝轉移十分常見。結腸癌切除後約四分之一發生肝轉移，而且往往單純肝轉移，其中一半明顯地死於肝轉移。肝血管灌注5—FU，高劑量抗癌為首先進入肝臟，可以消滅微小轉移灶或癌細胞，而有較小全身性副作用。基於這一點，贏過Tatior 等在一九七九年報告初步結果後，又在一九八五年報告一項樣本較大的隨機試驗，方案仍然是手術加門靜脈持續灌注5—FU+肝素共

七天，每天注入5—FU1000mg，對照組則單純手術。平均隨訪四年。結果對照組一二七例，有五三例死於復發，肝轉移二二例，而試驗組一一七例中，僅二五例死於復發，肝轉移五例。總生存率試驗組有提高。後來瑞士癌症臨床研究所於一九九五年報導用同樣的方法，術後門靜脈灌注5—FU的無瘤生存率顯著高於對照組，復發率降低二一%，死亡率降低二六%。但亦有不同意見，Beart 等（一九九〇）報導二二四例Dukes B和C期結直腸癌術後加或不加門靜脈灌注化療隨機試驗結果平均隨訪五．五年，試驗組和對照組無瘤生存率和復發率無明顯差異。NSABP研究亦觀察到術後門靜脈灌注組無瘤生存率較高，未能證明減少肝轉移。為了進一步證實術後門靜脈灌注5—FU的臨床價值，中國學者在牛津大學臨床試驗研究中心的指導下，進入了一項大樣本的隨機試驗，病例逾萬，尚在隨訪統計中。

結直腸癌輔助化療經歷探索、爭論近三十年，直到一九八八年 Buyes等發表了第一個結直腸癌輔助治療有效的薈萃分析報告，醫學家對結直腸癌輔助化療才有一個共識。Buyes的分析報告包括了八個直腸癌手術並用放療的實驗和十七個各種類型化療的隨機試驗。後者比較結直腸癌術後輔助化療與單純手術的效果，總病例數達六八〇〇例。結果表明，5—FU輔助化療使五年生存率升高五%，導致中位生存增加十個月。因此，強烈推薦開展比過去更大規模的臨床試驗，而且應該更好地針對高復發危險的病人進行聯合化療，這個匯總分析與八〇年代後期大的合作研究結果相符合。亦即是，爭論結果認為輔助化療可望能提高手術治療效果。

三、發展階段

這個階段始於八〇年代末期，直到現在為止，其特點是確立5—FU/Lev 和5—FU/CF為標準輔助治療方案；明確短程（六個月）與長短（十二個月）效果同等，以短程為首選；開拓口服化療方案，特別是UFF（優福啶）、Furtulon（氟鐵龍）、Xeloda（希羅達）的口服治療；有效新藥問世如（PT—11、L—OHP／Xeloda、HCPT等），更有希望提高輔助化療效果。

1、5—FU/Levamisole（5—FU/ Lev）

一九六六年Levamisole（左施咪唑，滅蟲靈）作為有效的驅蟲藥用於臨床。一九七一年在動物實驗中發現它似乎有免疫調節作用，自此以後，它被廣泛用於治療非惡性和惡性疾病。Verhaegen等首先報告Levamisole用於輔助結直腸癌手術治療，他用病例對照的方法，三〇例Ⅰ至Ⅲ期結直腸癌病人數後接受Levamisole治療二年，對照組是三〇例，單純手術。結果實驗組五年生存率七〇％，對照組僅四三％，兩者有明顯差距。歐洲癌症治療研究組織（EORTC）意圖證實Verhaegen的經驗，用安慰劑作嚴格對照，近三〇〇例Ⅲ期結腸癌病例隨機分配到術後Levamisole試驗組或安慰劑對照組，治療一

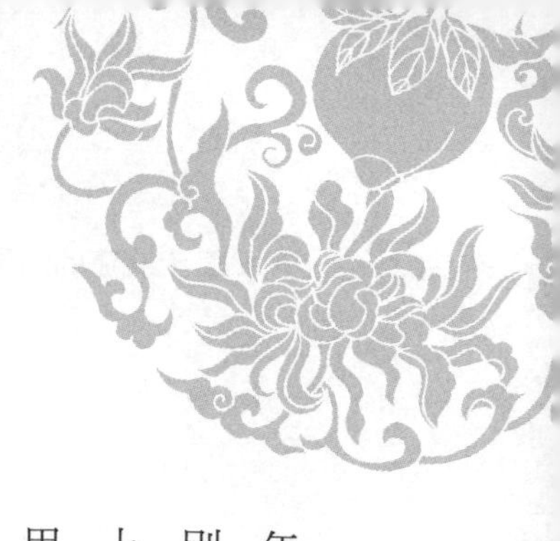

年，雖然五年生存率Levamisole試驗組優於安慰劑對照組（五一％：三九％），但差別沒有統計學意義，而重要的是無瘤生存率（三八％：三五％）是相近的。亦即，上述研究表明單純輔加Levamisole未見明顯增效。後來兩個美國合作組研究資料證實單用Levamisole並無好處。中北部癌症治療組（NCCTG）和Mayo醫院比較了單純手術、手術+Levamisole、手術+Levamisole+5—FU三組治療Ⅱ期或Ⅲ期結腸癌的效果，總例數達四〇一例，聯合用藥是無瘤生存率明顯提高，而且對淋巴結陽性病例的總五年生存率亦優於單純手術組（六二％：五五％，P<0.05）。隨後，合作組間研究（Intergroup—0035）包括中北部癌症治療組（NCCTG）東部腫瘤合作組（ECOG）、西南部腫瘤組（SWOG），共計一二九七例Ⅱ期和Ⅲ期病人，九百多例Ⅲ期病人隨機列入單純手術、或加Levamisole、或加5—FU/Levamisole組，而三二五例Ⅲ期病人隨機列入單純手術組五一％、五四％和六四％。進一步推算，5—FU/Levamisole減少復發危險三九％，減少死亡危險三一％。七年生存率5—FU/Levamisole組作為輔助治療病人耐受性很好，毒副反應不大，偶爾產生骨髓抑制，但嚴重者罕見。在少數病例中出現神經毒性、關節痛、轉氨酶輕度升高等，但這些毒副作用一般較輕，極少會導致治療中斷。由於5—FU/Levamisole在Ⅲ期結腸癌術後病人中具有良好的耐受性和有效性，它在美國被廣泛接受為標準治療方案。同一研究中，Ⅱ期病例數字較少，5—FU/Levamisole治療組七年

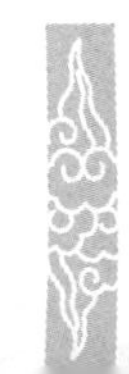

無瘤生存率為七％，而單純手術組為七一％。儘管無瘤生存率提高八％，但這種差異無統計學意義（P=1.10），而且七年總生存率沒有差別，均為七二％（P＝0.83）。西歐更關注5—FU/Levamisole的效果，因為一項荷蘭輔助結腸癌研究（The Netheriands Adjuvant Cliorectal Cancer Project，NACCP）最初報告否認5—FU/Levamisole的益處，該研究報導一千多例Ⅱ期和Ⅲ期結腸癌術後加與不加5—FU/Levamisole的效果，平均隨訪兩年。這個初步報告導致西歐對5—FU/Levamisole方案有效性產生高度懷疑，但在一九九九年的ASCO會議上，NACCP報告最終的研究結果，表明5—FU/Levamisole效果與INT—0035研究幾乎相同。在Ⅲ期的結腸癌病人中，五年無瘤生存率提高二〇五，erqie zai Ⅱ期病人中，生存率的提高同樣有統計學意義。

2、5—FU/CF

以5—FU /CF作為結直腸癌的輔助治療比5—FU/Lev更為合理。後者完全是單憑經驗的方案，Levamisole與5—FU之間作用尚未明瞭，而在5—FU /CF的基本作用機制是清楚的，它們與胸腺嘧啶去氧核苷合成酶形成一個共價三重複合物。在確定5—FU /CF對晚期結直腸癌有效的基礎上將5—FU /CF引入輔助治療中，並進行一系列隨機對照試驗，首先是國家乳腺和大腸外科輔助治療組進行C—03臨床試驗（NSABP C—03），比較MOF與隨機分配到5—FU /CF組五三九例，（CF 500mg /m²，滴注二小時，每周

一次。共六次，5—FU 500mg/m²，在CF滴注一半後推注，每周一次，共六次，每療程結束後休息二周再重複，共用藥八個療程）；分到MOF組五四二例（ME—CCNU 130mg/m²，第一天口服，每十周一次，共用五次，VCR 1mg/m¹，靜注，第一天和第三六天，5—FU 325mg/m²，靜注一—五天和第三六—四〇天十周為一療程，共用五個療程）。結果，5—FU /CF組比MOF組有更高的五年無瘤生存率（六六％：五四％，P＝0.0004）和更高的五年生存率（七六％：六六％，P＝0.003）。作為輔助治療選用5—FU /Lev 抑或5—FU /CF 哪一個應該成為標準方案呢？NSABP在一九八九—一九九〇年間進行了c—04臨床試驗，共有二〇五一例結直腸癌病人加入隨機試驗。5—FU /CF組七一九例（劑量同c—03），5—FU /Lev組七一五例（5—FU 450mg/m²，術後三周靜注，每天一次，連用五天，術後第二九天開始每周一次，連用四八次；Levamisole 50mg 每日三次，連服三天，停十一天重複，用藥一年）；5—FU/CF/Lev組七一七例（5—FU/CF和Lev劑量用法同前）。五年隨訪表明，採用5—FU/CF組方案比5—FU/CF組沒有增加生存率（五年無瘤生存率為六五％：六四％P＝0.04）總生存率也有所提高（七四％：七〇％，P＝0.07）；而5—FU/CF/Lev 組比5—FU/CF組沒有增加生存率（五年無瘤生存率為六五％：六四％，P＝0.67；五年總生存率為七四％：七五％，P＝0.99）。這些結果與c—03試驗結果相同，從而認為5—FU/CF是Ⅱ期和Ⅲ期結腸癌病人可以接受的標準輔助治療方案。

以後一九九一—一九九四年間NSABP進行C—05試驗，病例達二一七六例，將5—FU/CF與5—FU/CF/IFNa（干擾素）進行比較，結果表明增加干擾素，只能增加毒性而並不能提高生存率。

在認可5—FU/CF為標準輔助化療方案的同時，又在CF劑量高低、用藥時間長短（六個月抑或十二個月）問題上進行臨床試驗。其中INT—0089研究具有說服力，這是一個多中心多組間的隨機的前瞻性研究，包括美國東部腫瘤合作研究組（ECOG），西南部腫瘤研究組（SWOG）以及癌症和白血病研究組B（CALGB）。研究物件是高危的II期結腸癌病人（$T_4N_0M_0$）和III期結腸癌病人，共有三七五九例病人納入研究，而且至少隨診五年。隨機分配到下列四組：（1）5—FU/Lev術後十二個月標準治療組；（2）5—FU/低劑量CF（5—FU/LDCF）七—八個月治療組（5—FU 425mg/m^2,d，CF 20mg/m^2,d，每周給藥五天，四—五周為四個療程，共六個療程）；（3）5—FU/高劑量CF（5—FU/HDCF）治療組（5—FU和CF劑量均為500mg/m^2,d，每周給予一次，共六周，休二周後重複，亦即八周為一療程，共四個療程）；（4）5—FU/LDCF/Lev，結果見表六—一二—三，其中5—FU/Lev與5—FU/LDCF/Lev比較，五年總生存率具有顯著差別（五六％：六〇％；P=0.014）。按腫瘤分期進行分層分析，III期病人五年生存率為六〇％：六五％（P=0.0054），II期病人未見差別（II期僅占總例數二〇％）。

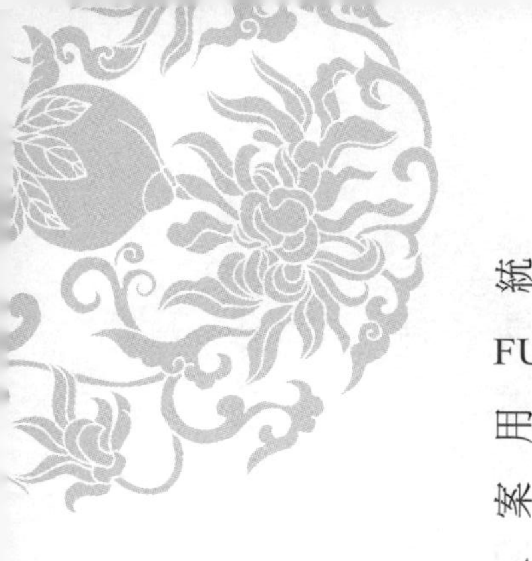

統計學結果表明，雖然在總生存率方面5—FU/LDCF/Lev優於5—FU/Lev但並不優於5—FU/LDCF的治療。結果表明Levamisole 在5—FU/LDCF/Lev治療中不是必須組成部分，用5—FU/CF不必加Levamisole∴5—FU/CF輔助治療六個月是目前最標準的輔助治療方案。

表六—二—三 INT—0089研究各組比較結果

組別比較	%五年無瘤生存率	P值	五年總生存率%	P值
5—FU /LDCF比 5—FU /HDCF	59 60	0.68	65 66	0.056
5—FU /LDCF比 5—FU /Lev	56 59	0.16	63 66	0.099
5—FU /HDCF比 5—FU /Lev	56 60	0.18	63 65	0.20
5—FU /LDCF比 5—FU /LDCF/Lev	60 59	0.24	67 66	0.24
5—FU /Lev 5—FU /LDCF/Lev	60 56	0.014	67 63	0.0074

O'Connell等報告另一個有意義的臨床試驗—NCCTG 894651，論述了結腸癌病人術後是否需要十二個月或六個月的輔助化療成這個重要問題。八九〇例人選，隨機分配試驗，比較了5—FU/LDCF/Lev十二個月和六個月以及5—FU/Lev 十二個月和六個月，

其中三藥5—FU/LD—CF/Lev 六個月與5—FU/Lev 六個月比較，有更多的總五年生存率（七五％：六三％，P＝0.03），但5—FU/Lev 十二個月方案與5—FU/CF/Lev六個月方案生存率相同。結合INT—0089研究結果，推薦5—FU /CF六個月方案而不需要加Lev。

對於Ⅱ期結腸癌，還不明確輔助化療是否有效。國際多中心結腸癌試驗匯總分析（IMPACT）已完成，IMPACT—一一五二六例Dukes B和C期結腸癌病人入選，十年隨訪結果顯示5—FU/CF 使C期病人死亡率降低三〇％（P＝0.003）而 Dukes B期病人僅降低8％。（P＝0.658）；IMPACT—2目的進一步決定5—FU/CF是否對B_2期病人有效。入選病例一〇一六人，中位隨訪時間為五．七五年，結果試驗組無瘤生存率和總生存率無顯著增加。所以認為，5—FU/CF不能作為標準的輔助治療方案推薦給所有Dukes B_2期病人。但是，Woimark等對NSABP四個臨床試驗（c—01, c—02, c—03, c—04）進行比較分析，四個試驗共三八二〇例結腸癌病人，其中一五六五例（四一％）是Ⅱ期，二二五五例（五九％）是Ⅲ期，試驗顯示接受輔助治療病人的五年總生存率和無瘤生存率都有提高，問題是分層分析時發現，輔助化療對Ⅱ期和Ⅲ期病人的作用不一樣大。在c—01試驗中，MOF與單純手術比較，Ⅱ期病人五年生存率提高三％（P＝0.73），而Ⅲ期提高九％（P＝0.05）；在c—02試驗中，門脈灌注5—FU與單純手術比較，Ⅱ期病人五年生存率提高十二％（P＝0.005）；而Ⅲ期病人僅提高二％（P＝0.81）；在c—03試驗

中，5—FU /Lev與MOF比較，Ⅱ期病人生存率提高八%（P=0.003），Ⅲ期提高十一%（P=0.03）；在c—04試驗中，5—FU/CF與5—FU/CF/Lev比較，Ⅱ期病人五年生存率提高四%（P=0.25）Ⅲ期病人亦提高四%（P=0.21），可見輔助治療減少Ⅱ期病人死亡率大多等於或大於Ⅲ期病人。這系列研究表明，Ⅱ期結腸癌總死亡率下降三〇%，而Ⅲ期只下降十八%，在復發率和無瘤生存率亦有類似情況。所以作者認為，Ⅱ期結腸癌病人輔助化療的作用與Ⅲ期病人大致相似，因此Ⅱ期結腸癌病人都迎接手術後輔助化療，不管其他影響預後因素是否存在。

3、口服化療代替靜脈化療

一九九九年ASCO聯合報導兩個UFT治療進展期結直腸癌的Ⅲ期試驗，病例達一千一百餘例，UFT與低劑量5—FU/CF對Ⅱ、Ⅲ期結腸癌輔助治療作用，已完成病理搜集（共一四二五例）UFT+CF組術後服UFT 300mg/m^2,d，CF 90mg/m^2,d，分三次服用，連服二八天，休息一周後重複。5—FU/CF組兩藥均用500mg/m^2，每周一次，六周為一療程，中間休息二周，共用三個療程。目前正在隨訪觀察中，尚未明確結果。至於Xeloda也已有推薦作為術後輔助治療。

4、新藥問世，更有效化療方案湧現

近幾年新藥如Oxalipatina、Xeloda等的臨床應用，證實對轉移性結直腸癌有確切效

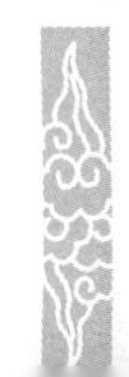

果，而且觀察到Oxalipatina或CPT—11與 5—FU有協同作用，聯合化療時更有效果。已有五個Ⅲ期臨床實驗比較Oxalipatina或CPT—11加5—FU/CF聯合化療方案與單純5—FU/CF靜脈方案的療效（見表六—二—四）。

六—二—四 Oxalipatina或CPT—11加5—FU/CF聯合化療方案與單純5—FU/CF靜脈方案的療效

研究者	例數	治療方案	有效率	無進展生存期（月）	總生存期（月）
Saltg等	457	5—FU/CF CPT—11+5—FU/CF	21 39	4.3 7.0	12.6 14.8
Douillaxd等	338	5—FU/CF CPT—11+5—FU/CF	31 49	4.4 6.7	14.1 17.4
Giacchetti等	200	5—FU/CF Oxalipatina+5—FU/ CF	16 53	6.1 8.7	19.9 19.4
De Gramont等	420	5—FU/CF Oxalipatina+5—FU/ CF	22 51	6.2 9.0	14.7 16.2
Grothey等	219	5—FU/CF Oxalipatina+5—FU/ CF	22 51	5.6 8.0	— —

摘自Grothey A,et al, Proc Am Soc Clin, 20:125a. 2001（abstr496）

這些資料顯示Dxaliplacin或CPT—11與5—FU/CF聯合化療都顯著地提高療效。Boni

等（二〇〇三）報導大樣本的隨機試驗—MOSAIC 實驗人組病歷達二二四八例，二〇個國家與國際性實驗，求證FOLFOX4優於5—FU/CF方案，初步結果三年無瘤生存率為七八%：七三%，復發率下降二三%，次試驗仍進行中。

此外，已有臨床試驗報告Xeloda效果優於5—FU/CF（有效率二六%：一七%，P＜0.0002），而且當5—FU/CF治療無效時，服用Xeloda仍有二一%病人獲得緩解，由此得出一個新問題，在新化療方案中，能否用Xeloda代替5—FU/CF?·Cutsem等（二〇〇三）報告Xeloda方案，即Xeloda加Oxaliatin作為一線藥物治療轉移性大腸癌的Ⅱ期多中心實驗結果，用Xeloda代替5—FU/CF，第一天滴注Oxaliatin 130mg/m²，第一—十四天服Xeloda 100mg/m²，每天二次，每三周為一療程，總體有效率五五%，疾病穩定三一%，比FOLFX方案（Oxaliatin+5—FU/CF）具有較高療效和安全性，且方便節省治療時間。Patt等（二〇〇三）報告Xeloda加CPT—II治療轉移性大腸癌的Ⅱ期多中心臨床實踐結果，第一天滴注CPT—11 250mg/m²，第一天下午至第十五天上午口服Xeloda 1000mg/m²，每天二次，每三周為一療程，總有效率為四二%，病情穩定二九%。這個XELIRI方案與FOLFIRI（CPT—11+5—FU/CF）相比，療效相當（四二%：三三%），而且無進展生存期較長（七·一月：六·五月）安全性更高，更方便。

5、新輔助化療開拓大腸癌化療新前景

大腸癌肝轉移最常見，確診大腸癌時約有二〇%已發生肝轉移；原發大腸癌切除後，約有五〇%出現肝轉移。而能切除的肝轉移只有一〇%—二〇%，其他病人由於腫瘤巨大和（或）肝內多發病灶分佈廣泛而無法切除，而且肝轉移單純手術後，六〇%—七〇%又會復發，其中二〇%—三〇%僅出現右肝臟復發，Adan（二〇〇一）報告七〇一例原發不能切除打大腸癌肝轉移的病人使用Oxaliatin+5—FU/CF時辰化療後九五例（十三．五%）可以切除，且五年生存達三四%，這個結果給臨床學家極大鼓舞，並且重新策劃大腸癌的輔助治療的方式方法，不能手術者先行化療，等腫瘤縮小，再行切除術，術後再加以化療，這樣，無論對原發癌或肝轉移癌都有好處，有可能是晚期大腸癌由於手術期化療（包括新輔助化療、術中化療、術後化療）從治療緩解走向徹底治癒。

回顧結直腸癌輔助化療的發展使人們充滿信心迎接未來。將來結直腸癌化療發展如何呢？一是尋找更有效、毒性更少的新藥，新藥的研製針對不同的靶點，不同發展階段；二是聯合化療的組合更多更合理，如Xeloda代替5—UF/CF，再加上鉑類；三是用藥途徑逐漸趨向更合理，作為輔助治療，全身化療始終是主要的途徑，比其他途徑更符合大腸癌發生發展的生物學特性；四是用藥個體化更突出，不可能一個方案適合各個分期或不同器官的轉移，劑量差異可能更大；五是用藥實際有所改變，如時辰化療有可能進一步發展完善，最近報告Oxaliatin（L—OHP）+5—FU/CF按時辰給藥，使不能切除

的肝轉移癌變為可切除，術後生存率竟高達三四％，令人鼓舞，六是引入免疫治療作為輔助治療。

展望未來的研究，我們堅信結直腸癌輔助治療將會有一個新的飛躍。

第三節 晚期大腸癌的化學治療

一、化學治療藥物

（一）氟嘧啶類

1、5—氟尿嘧啶（5—Fluorouracil，5—FU）

自從Heidelberger於一九五七年首次報告它的抗腫瘤作用以來，5—FU（結構見圖6－3－1）作為抗代謝類藥物已廣泛用於臨床治療近五年，至今仍是治療大腸癌的主要藥物。5—FU的抗腫瘤作用的主要機制有兩方面：一方面是5—FU進入體內後活化成5—FUTP和5—FDUTP後分別以為代謝摻入RNA和DNA，干擾他們的合成。另一方面是在體內或化成5—FdUMP後抑制胸苷酸的過程，最終干擾DNA的合成。由此可見，5—FU雖屬細胞週期特異性藥物，對S期最敏感，但它不能影響RNA的功能，因此對增殖細胞各期都有作用。

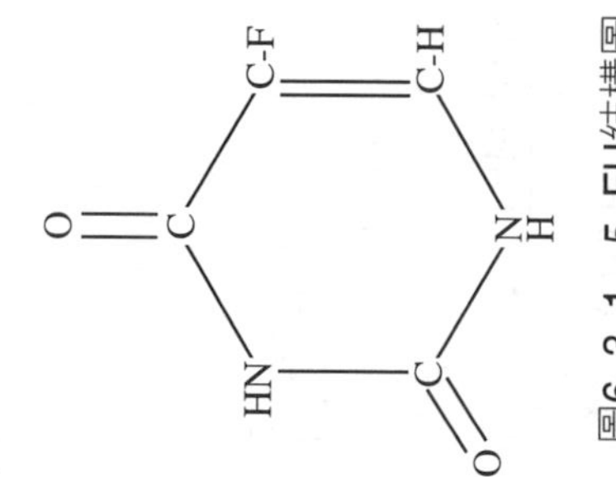

圖6–3–1　5–FU結構圖

5—FU進入人體後迅速分佈代謝，其血漿初始半衰期很短，大約六—廿分，九成通過代謝清除，特別在肝臟。少於五%的5—FU以圓形經腎排出。5—FU經代謝後主要分解成二氫氟尿嘧啶（DHFU），其中其關鍵作用的限速酶稱為二輕嘧啶脫氫酶（dihyropyrim—idine dehydrogenas, DPD），已發現比酶活性在人體時有時辰變化。

2、生化代謝調節

早在一九七五年，美國Roswell Park癌症研究所的Bruckner等在體外實驗中發現，如果外源性地供給大量的醛氫葉酸（leucvorin、CF）可使5—FU的活性代謝物氟尿嘧啶去氧核苷酸（FUDMP）、5,10—CH_2—FH_4與胸苷酸合成酶（TMPS）在靶細胞內形成結合牢固、穩定的共價三重複合物（圖6－3－2），對TMPS

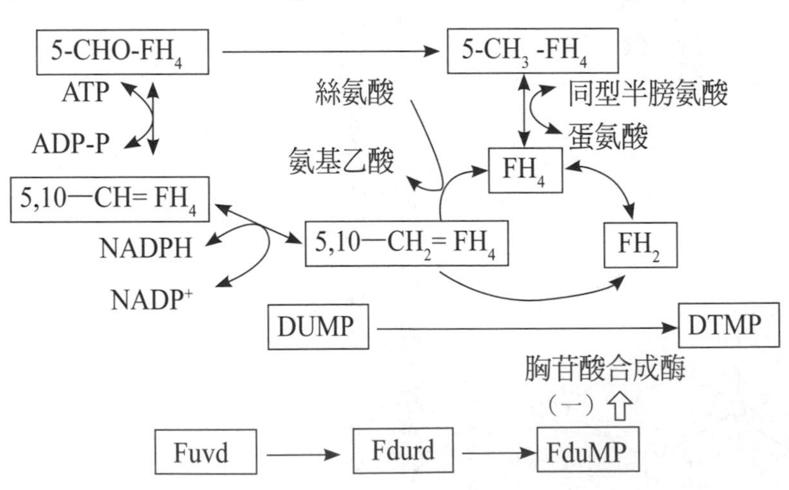

圖6–3–2　三重複合物形成（FduMP，TMPS，5,10—CH_2FH_4）

的抑制作用大大增加，5—FU的細胞毒性作用大大增強。其後進行了各種不同劑量的5—FU/CF的廣泛的臨床研究。據一九九二年Meta分析包括一三八一例九項Ⅲ期隨機臨床試驗比較5—FU/CF與單用5—FU的療效，結果顯示5—FU/CF推注的療效為單用5—FU的一倍（二三％：一一％），但中數生存無影響（十一．五月：十一月）。CF本身無抗瘤作用，但通過改變5—FU細胞內的生化代謝而令5—FU細胞毒作用增加，這種作用稱為生化代謝調節（biochemical modulation）。

此外，在5—FU使用之前（一—二四小時）先用MTX（即序貫MTP/5—FU）可導致細胞內磷酸核糖焦磷酸鹽（PRPP）的蓄積促進5—FU對RNA的抑制。據一項一一七八例包括八個機構的隨機臨床試驗的meta分析，序貫MTX/5—FU的療效和中數生存時間均比單用5—FU為佳（分別為一九％：一○％及一○．七月：九．一月）。其他對5—FU可能產生生化調節的藥物尚有干擾素、磷酸乙酸天冬氨酸（PALA）、順鉑（DDP）、潘生丁（Dipyridamole）、一旦胸苷（AZT）、胸苷（Thymidine）等這些5—FU的生化調節劑的增效作用至今未經臨床證實。

3、臨床使用方法

經過四○多年以5—FU治療晚期大腸癌的臨床實踐，以下幾種5—FU的使用方案已證實為實用可行的有效方法，可供臨床應用時參考。

①Mayo Clinic方案

此方案由美國明尼蘇達大學的Mayo Clinic癌症中心負責組成的合作組對各種不同劑量、用法的5—FU/CF療效和毒性進行比較，尤其是發現使用靜脈推注治療時，低劑量（20mg/m²），中劑量（200mg/m²）和大劑量（500mg/m²）CF的增效作用並無明顯差異，從而選擇簡單便宜的方案推薦臨床使用。Mayo Clinic方案作為CF 20mg/（m²,d）靜脈推注，5—FI 425mg/（m²,d）靜脈推注，每四周連續用五天為一療程。此方案在美國很常用，但近幾年末經過大量臨床使用後發現，Mayo Clinic方案可引起嚴重毒性，主要是口腔潰瘍和腹瀉，甚至可致死（三%—九%）。這是由於5—FU的劑量耐受性有很大的個體差異；臨床使用時需要注意控制5—FU的劑量。

②Roswell park 方案

美國RPCI（Roswell park癌症研究所）是5—FU/CF生化調節的發源地。他們的方案是：CF 500 mg/m²+5—FU600 mg/m²，每周推注1次，八周內連用六周為一療程。

③de Gramont方案（LV5—FU2）

法國的de Gramont綜合了CF生化調節和增效和5—FU持續灌注毒性較小可用至較大劑量的雙重優點，經過反復篩選後採用的de Gramont 方案為：CF 200 mg/（m²,2h）→5—FU 400 mg/m² 靜脈推注→5—FU 600 mg/（m²,22h）持續灌注每二周連續用二天，因此又稱為「雙周療法」。後來此方案被簡化為：CF 400 mg（m^2,2h）→5—FU 400 mg/m^2 靜脈推注→5—FU 2.4—3.6/m^2 加入簡易塑膠瓶作四六小時持續灌注。此療法開始在歐洲、法國、英國等地盛行，現在已在世界各國普遍使用，經隨機Ⅲ期臨床試驗四三三例病人比較de Gramont方案與Mayo方案，結果發現無論從療效（三三%：一四%，P＜0.004）、中數無進展生存期（二八周：二二周，P＜0.0012）和3/4級毒性（一一%：二四%，P＜0.004）均以de Gramont方案為優，但中數生存（六二周：五七周）無差異。

④AIO案

德國Arbeitsgemeinschafe insche Onkiogie（AIO）方案：CF 500 mg/m^2+5—FU 2.6g/（m^2,24h）持續灌注，每周一次；五十天內用六次為一療程。EORTC 40952研究比較AIO（一六四）例、單用5—FU（一六六例）、單用5—FU（一六六例）和Mayo Ciinic（一六七例）三個方案。結果療效（十七%：十%：十二%）、中數PFS（五．六月、四．一月、四．〇月）、中數生存（一三．七月、十三月、十一．一月）。AIO方案的中數OFS較佳（P=0.029）。

⑤TTD方案

這是西班牙的高劑量方案，5—FU 3.5g/（m^2,48h）持續灌注，每周一次。隨機比

較TTD與Mayo Clinic方案在三〇六例病人中進行，結果TTD方案的療程（三〇%：十九%，P＜0.05）優於Mayo Clinic，但中數PFS（二五周：二三．五周）和中樞生存（四八周：四二．五周）無統計學明顯差異。

⑥PVI方案

5—FU為時間依賴性藥物，半衰期短，小劑量長時間持續關注（protracctive venous infu—sion, PVI）可使毒性減輕，而總藥量得以增加。一項Meta分析包括一二一九例共七組隨機臨床試驗比較持續與短時間注射5—FU的作用，結果持續灌注的療效優於推注組（二二%：十四%），中數有效期和中數生存期兩組分別為七．一月：六．七月：十一．三月。PVI方案用5—FU劑量一般為200mg/（m^2,d）連用二—三個月或300mg/（m^2,d）持續灌注一個月。

⑦HAI方案

對於結直腸癌的肝轉移，可使用肝動脈灌注（HAI）5—FU治療，可用5—FU 200mg/（m^2,d）每日一次，連用十四天或者5—FU 1000—1600mg/m^2 24h灌注，每周一次。

4、臨床毒性

人體迅速分裂的組織器官是5—FU毒性反應的主要部位，常見發生於胃腸邊粘膜和骨髓。5—FU的毒性類型和表現隨5—FU劑量、用藥方案和給藥途徑的改變而不同。最常發生的毒性是腹瀉、口腔炎、輕至中度白細胞減少。稍微多見的毒性是輕度噁心或嘔吐、皮膚色素沉著、食管炎、過度流淚或輕度脫髮。長時間靜脈持續灌注時白細胞減少、口腔炎及腹瀉比推注少見，但較多出現手足綜合症。5—FU引起的神經毒性是不常見的嚴重毒性。神經毒性的主要表現為嗜睡、小腦共濟失調和上運動神經元症狀，頸動脈灌注5—FU時特別小心。心臟毒性主要表現為心肌缺血，多發生於以往有心臟病史或胸前區接受過放射治療的病人。

①5—FU毒性的嚴重程度可能與患者體內的DPD酶（dihydroyrimidine dehydngenase）活性有關。已知5—FU進入人體後經代謝活化同時亦被分解成DHFU的關鍵限速酶。臨床觀察發現DPD酶缺乏症的病人，5—FU可引起嚴重的神經毒性。

②氟尿苷（5—fluoro—2—deoxyurdine，Floxuridine，FUDR）

5—氟—2「去氧尿嘧啶核苷」（FUDR，結構見圖6－3－3）是5—FU的去氧核苷衍生物。快速靜注

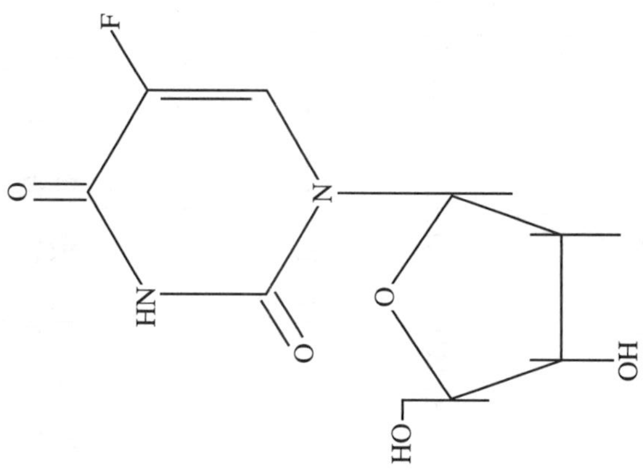

圖6–3–3　FUDR結構圖

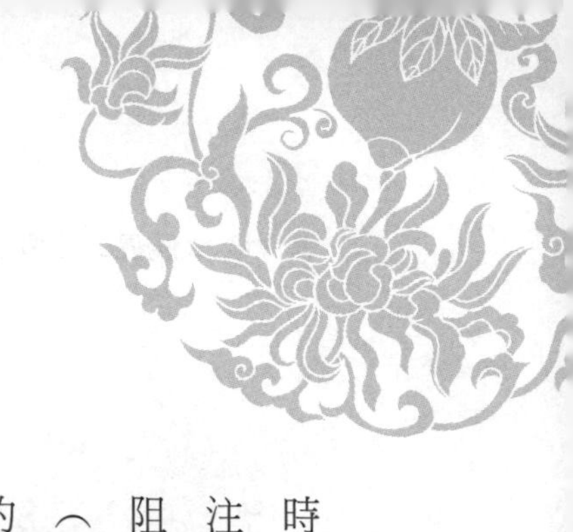

時，FUDR很快降解成5—FU。當連續動脈輸注時，FUDR可轉化成活性型FUDR單磷酸鹽，阻斷DNA的合成。且前臨床多作肝動作灌注（HAI）治療結直腸癌肝轉移。由於肝對FUDR的清除有很高的首過效應（first pass）。藥物可在肝轉移瘤內產生濃度（比全身靜脈治療時高一．五—四倍）。FUDR肝動脈灌注後血中濃度是全身治療時血中濃度的二五％，常用於HAI的劑量為0.1—0.6mg/kg ，連用十—十四天，其有效率五〇％—七一％，主要毒性為胃十二粘膜潰瘍、肝炎、硬化性腸管炎，HAI時加入地塞米松可減輕膽管硬化。對FUDR HAI與其它藥物 如CF、CPT—11、L—OHP聯合使用的經驗正進行探索。

③口服氟嘧啶類藥物

口服給藥有使用方便，不影響病人生活品

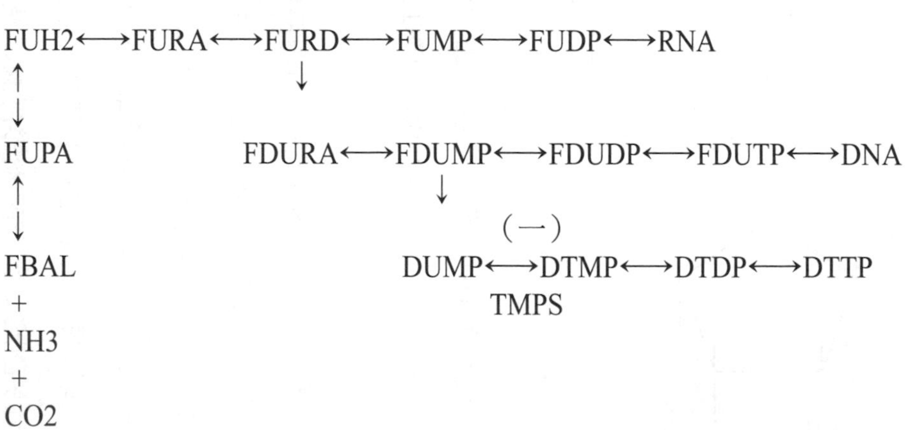

圖6–3–4　二輕嘧啶脱氫酶（DPD）與5—FU降解

質的優點。由於5—FU口服給藥吸收不規則，早年曾研製出5—FU的一種前體藥物——喃尿嘧啶（Ftorafur，FT—207，Tega—fur），但因為腸道毒性和中樞神經系統毒性且療效不如靜脈用5—FU，所以使研究中斷了一段時間。後來一些研究發現FT—207分次，小劑量給藥時，耐受性很好，與靜脈用5—FU隨機或DPD酶抑制劑合用可以提高療效，設計了一些新型的口服氟嘧啶類藥物。

（1）優福啶（Uff，複方喃氟啶，ORZEL）

UFT膠囊由FT—207（Tegafur）：尿嘧啶（Uracil）以一：四克分子體積組成，後者可抑制DPD酶，阻止5—FU的降解（圖6-3-4）。如果同時口服CF，可起連續性雙重生化調節作用。日本報告，每日三—六粒膠囊（見圖6-3-3FUDR的結構相當於Tegafur 300—600mg）UFT治療六九九例癌症病人總有效率二三．三%，其中結直腸癌有效率二五%（14/56）。UFT（300—350mg/m^2,d）與CF（150mg/d）合用的有效率為四二%（19/45，Pazdur報導）。Ⅲ期研究有兩項隨機比較UFT/CF比5—FU/CF，結果其有效率（一二%：十五%和十一%：9%）、TTP（三．五月：三．八月和三．四月：三．三月）OS（十二．四月：十三．四月和十二．三月：十．三月）均無差異。口服UFT的主要不良反應為腹瀉、噁心、嘔吐、腹肌痙攣、食欲減退、乏力、口腔炎等。

（2）希羅達（Xeloda，Capcitabine，卡培他濱）

希羅達是由幾種酶順序活化的5—FUDR的前體藥物，口服希羅達後在胃腸道內經羧酸酯酶代謝成5'—DFCR，再在肝的胞苷脫氫酶作用下代謝為5'—DFCR（即氟鐵龍，Furtu Ion，去氟尿苷，Doxiflurdine，一種曾經在日本生產的具有選擇性抗腫瘤活性，抗惡液質活性和抗轉移活性的口服藥物），然後在腫瘤組織內經胸苷酸磷酸化酶（TP）轉變為5—FU。由於TP酶與腫瘤血管生成因子為同一物質，具有高建的新生血管生成活性和抗細胞之特性，而惡性腫瘤組織比相應的正常組織有明顯高的TP酶活性，因此口服希羅達模擬5—FU的持續灌注，選擇性地殺傷腫瘤細胞。

I期臨床試驗分別在歐洲和美國各二個癌症中心進行，間歇給藥人體的最大耐受劑量為每日1500mg/m²，每日二次，推薦劑量為每日1250 mg/m²，每日二次，推薦劑量為每日666 mg/m²，每日二次。主要的劑量限制性毒性為腹瀉和手足綜合症。結直腸癌II期臨床試驗比較持續口服、間歇口服、與CF口服合用三組的療效，結果客觀有效分別為二一%和二三%。三組TTP分別為四．二月、七．五月和五．四月。推薦單藥每日2500 mg/m²，分二次給藥口服，連用十四天休息七日為一療程。以後，在美國和歐洲、澳洲共三個開放多中心隨機III期臨床試驗比較以希羅達成Mayo方案作為晚起轉移性結直腸癌的一線治療的療效和安全性。結果希羅達（六〇三例）與Mayo Clinic方案（六〇四例）的療效經獨立審查委員會確認分別為二二・四%與十三・二%（P＜0.0001），中為生存時間兩方案相同（均為十三・一日）。常見毒性的發生，手足綜合症以希羅達明顯多見。暫停或減量給藥可消失，其它毒性包括口腔炎、腹瀉、噁心、脫髮和中性粒細胞減少，均比Mayo方案明顯為少。

希羅達所致的腹瀉、手足綜合症嚴重（三級）時常需要暫停藥或減量繼續使用。手足綜合症即「palmar plantar eryehroderma」（PPE，掌足石紅皮症），為手足部位皮膚的皮疹，輕者表現為手掌、足跟皮膚紅腫，伴或不伴觸痛，嚴重者可有水泡、脫屑、脫皮、皺裂、滲出。目前原因尚不清楚，可能與5—FU經DPD酶分解代謝後生產的物質有關。據報導，一種含抗菌成分硫酸FABL巠荃喹啉的石油羊毛脂軟骨局部塗敷可使症狀改善，維生素B_6能減輕手足綜合症引起的疼痛，加用B_6可提高希羅達的劑量，而大劑量（200mg/d），維生素B_6有更好的效果。

(3)Eniluracil（BU，776c85）

Eniluracil為DPD酶的潛在滅活劑，臨床前研究發現用相對很小劑量可迅速而完全地對DPD酶產生滅活。口服生物利用度一〇〇%。顯示吸收良好。I期分0.74mg/m^2，3.7 mg/m^2或18.5 mg/m^2，三個劑量級連用七天，證實其半衰期（$t_{1/2}$）4.5h，10—40mg/d一次口服對DPD酶產生最大滅活且維持一日以上。主要不良反應是乏力、腹瀉、噁心、

嘔吐、口炎。Ⅲ期臨床Eniluracil 10 mg/m^2+5—FU 1 mg/m^2，每日口服二次，共二八天，每五周一療程，四五例結直腸癌有效率二四%。有兩項Ⅲ期臨床研究比較口服Eniluracil +5—FU與5—FU/CF的療效，結果有效率（十二%：十四%，十二%：十三%）、TTP（四・四月：五・三月，四・六月：五・二月）和總生存率（十・八月：十四・七月，十三・三月：十四・五月）均未能超過靜脈5—FU/CF，因此放棄了進一步研究。

（4）S—1

S—1是由FT—207（Tegafur）、CDHP，乳清酸鉀以克分子體積一：〇・四：一混合製成。CDHP抑制DPD酶活性比Uridin強二百倍，乳清酸鉀選擇性抑制乳清酸磷酸核糖轉移酶，組織為腸道內5—FU磷酸化，減少5—FU引起胃腸道反應。Ⅰ期人體最大耐受劑量為45 mg/m^2，每日二次，口服四周，主要毒性腹瀉。Ⅱ期臨床日本報告治療三八例結直腸癌部分緩解（PR）十五例（有效率為三九・五%），3/4度毒性主要有低酪血症（五・三%）、粒細胞減少（五・三%）、腹瀉（二・六%）。近年發現有趣的的是本品對5—FU耐藥的胃癌細胞株有明顯抑制作用。

（二）葉酸類的胸苷酸合成酶抑制劑

此類藥物為葉酸類似藥物，其主要特點是與5—FU不同，能直接抑制胸苷酸合成酶（TPMS），不需代謝活化，不以迅速分解，無插入核酸中干擾DNA，RNA合成的作用。幾種葉酸類的胸苷酸合成酶抑制的作用機制見圖6—3—5、圖6—3—6。早在八〇年代研究的CB3717因在腎小管酸性PH環境下引起沉澱導致幾個病人出現威脅生命的腎毒性，立即停止進一步的臨床研究。

1、Ralitrexed（ZD1694, To-mudex）

Ralitrexed為CB3717的水溶性類似物，不會引起腎毒性。此藥通過還原型也算載體進入細胞內，迅速產生多聚谷氨酸化，抑制TPMS的能力明顯增強，而且在細胞內滯留時間明顯延長。兩項I期臨床試驗分別在英國和美國NCI進行。每三周一次十五分灌注。主要劑量限制性

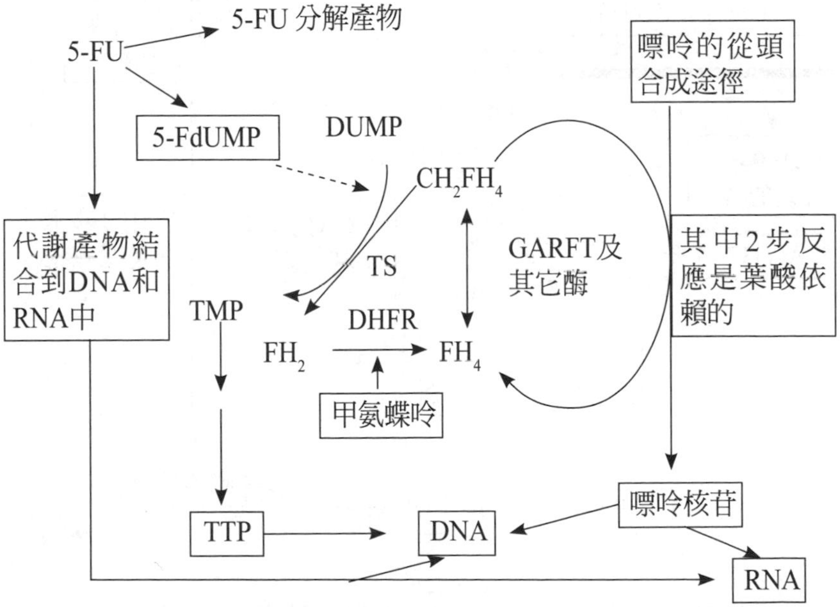

5-FU
5-FU 分解產物
5-FdUMP
DUMP
CH_2FH_4
嘌呤的從頭合成途徑
代謝產物結合到DNA和RNA中
TS
GARFT及其它酶
其中2步反應是葉酸依賴的
TMP
DHFR
FH_2
FH_4
甲氨蝶呤
TTP
DNA
嘌呤核苷
RNA

圖6—3—5　幾種葉酸類的胸苷酸合成酶抑制的作用機制（A）

毒性為食欲不振、乏力、腹瀉、骨髓抑制，也可觀察到血清轉氨酶、鹼性磷酸酶和膽紅素增高，均為可逆性。推薦Ⅱ期劑量3.0 mg/m²。有幾項治療各種實體瘤的Ⅱ期研究，其中以過去未治過的晚期結直腸癌和乳腺癌療效最好，有效率達二六％，主要毒性為3/4級腹瀉、白細胞下降、衰弱和可逆的轉氨酶升高。另3/4級噁心、嘔吐見於一二％的病人，可用止吐藥控制。一四％病人出現斑丘疹，五個病人死於嚴重的藥物相關性血液學控制的敗血症和合併重度胃腸道毒性。

在歐洲進行的Ⅲ期隨機試驗結果令人鼓舞，四三九例以前未治過

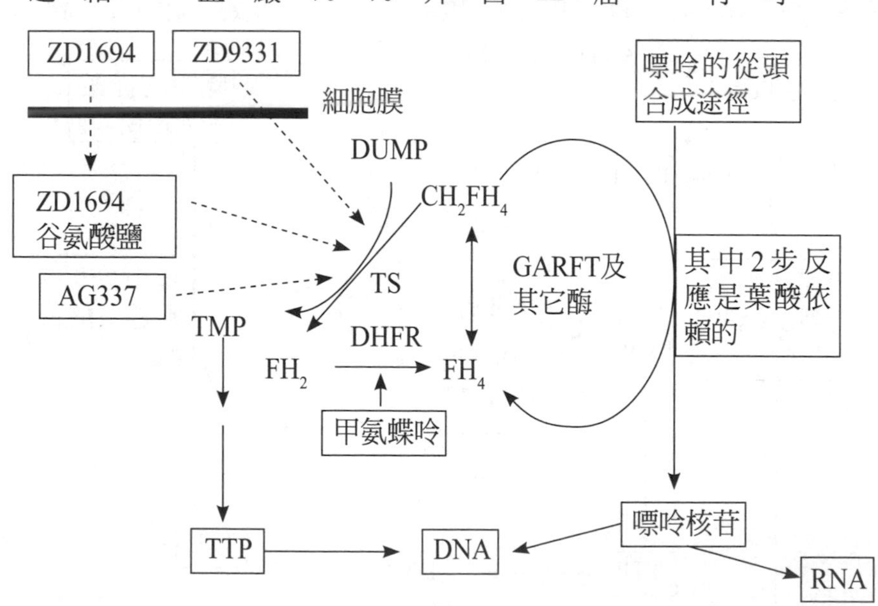

圖6—3—6　幾種葉酸類的胸苷酸合成酶抑制的作用機制（B）

的晚期結腸癌病人隨機接受Raltitrexed 3mg/m^2，每三周一次或5-FU/CF（Mayo Clinic方案），療效分別為二〇%和十六．六%，TTP和中數生存兩組相似，但毒性的嚴重性方面，Raltitrexed比Mayo Clinic方案明顯為低。因此歐洲幾個國家、澳洲、加拿大和日本批准Raltitrexed作為晚期結直腸癌的一線治療。然而，在北美的Ⅲ期臨床試驗，同樣進行Raltitrexed與Mayo CTinic方案作比較，雖然兩組療效（十四%：十五%）相同，但TTP和總生存（九．七月：十二．七月）均以Mayo Clinic方案為優。因此，美國FDA仍未批准Raltitrexed作為轉移性結直腸癌的一線治療。

Raltitrexed作為放射增敏劑在直腸癌病人進行的臨床研究顯示，放射總劑量50.4GY，每次劑量1.8GY時，推薦Raltitrexedde的劑量為2.6mg/m^2每三周一次。

2、Pemetrexed（Multitargeted Antifolate, LY231514, Alimta）

Pemetrexed為多靶抗葉酸藥，在抑制胸苷酸合成酶（TPMS）的同時，也能抑制其它葉酸依賴性酶，包括二氫葉酸還原酶（DHFR）和糖胺核糖苷酸甲基轉移酶（GAR-FT）。Ⅰ期研究發現它可引起粒細胞減少、血小板下降、食欲不振、乏力、胃腸道反應和可逆的肝酶升高。推薦Ⅱ期使用的劑量是600mg/m^2靜推，每三周一次。晚期結直腸癌的Ⅱ期研究用600mg/m^2，每三周一次的療效為十五%，其中有二二%病人因明顯的骨髓毒性而減量。另一研究劑量為500mg/m^2每三周一次，正在加拿大NCI進行。值

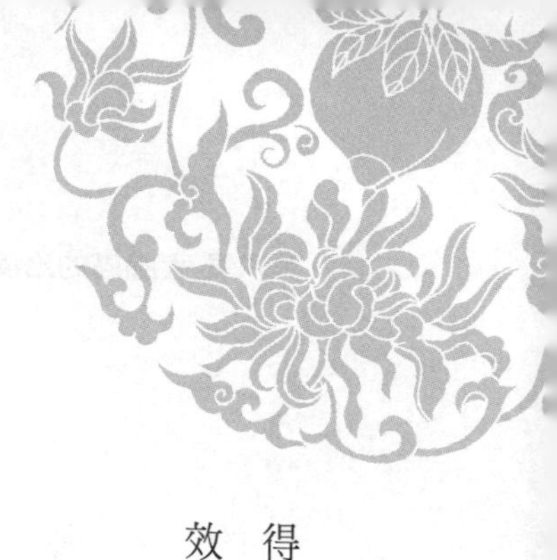

得注意的是，此藥和卡鉑合用惡性間皮瘤，二三例中十四例見症狀改善，10CT證實有效。

3、Nolatrexed（AG337，Thymitag）

AG337和AG331為獨特的脂溶性抗葉酸類似物，可被動進入細胞，由於AG331引起嚴重肝毒性而終止研究，而AG337的耐受性很好，I期研究對頭頸癌、胰腺癌和肝細胞癌有效。II期研究連續五天，每三周為一療程，起始劑量為100mg/m²時，二二例頭頸鱗癌中完全緩解（CR）和部分緩解（PR）各二例（有效一八％），主要毒性為皮疹、粘膜炎、粒細胞減少和血小板下降。研究中有一例死於藥物有關的粒細胞減少性敗血病。

4、ZD9331（Vamidex）

本品為特異性很高的胸苷酸合成酶的抑制劑，體內不需經多聚谷氨酸鹽活化。臨床前研究顯示有廣譜抗腫瘤作用。I期研究的劑量限制性毒性為骨髓抑制、噁心、嘔吐、皮疹和腹瀉。II期臨床作為結直腸癌的二線或三線治療有效。推薦用量90mg/靜推30min，每二週一次與CPT-11合用治療十六例結直腸癌，十四例穩定。現在進行III期臨床研究。

（三）草酸鉑（Oxaliplatin Eloxatin，L-04P，樂沙定，奧沙利鉑，艾恒）

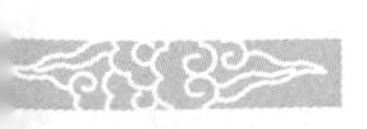

草酸鉑（結構見圖6－3－7）是第三代鉑化物，以二氨基環乙烷（DACH）為載體配基的水溶物複合物。與第一代鉑化物（順鉑，PDD）比較，它有水溶性高，抗癌譜廣，腎毒性和骨髓毒性較輕而神經毒性較明顯的特點。體外實驗研究發現八個對PDD完全沒有活性的結腸癌細胞株，其中六個（包括DLD-1、HCT-116、HCF-15、HT-28、KM20L2和SW-620）可見草酸鉑有抗腫瘤活性。進一步研究認為，與順鉑耐藥有關的錯配修復（MMR）和旁路複製因草酸鉑與DNA形成的鉑化加合物裡DACH環的影響而出現立體障礙。這與順鉑DNA加合物的影響明顯不同。

草酸鉑的六項I期研究中，包括四項為劑量確定的試驗表明，限制性毒性為劑量相關的、累積的、可選的感覺神經異常，其特點為感覺異常或感覺障礙，常因冷刺激引發或加重，四七例病人中有六例出現三級以神經狀態，八三%發生在中位累積劑量540mg/m^2以上。另有二例出現急性、短暫的喉頭痙攣，但所有病人在用藥後均能完全恢復。推薦II期臨床試驗的劑

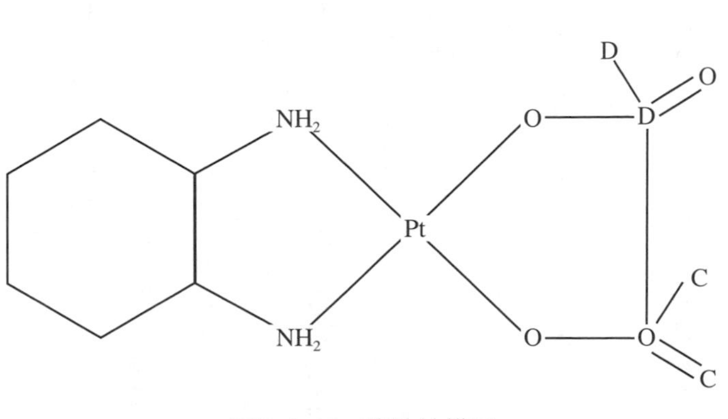

圖6–3–7　草鉑結構圖

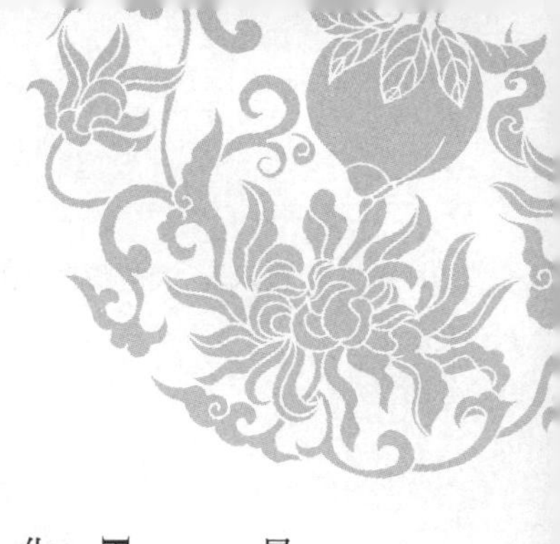

量為130mg/m^2，每三周重複。

單藥草酸鉑Ⅱ期臨床試驗中，上述劑量對初治的晚期結直腸癌的療效為二四%（據Be-Covarn）和二〇%（據Diaz-Rubio），中數緩解期分別為五月和六月，對曾接受過化療（5-FU耐藥）的病人，草酸鉑的有效率分別為十一．三%（Machover）、十．四%（Dian-Rubio）和一〇%（Levi），中數TTP分別為六月和四．五月。

臨床前研究已證實，草酸鉑與5-FU有協同的抗腫瘤活性，對以前化療過的晚期結直腸癌，草酸鉑+5-FU/CF各種用法的Ⅱ期研究療效為一四%（Van Cutsen）、二一%（An-dre）、二七%（Goebe）、四〇%（Cvitkovic）、四六%（de Gramont）。L-OHP+5-FU/CF時辰給藥恒迷給藥治療有效率（五一%：三〇%，P<0.001）明顯提高，但中數生存（十八．六月：十六．五月），中數PFS（十．三月：七．五月）未見統計學明顯差異。時辰調節給藥的高峰時間是，5-FU/CF為4am，L-OHP為4pm。

Ⅲ期隨機比較L-OHP+5-FU/CF與單用5-FU/CF的二項研究中，L-OHP+5FU持續五天灌注（CIV5）與單用CIIN5的有效率（五三%：一六%）、中數PFS（八．七月：六．一月）、中數OS（十九．九月：十九．四月）；另一項L-OHP+de Gramont方案與單用de Gramont方案的有效率（五〇%：二二%）、中數PFS（八．七月：六．一月）、中數OS（十六．二月：十四．七月）。兩項研究顯示，加入草酸鉑到5-FU不同方案中改善了療效和無進展生存。

草酸鉑一般耐受性較好，但仍需注意某些嚴重毒性，單藥草酸鉑引起三—四級粒細胞下降僅五%，與5-FU/CF合用（如FOLFOX4方案）時三—四級粒細胞下降可增加到四一．七%。血小板下降很少見，一般是一—二級。草酸鉑所致的胃腸道毒性中，噁心嘔吐很常見，多是輕—中度（一—二級五二．六%，三—四級七．九%），常規用5HT3拮抗劑可預防和減輕。腹瀉多為輕度（一—二級三九．五%，三—四級二．六%），注意與5-FU類藥合用時可能會增加。口腔粘膜炎見於二一．六%病人。草酸鉑引起的腎功能異常不超過五%，曾在腎功能嚴重損傷且不加水化的四九例病人中觀察，足量草酸鉑的使用不會增加腎功能的損傷。顯示在輕到中度腎功能損傷的病人中，草酸鉑不需要減量，也不需要水化。曾有Meta分析發現，在肝功能（ALT）異常和肝功能正常的病人中比較鉑的清除率無統計學的差異。所以在臨床實踐中，輕度肝功能異常的病人不需要調整草酸鉑的劑量。

值得注意的是草酸鉑的神經毒性。I期研究已發現，累積性神經感覺異常是此藥的劑量限制毒性。草酸鉑引起的神經毒性有兩種，一種是急性感覺障礙常常是在給藥後幾分鐘、幾小時或幾天內迅速發生，表現為肢端和口周的感覺異常，多為輕微、短暫，可因寒冷或接觸冷物體激發而加劇。有些病人可伴有手、腳、頷不自主和痙攣樣肌肉收

縮。另外有一%—二%病人出現咽喉部症狀，可能是咽部感覺遲鈍或肌強直引起短時的呼吸或吞咽困難，個別病人可有窒息感，罕見病人發生支氣管痙攣、缺氧。按照草酸鉑專用的周圍神經毒性的分級標準（一級：短時的感覺異常或感覺遲鈍，下一療程前完全消失；二級：感覺異常，感覺遲鈍持續存在於兩療程間歇期；三級：感覺異常與感覺遲鈍導致功能障礙），Becovarn報告單藥130mg/m^2每三周一次時，一—二級感覺障礙為八四・二%，三級則為十三・二%，其他報告與5-FU/CF合用時，感覺障礙的發生率從六六・二%—七三%，其中三級毒性發生率為七%—十八・二%。急性感覺障礙短暫常見（八五%—九五%），高劑量（130mg/m^2）比低劑量（85mg/m^2）多見。延長灌注時間（從二小時延長到六小時）可防止急性假性喉痙攣的發作。

草酸鉑的另一種神經毒性為延遲性累積性感覺神經異常。當累積劑量780-850mg/m^2時，有一〇%—十五%出現，病人有療程間的感覺遲鈍和感覺異常，逐漸發展到需要精細感覺運動協調的活動（扣紐扣、用筷子、寫字等）產生困難。停止治療後七五%病人經三—五月可從三級神經毒性恢復至一級以下。

有研究認為草酸鉑的神經毒性可能與一過性的鈣依賴的鈉通道功能失調有關。Carba-mazepin（卡馬西平）、Gabapentin（加巴噴丁）的使用，鈣／鎂補充有助於預防和減輕草酸鉑引起的神經毒性的發生。

（四）開普拓（Irinotecan，CPT-11，Campto伊力替康）

開普拓（結構見圖6－3－8）是喜樹鹼的半合成衍生物，水溶性、體內可轉變成比CPT-11活性強十倍的代謝物SN-38，後者在血漿中以高濃度（占八二%）內酯形式出現，內酯形式抑制拓撲異構酶I有很強的活性（而喜樹鹼另一種具打開巨環的羥基形式活性很弱）。

開普拓是第一個拓撲異構酶I（Topo I）的特異性抑制劑。拓撲異構酶I催化DNA單鏈的斷裂。其過程主要是細胞分裂前DNA進行複製時Topo I先於DNA共價結合，形成可斷裂複合物。在DNA磷酸二酯鍵上形成一個單鏈缺口，讓未受損的單鏈從缺口中回轉，而抑制Topo I，使它與DNA形成的可斷裂複合物穩定，DNA單鏈缺口不能重新連接，從而導致DNA單鏈不可逆斷裂，抑制DNA複製的轉錄。

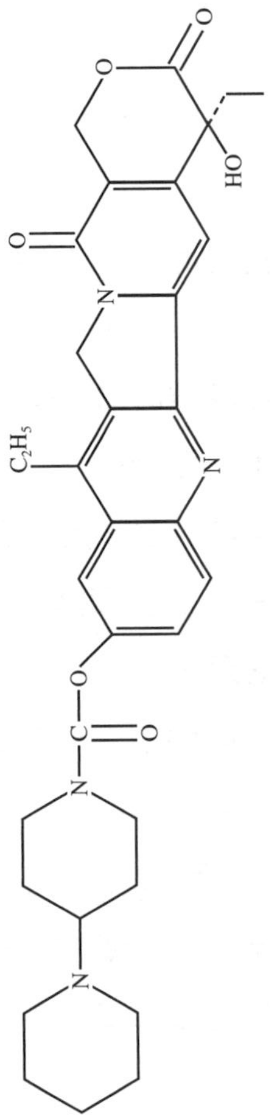

圖6–3–8　開普拓（CPT-11）的結構

這一損傷打斷了細胞週期並導致細胞死亡。

在歐洲進行的Ｉ期臨床為三個劑量方案共治療二三五例病人，其劑量限制性毒性為粒細胞減少、延遲性腹瀉、推薦Ⅱ期劑量為靜脈滴注350mg/m²，持續三十—九十分鐘，每三周一次。Ⅱ期臨床在歐洲六三個癌症中心共四項研究，三六三例可評估，總有效率一三％，病變穩定四二％，即四個月內無治病進展的概率是五〇％，治療後一般情況（PS）改善者四八％，疼痛緩解者達六一％，另外，日本進行的Ⅱ期研究中，六七例患者接受CPT-11每二周150mg/m²或每周100mg/m²，總緩解率為二二％，中數療效持續時間為六．八月。而在美國，三項Ⅱ期研究評估CPT-11對複製結直腸癌療效，五九個癌症中心共三〇四例人組。劑量為100-150mg/m²，每周一次連續四周，停二周為一療程。經獨立評估委員會證實，其有效率為十二．八％，TTP為四個月，生存時間為九個月。因此，CTP-11在日本、美國、歐洲被批准用於治療5-FU治療後復發的進展性結直腸癌。有趣的是，分析第一級治療的效果為十五％—三二％，作為第二級治療的效果為十七．七％—二七％，即CPT-11作為5-FU/CF治療失敗後的第二級治療效果竟與第一級治療效果相近。看來CPT-11作為5-FU基礎的化療無效耐藥性。

二項Ⅲ期多中心隨機、開放、平行研究中，一項比較單藥CPT-11 350mg/m²，每三周+最佳支持治療（BSC），對照組單用BSC，一年生存率（三五％：二〇％）及

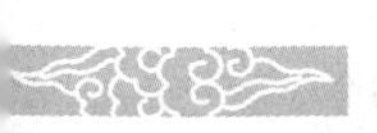

中位生存期（九・二月：六・五月）均以CPT-11組明顯為優。另一項比較單藥CPT-11與最有效的5-FU輸注方案，結果兩組的一年生存率（四五％：三二％），中數生存期（十・八月：八・五月）顯示CPT-11優於5-FU輸注的對照組。

由於CPT-11治療轉移性結直腸癌（二級治療）上述的Ⅱ、Ⅲ期研究表明CPT-11對5-FU耐藥的病人在TTP總生存期、生活品質方面的優越性，推動各國臨床專家把CPT-11與各種5-FU用藥方案聯合用於第一線治療晚期轉移性結直腸癌。三八七例病人隨機進入研究組（CPT-11+5-FU/CF共一九九例，其中CPT-11+AIO共五四例，CPT-11+de Gramont為一四五例）。結果含CPT-11研究組與不含CPT-11的對照組比較，經確認的有效率（四一％—二三％），中數生存期（十六・八月：十四月，P=0.028）均以CPT-11+5-FU/CF研究組為優。因此，有充分理由考慮把CPT-11與5-FU/CF聯合方案作為結直腸癌的一級標準治療之一。

開普拓的不良反應包括急性膽鹼能綜合症（藥物滴注中或滴注後廿四小時內出現早期腹瀉、腹絞痛、大量出汗、流涎、流淚等，見於八三％的病人和四九・一％療程，可自行減退或用阿托品後緩解），噁心嘔吐（十八・九％病人、六・九％療程），乏力虛弱（十七％病人），脫髮（八六％病人，其中五三％完全脫髮）。其他輕度而少見的不良反應有貧血（八・九％為三—四級），血小板減少（小於一％），粘膜炎（一％），

皮膚反應（一％），呼吸系統症狀（一％），心臟疾患（一％）等。

嚴重的不良反應表現為遲發性腹瀉和中性粒細胞減少。開普拓引起的遲發性腹瀉意為給藥二四小時後發生的腹瀉，中數腹瀉起始時間是用藥後五天，開始為稀便，迅速變成水樣頻繁腹瀉，嚴重者引起水、電解質紊亂而威脅生命。嚴重腹瀉見於三八・五％病人和十四％療程，首次水便後立即洛呱丁胺（Lopramide，易夢停）2mg，每二小時末次稀便後仍持續十二小時，最多用四八小時為止。如四八小後仍未控制，應加強輸液，糾正電解質紊亂，同時用其他止瀉藥，如奧曲肽（Ocreotide, Sandostain，善得定）。三—四級中性粒細胞減少症見於六・二％病人和一・七％療程，嚴重中性粒細胞減少伴感染出現在五・三％的病人和一・一％的療程。由於嚴重的遲發性腹瀉和嚴重的中性粒細胞減少，可直接威脅病人的生命，儘管這些嚴重不良反應的發生率不是很高，而且仔細觀察及時處理絕大部分是可逆的，但對於一般情況較差（P.S評分≥3），治療前膽紅素水準異常升高，腹部盆腔接受過放療的病人，建議使用CPT-11每周或二周一次，適當減少劑量，以保證病人的安全。

（五）其他藥物

老藥絲裂黴素（Mitomycin C）過去也曾用於治療晚期結直腸癌，因有些病人可出現嚴重骨髓抑制且療效欠佳，目前除了與5-FU、放療合用治療直腸癌外已極少使用。亞硝脲類藥物包括卡氮芥（BCNU），環己亞硝脲（CCNU, Lomustin）和甲環硝脲（Me-CCNU，Semustin）在七〇—八〇年代曾用於結直腸癌的化療，其中Me-CCNU與VCR、5-FU組成的MOF方案一段時間頗為常用。此外，中國於七〇年代開發的羥基喜樹鹼（Hydroxycamp-tothecin）與開普拓同類，對多種腫瘤（包括結直腸癌）有效，但對結直腸癌的確切療效和合理的劑量方案需按標準的臨床試驗程式進行重新評價。最近開發的拓僖，為純度更高的羥基喜樹鹼粉針劑，亦正在進行臨床評價。另外，一些生物反應調節劑如香菇多糖（Lentinan，天地欣），雲芝多糖肽（PSP），OK-432（Picibanil）等可能通過非特異性免疫機制增強機體的細胞免疫能力克制腫瘤細胞的增長，這些機制也曾用於結直腸癌的治療。

（六）研究中的分子靶點新藥

今年來由於分子生物學的迅速發展，人們對癌症的發生、侵襲、擴散、轉移的分子機制有了進一步認識，並發現了一些與此相關過程中起關鍵作用的蛋白分子。將這些分子作為靶點，利用先進的實驗工程技術，已經研製出一些特異性的分子靶點藥物，其中某些分子靶點新藥可能對結直腸癌有效。

Edrecolomad（17-IA）是鼠的IgG2a的單克隆抗體，可與各種腺癌的37-40KD糖蛋白賴性介導的細胞毒性和CDC（補體介導的溶細胞作用）殺傷靶細胞，經德國多中心

隨機對照研究發現，對Dukes C期腸癌術後輔助治療有效。與不作治療的對照組比較，隨訪五年可降低死亡率三〇%，降低復發率二七%。由於17-IA易導致發生HAMA（人體鼠抗體）。後來的隨機試驗顯示療效比5-FU/CF差，未作進一步的深入研究。

Cetuximad(IMC-C225，Eibitux)為人鼠的嵌合性單克隆抗體，對EGFR（表皮生長因子受體）有高度的新合力，阻斷配基誘導的EGFR磷酸化，抑制酪氨酸激酶的活化。C225對腸癌表達EGFR陽性且對CPT-11無效病人，單藥曾觀察到一一%PR和三七%SD。而且C225+5-FU/CF+CPT-11（二一八例）和單藥C225（一一一例）。結果兩組療效分別為二三%和一一%，中數TTP和中數生存兩組分別為四・一月：一・五月和八・六月：六・九月。另外，對一二〇例標準化療無效的腸癌病人，有人發現C225+CPT-11取得PR二二・五%，SD七%療效。

Erlotinib（OSI-774，Tarceva）是一種抑制HERI的EGFR-TK（酪氨酸激酶）活性的小分子化合物，阻止信號傳導下游，使腫瘤細胞停止增殖。曾在例數不多的Ｉ／Ⅱ期臨床研究似乎對結直腸癌有抗腫瘤活性。

Bevacizumab（Avastn）是第一個有抗血管生成的人化單克隆抗體，它能結合並中和兩個劑量（5mg/kg，10mg/kg）的Arastin組的TTP和有效率均明顯改善，主要不良反應為血栓形成、出血和高血壓。Ⅲ期試驗以Avastin+化療（IFL方案）與單用化療比較治療結直腸癌病人超過八百例，結果MS、PFS、TTP和RR均以Avastin+IFL為優。同時發現與化療合用的病人耐受性良好，反見個別病人有三級高血壓，口服降壓藥可控制。

二、臨床應用

（一）全身化療

1、姑息化療的益處

已知未經治療（化療）的轉移性結直腸癌的中數生存期為五—六月。現今的化療對轉移性結直腸癌僅為姑息性，究竟意義何在？直到九〇年代初，奧地利和北歐胃腫瘤組各有一項隨機研究比較支持治療基礎上加與不加化療的結果，顯示接受化療病人的中數生存比單純支持治療有明顯延長（分別為十一月：五月和十四月：九月），時間大多四—六個月。系統評價（systemic review）表明有客觀療效的病人常伴有症狀的改善和較好的生活品質。這些研究說明，對晚期結直腸癌病人，全身姑息性化療是有價值的。

2、以5-FU為基礎化療的建立

自從一九五七年發現了5-FU的抗腫瘤作用並用於晚期轉移性結直腸癌的全身治療以來，大量資料指出，5-FU的療效是肯定的（大約十%—十五%）。根據許多實驗研究發現某些藥物通過改變5-FU的生化代謝增強其細胞毒作用。其中醛氫葉酸對5-FU的生化調節（5-FU/CF）經臨床研究證實比單用5-FU療效提高一倍（二三%：一一%），

但中數生存未能改善（十一．五月：十一月）。但是，大量的臨床研究未能確定最佳的5-FU/CF生化調節方案。由於臨床比較小、中、大劑量CF（20mg/m²,d）和5-FU（425mg/m²,d）共五日的Mayo clinic方案（如Machover、Rark方案等）也可使用。

5-FU半衰期（六—十分鐘）短，進入體內後迅速代謝清除，屬於時間依賴性藥物，較適合長時間灌注。實踐證明，長時間小劑量連續灌注（PVI）可用至一個月（300mg/m²,d）甚至三個月（200mg/m²,d），病人均能很好地耐受。Meta分析比較，持續灌注療效優於推注（二二%：十四%，P=0.0002），同時延長了病人的生存期十二．一月：十一．二月，P=0.04）。其他較大劑量持續灌注方案AIO（二四小時，每周一次）和TTD（四八小時，每周一次）和CF生化調節的優點，療效（三三%：十四%，P<0.002）和TTP（二七．六周：二二周，P<0.002）均優於Mayo方案，結果療效相當。5-FU持續灌注需要一些必要的設備，同時造成病人生活上的不便。

總之，對於晚期結直腸癌，5-FU的療效是肯定的，以醛氫葉酸（CF）作為生化調節可使療效提高（Mayo Clinic方案）、小劑量長期持續灌注（PVI）方案、大劑量持續灌注（AIO，TTD方案）以及de Gramont方案均為5-FU常用有效地方案，可供選擇。這些方案也是晚期轉移性結直腸癌目前最基本的化療。

3、二級治療中新藥的作用

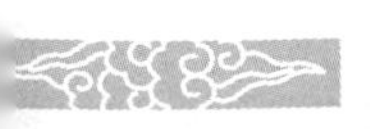

新藥的評價首先在以往用過5-FU或對5-FU耐藥的晚期腸癌的病人中進行。九〇年代陸續經臨床測試的新藥包括直接抑制胸苷酸合成酶的葉酸類藥物（RaTtitrexed，Peme-trexed，ZD，Nolatrexed），口服的氟嘧啶類藥（UFT，Capecitabin，S-1），草酸鉑（OX-aliplatin）和開普拓（Irinotecan）等。這些藥物經II期臨床證實對晚期腸癌有效，其中Raltitrexed療效與5-FU/CF相當，而Capecitabin療效優於Mayo Clinic方案，草酸鉑和開普拓作用機制與5-FU不同。對5-FU耐藥的病人單藥草酸鉑有效十—十一%，而單藥開普拓的兩種劑量方案（100-125mg/m^{2}每周一次，350mg/m^{2}每三周一次）對5-FU耐藥病人有效率均為十三%。因此有理由以草酸鉑或開普拓與5-FU/CF聯用作為一級治療晚期轉移性結直腸癌病人。

對於並非納入新藥研究物件的晚期腸癌病人，第二級治療應該根據一級治療的反應來決定。例如，一級使用5-FU/CF推注方案（Mayo Clinic）無效者，二級可考慮採用5-FU/CF持續灌注各種方案（如de Gramon、PVI方案）。藥物選擇方面，如果一級使用草酸鉑+5-FU/CF無效時，二級治療可考慮開普拓+5-FU/CF各種方案，或者使用非胸苷合成酶抑制方案，如草酸鉑+開普拓。

4、新藥加入後的一級治療

草酸鉑或開普拓與5-FU/CF合用和單用5-FU/CF的III期臨床隨機比較研究已證實，

加入新藥草酸鉑或開普拓到5-FU/CF後，治療有所提高，生存亦有改善。因此目前推薦，兩者（Oxaliplatin+5-FU/CF即FOLFOX方案，Irinotrcan+5-FU/CF即FOLFIRI方案）均可用於一級治療（表六—三—一）。法國一項Ⅲ期研究比較兩個方案使用次序不同的療效，即FOLFOX——FOLFIRI與FOLFOX的隨機比較。結果表明，作為第一級時，FOLFOX的有效率（五六％）與FOLFIRI(五七．一％)相同，與PFS（無進展生存期）兩者（八．九月：八．四月）無差異。作為第二級時，兩方案的有效率分別為二一％和七％以FOLFOX略勝。

表六—三—一

研究者	治療方案	RR（％）	OS（月）	P
Doullard	5-FU/CF/Irinotecan	41	17.4	<0.05
	5-FU/CF	23	14.1	
Saltz	5-FU/CF/Irinotecan	39	14.8	
	5-FU/CF	21	12.8	
	Irinotecan	18	12	<0.05
De Gramont	5-FU/CF/Oxaliplatin	51	16.2	<0.05
	5-FU/CF	22	14.7	NS
Giachetti	5-FU/CF/Oxaliplatin	53	19.4	<0.05
	5-FU/CF（時辰調節）	16	19.9	NS

為了進一步評價上述各種方案作為一級治療晚期轉移性腸癌的療效和毒性，一項包括美國、加拿大等六個合作組名為N9741Ⅲ隨機研究已有初步結果。原來六個方案中因其中三個含Mayo Clinic方案毒性太大而被放棄，剩下三個方案：IFL（sal方案，開普拓+5-FU/CF，每周一次）方案、FOLFOX4方案（草酸鉑+de Gramont方案）和IR+Oxai（即Wasserman方案，每三周）方案。三個方案共七九五例晚期腸癌病人，有效率為：二九%、三八%、二八%；TTP為：六．九月、八．八月、六．七月；一年生存率分別為：五八%、七一%、六五%。毒性死亡似乎以IFL較明顯。

Capecitabin(Xeloda)因有口服方便、類似於5-FU持續灌住骨髓毒性較小的特點，近年來探索能否取代5-FU/CF與草酸鉑合用（XELOX或CAPOX）或與開普拓合用（XELIRI或CAPIRI）作為晚期腸癌的第一級治療。Ⅱ期研究九六例晚期癌症，XELOX療效為五五%，中數PFS七．七月，總生存十九．五月，療效與FOLFOX4相當，但三—四級白細胞下降明顯減少。Ⅱ期研究五二例XELIRI對晚期腸癌的療效為四六%，中數TTP七．一月，中數生存十五．六月，發熱性粒細胞減少僅四%。初步資料顯示，Xeloda可代替5-FU/CF與草酸鉑或開普拓聯合作為晚期腸癌的一級治療。準確的療效和毒性需與5-FU/CF相應的聯合方案作大規模隨機比較後進行評價。

（二）區域化療——肝動脈灌注化療

五—七成的晚期結直腸癌病人出現肝轉移，其中二〇%—三五%的病人肝是唯一的遠處轉移灶。近年來發現，肝轉移的外科手術切除仍可取得良好的、甚至是治癒的效果。術後五年生存率二五%—三五%，五年無病生存率十五%—二〇%，術後的中位生存時間為二八—四十個月。肝轉移切除後大約十五%—四〇%的復發仍在肝內，再次進行切除仍有治癒的可能。為了提高結直腸癌肝轉移的切除率和降低手術後局部復發率，近年來綜合使用肝動脈介入檢塞（TAE）、肝動脈插管灌注（HAI）、射頻消融（RFA）、冷凍消融（CSA）、適形放療（confor-mal radiotherapy）等局部治療與全身化療結合進行了積極的研究。

已知肝對抗癌藥物的清除有很高的首過效應（first pass），肝動脈灌注藥物可在肝轉移瘤內產生很高濃度，而全身毒性很低。HAI的藥物學研究發現，與全身靜脈使用時，肝對藥物的暴露例如FUDR達到一百多倍，其他藥物5-FU（五—十倍）、MMC（六—八倍）、PDD（六—七倍）、ADM（二倍），因此FUDR被認為最適合HAI的藥物。近年亦有少量研究摸索HAI使用L-OHP和CPT-11的經驗，除了產生全身使用時的毒性如腹瀉、噁心、嘔吐、神經毒等外，肝損害的增加和硬化膽管炎、胃十二指腸粘膜潰瘍等併發症也有發生。

曾經對HAI FUDR（0.1-0.6mg/kg.d連用七—十四天）或5-FU（15mg/kg.d連用三—

五天）合併或不合併CF治療結直腸癌的Ⅱ期研究進行分析，有效率五〇%-七八%，中數生存二二—二四月。後來的Ⅲ期隨機對照比較HAI FUDR+D（地塞米松，為了減少膽管炎硬化的發生）與全身FUDR（或5-FU）的療效，結果大多數研究療效有所提高（六二%：十七%，五〇%：二〇%，四八%：二一%），中數生存時間略有延長（十七月：十二月，十五月：十月，十三月：十一月），但總的生存並無明顯改善（五八月：五十月，六十月：六十月，六三月：四九月）。因此，對HAI治療結直腸癌肝轉移，肝動脈灌注的用藥或與全身化療聯合還應作進一步研究。

（三）同時放療化療

晚期結直腸癌以全身化療為主，很少使用放療，但對直腸癌或結直腸癌盆腔侵犯，局部放療可增加對肝瘤的控制、減輕症狀、改善生活品質。在直腸癌局部放療的同時，全身使用抗癌藥進行過許多研究。作為發生增敏機，5-FU研究得最多，CPT-11和L-OHP也有少量研究。近兩年來，由於Xeloda口服方便，體內釋放出5-FU（模擬5-FU的小劑量持續灌注給藥），與放療的合用非常適合。Dunst和Lin探索Xeloda與放療合用的劑量，建議Xeloda 825mg/m^{2}每天二次，口服可連用一—三七天，放療1.8GY/d，總量45GY治療直腸癌，經病理證實有效率（PRR）分別為八〇%、八七%；其中病理證實完全緩解（PRC）分別為五%、二〇%。接著開展的聯合化療（Xeloda 65mg/d每天二

次+L-OHP130mg/m^2）與同時放療（45GY）合用治療直腸癌（即XELOX-RT方案），主要毒性為腹瀉，病人能耐受。據Glynn-Jones和Rodel分別報導，PCR可達三一%和一九%，目前在英國和歐洲正在進行多中心隨機臨床研究。

第四節 大腸癌的輔助化療

至今，大腸癌仍以手術治療為主，但是其治療效果還不夠理想，近三十多年來提高並不顯著。美國癌症協會Cutler統計分析二千五百例結直腸癌資料，外科治療結腸癌五年生存率從一九四〇－一九六〇年由四八％提高到五六％，直腸癌由四四％提高到五〇％。英國牛津大學臨床試驗研究中心收集一九六〇－一九八七年世界各地所有結直腸癌臨床隨機治療資料共計九七組，包含三萬二千餘例。結直腸癌手術治療三年生存率為七四％，直腸癌為六五％；五年生存率分別為五六．一％和四五．一％。至今，大宗病例報告的術後五年生存率都徘徊在七〇％（結腸癌）和五〇％（直腸癌）左右。擴大手術範圍，生存率提高不多，但隨之而來卻是更大的手術損傷、合併症增加。更甚的是，對結直腸癌患者作出診斷時，約有二〇％患者已有肝轉移，單靠擴大切除範圍來改善預後，顯示不可能。因此，不少醫學家探索應用化療等措施作為提高結直腸癌療效的輔助治療。

目前，結直腸癌輔助治療大多數是術後全身化療，除了直腸癌術前化療外，極少施

行術前化療，因為術前化療可能會引起毒性副作用，延誤手術時機，萬一出現腫瘤合併症（如出血、穿孔或梗阻），而骨髓抑制等副作用又影響手術進行。當然，術前化療掌握得當也可以施行，但目前尚未見大宗病例新輔助化療的報導。

一、術後輔助化療

（一）常用藥物

用於治療大腸癌的化療藥物不少於二〇種，但確實有效並不多，主要有下列幾類：

1.氟尿嘧啶和它的衍生物

（1）5-氟尿嘧啶（5-FU）：對晚期大腸癌總有效率約二〇％，一般緩解期二－六個月，亦有個別應用5-FU全身化療治癒直腸癌的報導。5-FU至今仍然是胃腸道腫瘤化療的基本藥物，它與常用抗癌藥物無交叉耐藥現象。5-FU主要通過影響DNA合成的改變RNA功能從而抑制腫瘤生成。5-FU有多種劑型，在應用劑量方面個體差異較大，且有效劑量與中毒劑量相近。一般10-15mg/kg體重，總量六－八克為一個療程。主要毒副作用是胃腸道反應、粘膜炎症和骨髓抑制。近年來注意到它的神經毒性和心臟毒性。

（2）喃氟啶（FT207）：其作用機制與5-FU相同。動物實驗表明其毒性只有5-FU的七分之一－四分之一，化療指數為5-FU的二倍。此藥口服後吸收良好，劑量一般800-1200mg/d，分四次口服，二〇－四〇克為一個療程。也有注射液，15-20mg/（kg,

次），每日一次，靜注或點滴，療程總量亦是二〇—四〇克。還有直腸栓劑，0.5-1g/次，每日一次，此藥毒性低，但實際療程效果不及5-FU。

（3）優福啶（複方喃氟啶，UFT）：是喃氟啶的複方製劑，喃氟啶在體內轉變為氟尿嘧啶而起作用，尿嘧啶可抑制氟尿嘧啶在腫瘤組織中的分解，能相對特異性地增加腫瘤組織中氟尿嘧啶的濃度，因而能有效地持續地抑制癌細胞增長。口服二—四片／次，每日三—四次，總量四百—六百片（每片含喃氟啶50mg，尿嘧啶112mg）。

（4）氟鐵龍（5-DFUR，Furtulon）：是新的氟尿嘧啶的去氧核苷類衍生物，與上述氟尿嘧啶類藥物相比，具有更優的抗腫瘤活力。它進入體內經胸腺嘧啶磷酸化酶（PYNPase）分解出5-FU才產生活性而PYNPase在腫瘤組織中含量遠高於正常組織，所以Furtulon具有一定的抗腫瘤選擇性，全身毒副作用小。據實驗表明，它尚有抗惡液質和抗轉移的作用，劑量600-120mg/d，分三次口服，十四天或廿八天為一療程。

（5）希羅達（Xeloda）又名卡培他濱（Capecitabine）其化學名稱為N4-戊基羧酸-5’-脫氧-5-氟胞嘧啶，是一種新型的5-氟嘧啶氨基甲酸酯，合理地被設計為5-DFUR的口服前藥。希羅達及其中間代謝產物5’-脫氧-5-氟胞嘧啶（5’-DFCR）和5’-脫氧-5-氟尿嘧啶（5’-DFUR，氟鐵龍）沒有細胞毒性。它們通過三級酶鏈反應才被啟動產生5-FU，才引起細胞毒作用。第一步，希羅達被吸收後進到肝臟，被肝內羧酸酯酶（CE）水解為中

間產物5'-DFCR，後者在肝和（或）腫瘤組織中，被胞嘧啶脫氫酶（CYD）轉為次級中間產物5'-DFUR。在腫瘤組織中胸腺嘧啶磷酸化酶（TP）具有高度活性，它將5'-DFUR轉化為5-FU。由於氨基甲酸酯結構使得Xeloda能被小腸吸收，腫瘤組織內的CYD和TP活性特別高，所以絕大部分Xeloda在腫瘤中釋放5-FU，產生良好抗癌作用，而對全身影響較小，這就是Xeloda的優點，推薦劑量為2500mg/（m^2,d）分二次服用，連服十四天，休七天再重服。主要副作用是腹瀉和手足綜合症。

2、撕裂黴素C（MMC）

MMC也廣泛應用於胃腸道腫瘤。成人用量每次6-10mg，每周一次，40-60mg為一療程。單用MMC治療大腸癌的有效率為十二%—十八．五%，緩解期少於三個月。由於此藥骨髓抑制明顯和可引起浸潤性潰瘍，限制了它的應用。

3、氯乙亞硝尿（BCNU）、環已亞硝尿（CCNU）、甲環亞硝尿（ME-CCNU）和鏈尿黴素（Streptozotocin）均對大腸癌有一定療效，有效率分別為十二．五%—十三%、九%—十%、十二%—十七．五%和十五%。美國Mayo醫院曾經將BCNU、Me-CCNU與5-FU比較，認為無論有效率還是緩解時間，BCNU雖然低於5-FU，而Me-CCNU似乎等於或稍優於5-FU。氯脲黴素（chlorozotocin）是一種新型的亞硝尿藥物，治療三四例大腸癌，有效率十八%，中數緩解期為十九．五周。

4、鉑類

鉑類化合物的抗腫瘤活性是Rosenberg等（一九六五）在研究電流對生長中細菌的作用時無意中發現的。通過鉑電極給生長的細菌培養基通交流電時，細菌就停止分裂並長出長長的菌絲。當用事先通過電流的新鮮培養基來培養細菌時，也見到了不同樣的結果。由於已知接受了烷化劑或輻射的細菌會發生菌絲生長，所以Rosenberg就懷疑活性物質可能進入了培養基，也許是電極上可溶性鉑化物的釋放。後來發現鉑可電解成六氯鉑酸而釋放，六氯鉑酸在有銨鹽和光存在時生成鉑複合物—順雙氯雙氨絡鉑，也就是現在常用的抗癌藥順鉑，其治療睪丸癌效果極佳，對肺小細胞癌、膀胱癌和卵巢癌亦有相當療效。可惜腎毒性太大，限制其應用，後來發現同類物—卡鉑，抗瘤譜與順鉑相似，但無明顯腎毒性或神經毒性，故此，在腎或神經毒性限制順鉑用量的情況下，用卡鉑代替順鉑。不過卡鉑的骨髓抑制較突出，亦有劑量限制。草酸鉑（Oxaliplatin,L-0HP）是繼順鉑，直接與DNA形成交叉連接，但與順鉑比較，具有水溶性高、毒性較低、抗瘤譜廣、療效顯著等特點。試驗研究證明它對多種鼠和人的腫瘤細胞株有效，包括對順鉑耐藥的結直腸癌細胞株有顯著的抑制作用。常用劑量為130mg/m^2，每三周一次。藥物切勿用生理鹽水稀釋，避免與鹼性藥物同用。主要劑量限制性毒性為一種特別感覺的神經類，表現為四肢、口腔感覺異常，遇冷時加劇。多個療程反復應用時更明顯，停藥後

可逐漸消失，無明顯骨髓抑制和腎毒性。單藥治療結直腸癌有效率為十％—二四％，常與5-FU/CF聯合應用，對結直腸癌肝轉移效果更為突出。

5、喜樹鹼類

喜樹鹼類（Camptothecine）是一種來自木本植物喜樹的生物鹼，也是至今唯一的一類作用於拓撲異構酶I的抗癌藥，應用於結直腸癌的喜樹鹼類藥物主要有羥基喜樹鹼（HCPT），伊力替康（開普拓，CPT-11）。

（1）HCPT 10羥基喜樹鹼（10-HCPT）是從喜樹中提取的微量生物鹼，經藥理實驗證明，它有較強的抗癌作用和較寬的抗癌譜，它為細胞週期特異性藥物，主要作用於細胞分裂的S期，DNA拓撲異構酶I是其作用靶點。10-HCPT通過抑制拓撲異構酶I，調節DNA的拓撲構象，影響DNA的複製，阻斷DNA的合成，干擾細胞分裂週期，導致腫瘤細胞死亡，常用劑量10-12mg，靜滴，每天或隔天一次，連用十次，但用於治療結直腸癌常與5-FU/CF聯合應用，主要的毒性副作用是腹瀉和骨髓抑制。

（2）CPT-11本藥是喜樹鹼的半合成衍生物，其作用機制是抑制DNA複製所必須的是DNA鬆弛的拓撲異構酶I，主要作用於細胞增殖週期的S期。體內代謝為活性更強的SN38。實驗研究表明對許多人和動物的瘤株有強大的細胞毒作用。臨床主要用於治療對5-FU抗藥的轉移性結直腸癌。也常與5-FU/CF合用。常用劑量為350mg/m^2，每四周一次，連用四週期，該藥可用等滲葡萄糖稀釋慢慢滴注（超過九十分鐘），主要毒性為白細胞減少和腹瀉。CPT-11引起的腹瀉有兩型，即輸注後立即發生的早發型，表現為腹瀉伴絞痛、面紅，可能與膽鹼酯酶抑制有關，可用阿托品防治；另一型為遲發型，用藥後數天（五－七天）出現分泌性下瀉、失水，這時立即口服易蒙停（loperamide）2mg，每二小時一次，直至下瀉停止後十二小時。

（二）實施方案

臨床上治療結直腸癌使用單一藥物是很少的，多數是聯合化療或添加調節劑。最早治療大腸癌的聯合化療方案，是5-FU+BUNU+MMC，對結腸癌有效為二〇%。FalRSon等（一九七四）報導一項隨機分配研究結果，5-FU+BUNU+VCR（長春新鹼）+DTIC（三氮咪唑胺）有效率達四三%。Moertel（一九七五）又提出MOF方案，即5-FU+VCR+Me-CCNU（VCR 1mg/m^2，5-FU 10mg/kg,d，連用五天，每五周重複一次，Me-CCNU 175mg/m^2，第一天口服，隔十周重複），有效率四三．五%，單用5-FU有效率為十九%，Vaughn等（一九八〇）報導5-FU+MMC有效率為四七%。

近年來結腸癌化療的方案除多種抗癌藥物聯合應用之外，還著重添加生物調節劑或生化調節劑。由於幾種新藥出現，新的聯合化療方案就更多了，受到重視的有下列幾個方案：

1、5-FU/Lev方案

即5-FU+Levamisole（左旋咪唑），它作術後輔助化療方案獲得較好效果。結直腸癌根治後二八天開始。靜注5-FU 450mg/m^2，每天一次，連續用五天，以後改每周一次，連用四八周。術後二八天開始口服Levamisole 50mg ，每八小時一次，連服三天，每二周重複一次，共服一年。Moertel等於一九八四年開始臨床隨機試驗，至一九九五年報導最終結果，全部病例隨訪五年以上。此方案使Dukes C期結腸癌患者的術後復發率減少四〇%，死亡率減少三三%。作者認為此方案確實能提高Ⅲ期結腸癌術後輔助化療療效的標準方案。

2、5-FU/CF方案

即5-FU+lencorvn（CF，醛氫葉酸，檸檬膠因子），目前結直腸癌較新和較有效的治療方案。CF能夠增強5-FU的抗腫瘤作用，使治療結直腸癌的緩解率增加一倍。下列實施方案可供參考使用：一般成人患者用CF 20-200mg/m^{2}加入五%葡萄糖溶液250ml，靜脈點滴，二小時內滴完，滴至一半時，靜脈注入5-FU 370~400mg/m^2，每天一次，連用五天為一個療程，每月一個療程，可連用六個療程，緩解率可達三〇%—五〇%。Kemeny的統計證實5-FU/CF比單用5-FU的療效好。Leichman等報導晚期結直腸癌5-FU/CF有效率二三%，而單用5-FU僅十一%。本方案亦有用於術後輔助治療，從一項國際多中心研究表明5-FU/CF可使結腸癌術後復發率減少三五%，死亡率減少二二%。現在此方案已列為結腸癌DukesB2和C期術後標準的輔助治療方案。至於CF的劑量尚有所爭論，但是外科醫生逐漸比較一致傾向於低劑量（20mg/m^2）。因為已有多個試驗證明CF低量與高劑量效果相同，而低劑量毒性副作用更少，費用更低。

3、UFT加CF方案

即單用UFT四片，每日三次，連服三周，休一周再重複，一般用六個療程。若加用CF片則將UFT減為二—三片／次，每日三次，CF片30mg，每日三次，連服三周，休一周再重複，一般服用六個療程。

4、Xeloda方案

術後三周開始口服Xeloda三—四粒（1500-2000mg），每日二次，早、晚餐後半小時用開水200ml吞服，連用二周，停一周再重複，一般術後用藥六個療程。

5、L-OHP加5-FU/CF方案

術後三周開始L-OHP 150-200mg（一般成人量）加入五%GS 250mg滴注（絕不能用生理鹽水稀釋），慢滴二小時，然後用五%GS沖洗輸注管，繼而接上CF 30~100mg（一般成人量）加五%GS滴注，二小時完成，然後，接上5-FU 4000~5000mg（一般成人量）加五%GS的輸注泵，持續輸注四八小時，一般用六個療程。次方案亦未有確切

資料，適用於復發危險性高的Dukes C期結直腸癌術後病人。

（三）基本原則

DukesA或I期直腸癌根治術後不加輔助化療，但要定期隨訪六個療程，也可選用口服UFT/CF或Xeloda 六個療程，如屬B期或復發危險性低、年紀偏大者可以採取定期隨診，不用化療藥物。Duke C期或Ⅲ期病人術後應予輔助治療，可以選用5-FU/CF方案輔助治療六個療程；如復發危險性更高或懷疑切除範圍不夠或懷疑可能遠處轉移（如血清CEA明顯增高）則選用5-FU/CF/L-OHP方案。

二、術中化療

輔助結直腸癌根治術的化學治療可以使術前（又稱新輔助治療）、術後、術中，而術中化療倍受外科醫生重視，原因有三點：(1)結直腸癌最容易肝轉移，腹腔種植和吻合口復發，這與術中微小播散有關，如能術中當時應用抗癌藥物將微小病灶或脫落癌細胞殺滅則可防止或減少術後轉移和復發；(2)術中化療不會延遲手術安排也不影響術後恢復；(3)術中化療所花時間少，目前所用的方法副作用不大，因此，許多外科醫生都樂於在術中施行輔助化療。

目前術中化療方法主要有腸腔化療、腹腔化療、門靜脈灌注化療，先分別介紹如下：

（一）腸腔化療

1.腸腔化療方法

一九六〇年Rousselot等倡用術中腸腔化療，旨在減少癌細胞擴散，提高結直腸癌根治術的療效。按Rousselot介紹，於剖腹探查術中決定可做根治切除時，在結腸癌遠、近段約距離瘤緣八—十公分用布帶環紮腸管，如為直腸癌，則先封閉肛門，術中結紮乙狀結腸中下段腸管，然後用5-FU 30mg/kg，加入注射水50ml，注入癌瘤所在大腸腔內，暫停手術三十分鐘，隨後先結紮及切斷供應癌瘤腸段的動、靜脈，按常規手術步驟完成手術。術後第一、二天，靜注5-FU 10mg/（kg,d）。

2.腸腔化療的原理

迄今，根治性切除術仍然是治療直腸癌的最主要手段，但近二、三十年來儘管採用一系列改進措施（如擴大切除範圍，不觸摸隔離技術，第二次探查術等），根治術後的生存率提高不顯著，仍有半數以上復發和轉移。究其原因，主要由於術前未能發現隱匿的轉移灶，術中未能將瘤灶完全清除或手術操作導致癌細胞播散。在一九九〇年代以前，術後全身化療未能明顯提高生存率。故此，不少人研究改變用藥途徑。Rousslot提出的術中腸腔化療在於減少癌細胞擴散。術中結紮腸管和將抗癌藥注入腸腔內可以阻止癌細胞脫落擴散，殺傷和消滅脫落的癌細胞。而且在血管結紮前，抗癌藥亦可能被吸

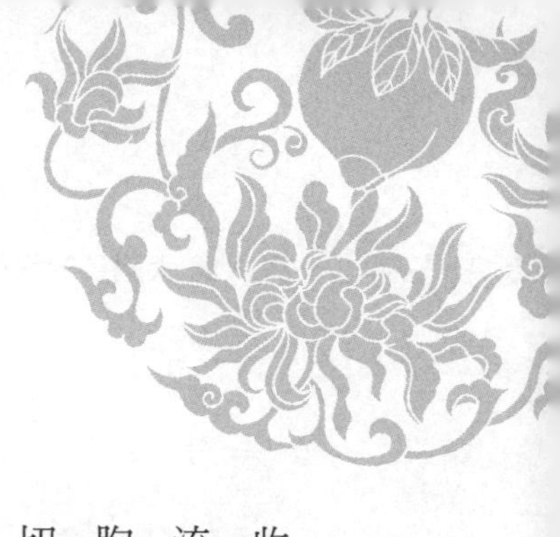

收到引流區域淋巴結及靜脈，特別是門靜脈和肝臟，最後進入全身循環，可殺出同時引流到這些區域的癌細胞。術後第一、二天靜脈注射抗癌藥物是為了消滅全身循環的癌細胞。中心大學腫瘤醫院曾對腸腔化療機制進行探索，十五例結直腸癌患者接受根治性切除術，術中用5-FU腸腔化療，同時在腸系膜靜脈和周圍靜脈按灌腸前，注藥後十五分、三十分分別取血，用微生物法則定血中5-FU濃度。結果表明十五例腸系膜靜脈於灌注後十五分和三十分 5-FU濃度分別為222±79μ（微）g/ml和110±26μ（微）g/ml，而在周圍靜脈血除二例探測出極低的藥物濃度（1.3μg/ml和1.4μg/ml）外，其餘十三例未能測出5-FU。由此可見，腸腔灌注5-FU後，很快就被腸壁吸收，使局部靜脈血液內抗癌藥在短時間內達到高濃度而周圍靜脈血中幾乎測不出，這樣就不必過多考慮全身毒性的問題，而局部高濃度抗癌藥可以殺死術中逸脫的癌細胞，並且阻止其經血道轉移。

3. 腸腔化療輔助結直腸根治術的效果

開始Rousselot使用氮芥注入腸腔，結果無效，皆因氮芥（HN2）是烷化劑類藥物，在溶解後五分鐘即失效。後來改用5-FU。Rousselot（一九七二）對八一例結直腸癌根治術合併5-FU腸腔化療及第一、二天靜注5-FU進行了長期追蹤觀察，Dukes C期病人五年生存率為六五％，八年生存率為五六％，遠較一般報告為高。一九七七年Grossi報導

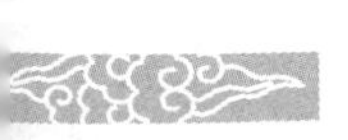

美國五個醫院一項擴大的隨機分配的臨床試驗結果，腸腔化療時C期直腸癌生存率明顯提高。但Lawrence對一五六例可根治切除的結腸癌進行隨機研究，試驗組採用Rousselot的方法外，還在術後的三十天開始口服5-FU，一年內服五療程。結果，試驗組與對照組無明顯著差異，因此，認為5-FU輔助手術治療無肯定效果，有待更進一步觀察或用聯合化療或採用更強有力的新藥。

中山大學腫瘤醫院自一九七二年開始採用Rousselot方法輔助結直腸癌根治術。一九八一年回顧分析二五三例結直腸癌手術組高危（P<0.05）。為了進一步證實腸腔化療的效果，該院從一九八二—一九八四年對入院根治手術的結直腸癌進行隨機分組的前瞻性研究，結果表明，Dukes C期病人試驗組（加腸腔化療）五年生存率為六一．八%，試驗組肝轉移比對照組少得多。此組病例一直隨訪觀察，至一九九〇年十二月統計，Dukes C期病人實驗組八年生存率為二八．五%，而對照組僅五．六%（P<0.05），而且肝轉移少得多（十一．一%：二一．六%）。由此可見，腸腔化療時提高結直腸癌根治術療效和減少肝轉移的重要措施，值得推廣應用。

（二）腹腔化療

腫瘤浸潤至漿膜時，癌細胞常會脫落至腹腔，或者手術時導致癌細胞脫落，或者腫瘤已播散在腹膜上形成肉眼覺察不到的微小病灶，這時無論如何廣泛淋巴清掃或擴大切

除，都難以消除腹膜腔內殘留的癌細胞，往往造成術後復發。為此，不少學者探索以腹腔內注入5-FU可有效地殺傷腹膜面上的微小病灶。韓曉燕等通過對5-FU不同給藥途徑的藥代動力學研究，結果表明大劑量腹腔給藥能在腹腔、門靜脈及肝臟提供高濃度藥物且維持時間長。王娟等報導卡鉑腹腔化療不僅提高腹腔、門靜脈的藥物濃度，而且還在腹膜組織內有一定聚積性，對於殺滅腹腔上臨床病灶，改善臨床分期，控制醫源性轉移，提高治癒率發揮重要作用，卿三華等報導高劑量大容積5-FU腹腔給藥後四小時內腹腔液5-FU濃度是股靜脈血中濃度的二八五倍，門靜脈血藥濃度是股靜脈血藥濃度的十三．五倍，肝靜脈血藥濃度是股靜脈的三．七倍；組織中肝濃度最高，胃和結腸次之，肺和腎最低。Hillan等的實驗證明5-FU腹腔化療不影響結腸吻合口的癒合。

除了用抗癌藥沖洗或留置腹腔內之外，Spralt等（一九八〇）根據癌瘤組織細胞與正常組織細胞對溫度的不同耐受性、熱化療的協同效應以及腹腔解剖學特點，首先設計和應用了腹腔內溫熱灌注（introperitoncal hyperthemnic perfusion, IPHP）化療。

1.IPHP化療的方法

一般是在全麻和心電監護下施行，根治性切除完畢，即於腹腔內置三條矽膠管，其中一條作灌注，另二條作引流，通過灌注儀器不斷灌注加溫的液體維持腹腔內溫度，化療藥物（常用5-FU、MMC或DDP）溶入灌注液中，灌注時間六十—九十分，腹腔內溫度維持在四三度左右，溫度探針與測溫儀連接，監測腹內液、進液及出液溫度。

2.IPHP化療的原理

腹腔內灌注液容量大，內含抗癌藥濃度高，與癌細胞或微小癌接觸面大、時間長，所以能有效地殺滅腹腔的脫落細胞核微小癌灶，而且，由於小癌灶的血管尚未形成或初步形成但缺乏血平滑肌和外膜，在高溫時容易破裂，加上其微血管流量多，僅為正常組織內血流量的二%－五%。在加熱過程中，癌灶的散熱比正常組織正常高，可高出十℃左右。實驗發現，加溫到四十－四三℃癌細胞就開始死亡，而正常組織的臨界耐受溫度為四五．七－四七℃。IPHP是在根治性切除癌瘤後，接受熱療、化療和熱化療的協同作用，消滅腹腔內殘存微小癌灶或癌細胞。此外，腹腔內抗癌藥物也被腹膜吸收進入門靜脈系統到達肝臟，從而對門靜脈和肝臟內可能存在的癌細胞起到殺滅作用。

3.IPHP的效果

關於IPHP化療輔助胃癌根治術的報導較多，其術後三、五年生存率比單純手術IPHP化療六八例，術後局部復發五例，肝轉移四例，死亡九例（隨訪時間三三．四加減五．五個月）。術中肉眼有腹膜廣泛轉移伴腹水的十三例患者中，手術加IPHP化療者八例，半年生存六例，一年生存四例，二年生存二例，而對照組五例無一存活超過八個月。可見，IPHP化療對防治腹腔轉移復發有一定作用。

誠然，IPHP化療療效肯定，特別是對胃腸癌侵犯漿膜和腹膜播散有效，但需特別儀器進行灌注、測溫和控溫，要延長手術時間，對浸潤復發下較深的腫瘤，IPHP化療後仍有腹膜復發。因此，推廣此項療法尚需進一步多中心項目試驗，開發浸透性好的抗癌藥，改進儀器設備和縮短術中灌注時間等。

（三）門靜脈灌注化療

結直腸癌在確診是已有二〇%左右發生肝轉移，在原發灶切除後，異時性肝轉移發生率高達五〇%，屍檢中，結直腸癌肝轉移高達六〇%—七〇%。可見，肝臟是結直腸癌最常轉移的部位，一旦發生肝轉移，預後很差，中數生存期僅六—九個月。因此，預防肝轉移是提高結直腸癌根治性切除術療效的關鍵。

Morales等（一九五七）倡議結直腸癌手術時門靜脈灌注細胞毒物以防止肝轉移，但未受到重視，一九七〇年代英國醫生Taglor（一九七九）發表了他的隨機研究結果：對照在隨訪期（二三個月）中死亡二三例，肝轉移十三例，而試驗組（手術＋門靜脈化療）死亡僅七例，肝轉移二例，兩組有顯著差異。由於這樣的好結果，再次引起學者的興趣，若干合作中心正在進行前瞻性研究。

1.門靜脈化療的方法

通常經臍靜脈或腸系膜靜脈分支或胃網膜右靜脈插管，即時注入抗癌藥或將導管引至腹壁外，術後持續灌注抗癌藥。最簡單的辦法是經大網膜的大靜脈注藥，注完即結紮該靜脈。常用藥物是5-FU加或不加肝素或尿激酶。

2.門靜脈化療的原理

已有證據表明癌栓經腸系膜靜脈進入門靜脈，最後到肝臟，部分形成肝轉移灶，早在一九五七年Dukes就發現直腸癌手術時十七%靜脈擴散。Turnbull發現結直腸癌在手術時三二%在腸系膜靜脈找到癌細胞，他們指出，手術操作有可能將癌細胞推送到血循環，所以提出所謂「不接觸隔離技術」（no-touch isolation technique）。

Almersjo等（一九七五）報告門靜脈持續灌注5-FU 15mg/(kg,d)，周圍血藥濃度通常低於100μg/ml，而同樣劑量作全身化療（靜注）則血藥濃度達到100-300μg/ml；當劑量加到30mg/（kg,d），周圍血藥濃度小於200μg/ml，而靜脈全身化療則因血液等毒性而不能實施。Berger等（一九八六）亦報告門靜脈灌注化療毒性比全身化療很多。亦即，門靜脈化療可以達到門靜脈、肝臟內血藥濃度高水準，能夠有效殺滅該區域的癌細胞，防止肝轉移且全身毒性很低，這就是門靜脈化療的原理。

3.門靜脈化療的效果

Taylor（一九八五）報告對照組一二七例，平均隨訪四年，有五三例死於復發，肝轉移二二例，而手術加門靜脈灌注5-FU 七天（1.0g/d）的一一七例中，僅二五例死於

復發，肝轉移五例，總生存率實驗組有提高。瑞士癌症臨床研究中（一九九五）報告用同樣方法，術後門靜脈灌注5-FU的無瘤生存率顯著高於對照組，復發率降低二一%。但是亦有不同意見，Beart等報導二二四例Dukes B和Dukes C期結直腸癌術後隨機試驗結果，全部病例隨訪一．五—九．五年（平均五．五年），試驗組合對照組的無瘤生存率和復發率無明顯差異。為了進一步證實術後門靜脈灌注5-FU的臨床價值，中國進行了一項大樣本的臨床隨機試驗，病例逾萬，尚在隨訪統計中。

（四）術後化療綜合應用

為了預防和減少術中癌細胞播散，特別是腹腔種植、肝轉移的形成，臨床上將上述三種術中化療方法綜合應用。中山大學腫瘤醫院實施方案如下：結直腸癌剖腹探查證實可以根治性切除的，即結紮病變腸段，腸腔內灌注5-FU 1000-12500mg，然後按常規手術。切除和吻合腸管（或作人工肛門）後，即用大量消毒的清水沖洗，並用2mg%濃度的氮芥（HN2）液浸泡腹腔（氮芥即開即用）5min後吸淨，然後從大網膜靜脈注入5-FU 250-500mg，隨後即結紮該靜脈。關腹前腹腔放置5-FU 1000mg（加水500ml）。術後三周再根據臨床病理分期和復發危險因素，給予不同放化療方案（5-FU/Levamisde或5-FU/CF）。

此綜合應用方案都在術中施行，簡單、易行、不需特殊設備，安全、無明顯毒副作用，其確實效果尚在觀察中。

三、直腸癌輔助放化療

由於直腸癌解剖位置淋巴引流的特殊性及直腸癌本身的生物學特性，無論手術範圍如何擴大，直腸癌根治術後仍有相當高的局部復發率，為了減少局部復發，提高無瘤生存率，醫學家早已開展輔助性治療（術前、術中和術後放療），並獲得一定效果，但近期直腸癌輔助治療多傾向於放化療，不少臨床試驗表明放化療比單純放療或單純化療為佳。

（一）術前放化療

術前放化療可以減少小腫瘤體積，提高手術根治性切除，可以降低局部復發率和提高生存率，可以降低分期，增加保肛可能性。一九九三年Shunate等報導美國安德森癌症中心七七例T3直腸癌應用術前5-FU 300mg/m^{2}靜脈持續灌注一二〇小時／周，並行外照射，放化療後六周施行手術（二五例Miles手術，五例行Dixon手術），術後腫瘤診斷T1—2No占三五％，T3占二五％，T1-3N1占一一％，另二九％未見腫瘤，實際三年生存率八三％，局部復發僅四％，副作用並不比單純術前放療增加，作者認為術前放化療減少局部控制率和生存率和遠處轉移率以及死亡率，EORTC的隨機研究結果顯示，術前放化療雖然對局部控制率和生存率無明顯影響，但可明顯降低肝轉移的發生

率（八％：十八％，P=0.07），通常術前放療劑量45GY。近年來亦有提議用5-FU/CF方案或Xeloda合併放療，爭取更好的效果。術前放化療也有缺點，一是可能延誤手術時間，二是可能造成過度治療（如原屬T1-2的腫瘤不必作術前放化療）。

最近，Theodropulos等（二〇〇二）報導一組八八例直腸癌術前放療加手術的效果，下降期達四一％，病理檢查腫瘤消失為十八％，術後隨訪三三個月，八六．四％的患者仍存活，局部復發僅三例，遠處轉移六例。

（二）術後放化療

可以減少腫瘤局部復發，能夠控制明確的局部殘留的腫瘤，可能提高生存率。近二〇年的臨床資料，輔助放化療對II~III期直腸癌（B2~C），提高生存率。胃腸腫瘤研究所（GITSG）將Dukes B2、C期直腸癌分為純手術組、術後MF化療組（Me-CCNU加5-FU）、術後放療組、術後放化療組，共二二七組，平均隨訪八個月，單純手術組復發率為五五％，放化療組為三三％（P<0.05），隨訪至九四個月，放化療組明顯提高無瘤生存率（P<0.05）。Krook等報告另一隨機研究表明術後放化療可使復發的危險降低四七％。胃腸腫瘤研究組GITSG-7175隨機試驗表明，術後放療比單純手術者療效更好，五年局部復發率為十一％：二〇％；遠處轉移率為二六％：三六％；五年生存率為五九％：四四％。另一個研究室中北部腫瘤治療組Mayo794751試驗，亦證實放療對局

部控制和提高生存率有好處。美國癌症研究所的共識會推薦對T3/4期淋巴結轉移的直腸癌作術後放化療。

術後放化療的缺點是放療引起的腸炎影響病人生活品質，又因術後血運較差影響放化療的效果。

（三）臨床選擇的基本原因

正如上述者，輔助放療或化療較單純手術為優，但是，輔助治療尚有很多問題未完全解決或尚有爭議。例如，是否所有能切除的直腸癌都需要輔助治療？採用何種輔助治療，放療或化療，或放化療？何時實行輔助治療為好？具體的實施哪一個為優等等。

(1)Dukes A期或Ⅰ期直腸癌根治術後可以不加輔助治療。但屬於高危人群（易於復發轉移），例如青少年患者，有明顯家族史，多原發性大腸癌，病理檢查未分化癌或小細胞癌、癌組織P53、CEA和c-erbB-2/neu超表等，宜加術後化療。

(2)Dukes C期或Ⅲ期直腸癌必須加以輔助治療，術前放或（和）及術後放化療。目的是局部控制和預防遠處轉移。

(3)Dukes B期或Ⅱ期直腸癌也應行輔助治療，儘管目前仍有爭論。因為Ⅱ期患者根治術後仍有相當高的局部復發率和遠處轉移，五年生存率也只介於五〇％—七〇％之間。

(4)選用輔助治法時要明確輔助治療的目的。例如對於Dukes C期或Ⅲ期患者著重於局部控制，採用術前放化療就是降低分期，有利於根治性切除和保留肛門，術後放療也是為了進一步加強局部控制，對Dukes A期或Ⅰ期的高危患者著重於預防遠處轉移，更多考慮術前放療或術後化療。對於Dukes B期或Ⅱ期患者既要局部控制，又要考慮淋巴結微轉移的可能，採用術前放化療，使T分期下降。

（四）需要注意的幾個問題

(1)選擇輔助治療要注意個體化，充分考慮患者的體質、病期、經濟狀況、依從性和就醫條件。

(2)首先選用較成熟的輔助治療方案，對年老體弱者不宜用新方案。例如短程、高劑量術前放療加化療的方案，患者術中出血較多，術後恢復較慢，此方案就不宜用於年老體弱者。

(3)輔助治療並不意味著可以降低手術水準。目前直腸癌的基本治療方法是根治性切除，切除範圍要足夠，手術操作要輕巧。全直腸系膜切除術（TME）目前正受到重視和推廣，在TME基礎上加用放化療效果更好。現在公認影響直腸癌治療效果的因素之一是外科醫生，專科醫生非專科醫生的手術效果有顯著的差異。

(4)要多學科醫生配合進行綜合治療，特別是放療醫生設計放療時應與外科醫生商討，瞭解病灶情況。術前放療必須要有較精確地手術分期。

（5）單純放療或化療都比不上放化療好，但同時放化療副作用可能更大些，應加強對症支持治療。

（6）加強治療後隨訪，及時處理併發症，更好地提高治癒率和生活品質。由於尚未確立標準的輔助治療方案，在臨床實踐中更應密切觀察。

第五節 大腸癌的中醫辨證施治治療

一、辨證施治

（一）辨證選方

1、常見分型與治療

（1）濕熱蘊節型

主證：腹部脹痛，疼痛拒按，大便膿血，裡急後重，或伴發熱，肛門灼熱，舌紅，苔黃膩，脈滑數或弦滑。

治則：清熱利濕，解毒化積。

方劑：槐花地榆湯合白頭翁湯加減。

藥物：槐角15克，地榆15克，馬齒莧30克，白頭翁30克，黃連10克，黃柏12克，厚樸15克，蒼朮15克，蒲公英15克，敗醬草15克。

（2）瘀毒內蘊型

主證：腹痛拒按，大便膿血，血色紫黯，裡急後重，煩熱口渴，舌紫黯有瘀點，苔薄黃，脈澀或細數。

治則：活血化瘀，清熱解毒。

方劑：膈下逐瘀湯加減。

藥物：當歸10克，紅花8克，赤芍10克，梔子15克，生地15克，生薏苡仁30克，敗醬草30克，銀花15克，炒皂刺15克，半枝蓮30克。

(3)脾胃虛弱型

主證：面色萎黃，少氣乏力，腹脹隱痛，大便溏薄帶血，血色黯淡，食欲不振，舌淡，苔薄白，脈細無力。

治則：健脾補氣，止血散結。

方劑：參苓白朮散加減。

藥物：黨參15克，茯苓20克，白朮12克，蒼朮12克，生薏苡紅30克，黃花30克，陳皮6克，阿膠12克（烊化），槐花12克，地榆15克，血餘炭20克，舌草30克。

(4)腎陽虧虛型

主證：面色㿠白，少氣懶言，畏寒肢冷，腰膝酸軟，腹痛喜溫，五更泄瀉，舌淡，苔薄白，脈沉細。

治則：溫補腎陽。
方劑：附子理中湯加減。
藥物：制附片10克（先煎），黨參20克，白朮15克，茯苓15克，生薏米30克，補骨脂15克，巴戟天15克，訶子12克，肉豆蔻10克，炮薑10克，炒麥芽30克。

(5)氣血虧虛型

主證：面色蒼白，心悸氣短，形體消瘦，頭暈目眩，腹硬滿拒按，脫肛下墜，舌淡，苔薄白，脈細弱。
治則：益血補氣，健脾補腎。
方劑：兒珍湯合歸脾湯加減。
藥物：黨參30克，白朮15克，茯苓15克，生黃花30克，當歸12克，熟地15克，白芡15克，川芎6克，陳皮6克，廣木香10克，桂圓肉12克。

2、手術後常見分型與治療

(1)脾虛氣滯型

主證：食欲不振，腹脹便秘，舌淡，苔白膩，脈細弱。
治則：補氣健脾，行氣通便。
方劑：六君子湯合小承氣湯加減。

藥物：黨參30克，白朮12克，茯苓15克，陳皮6克，半夏10克，黃芪30克，厚樸15克，積實15克，雞內金15克，麥芽30克。

(2)脾胃虛弱型

主證：氣短乏力，納呆，腹脹，大便稀薄，舌淡，苔薄白，脈細。

治則：健脾和胃理氣。

方劑：香砂六君子湯加減。

藥物：黨參30克，白朮12克，茯苓15克，木香6克（後下），砂仁8克，雞內金12克，麥芽30克，白艾12克，大芍30克，甘草6克。

(3)氣血虧虛型

主證：面色蒼白，神疲乏力，頭暈心悸，食欲不振，排便無力，舌淡，苔薄白，脈細弱。

治則：補氣養血。

方劑：八珍湯加減。

藥物：黨參20克，白朮12克，雲苓15克，當歸12克，熟地15克，白艾15克，川芎6克，大棗30克，黃芪30克，雞內金15克，麥芽30克，陳皮6克。

3、放療後常見分型與治療

（1）脾胃不和

主證：噁心，納呆，腹瀉或便秘，腹脹痛，舌淡紅，苔白或白膩，脈細滑。

治則：健脾和胃，清導通腑。

方劑：香砂六君子湯加減。

藥物：黨參20克，白朮15克，茯苓20克，木香6克（後下），砂仁8克，雞內金15克，麥芽20克，枳殼10克，白芍12克，陳皮6克，甘草6克。

（2）濕熱下注腸絡

主證：腹瀉或便秘，或便血，下腹部疼痛，裡急後重，納呆，舌紅，苔白膩，脈滑。

治則：清熱涼血，斂陰止瀉。

方劑：槐花地榆湯合小薊飲子加減。

藥物：槐角15克，地榆18克，血餘炭10克，仙鶴草30克，椿根皮10克，馬齒莧30克，小薊10克，白芍10克，銀花20克，生地15克，黃連8克，黃柏15克。

（3）熱毒下注膀胱

主證：血尿，尿頻，尿急，排尿不暢，下腹疼痛，或伴有發熱，舌紅，苔薄黃，脈滑。

治則：清熱解毒，利尿通淋。
方劑：八正散合小薊飲子加減。
藥物：木通12克，車前子30克，燈芯草5克，生地15克，豬苓20克，澤瀉15克，白茅根30克，大薊15克，小薊15克，地榆20克，血餘炭10克，甘草10克。

(4)氣血虧虛
主證：面色蒼白，神疲乏力，頭暈心悸，納呆，舌淡，苔薄白，脈細弱。
治則：補氣養血。
方劑：八珍湯加減。
藥物：黨參20克，白朮15克，雲苓20克，當歸12克，熟地15克，白芍12克，川芎6克，黃芪30克，大棗30克，陳皮6克，雞內金15克，麥芽30克。

4、化療後常見分型與治療

(1)脾胃虛弱型
主證：噁心，嘔吐，納呆，腹脹不適，便溏，舌淡紅或淡白，脈細。
治則：健脾和胃。
方劑：陳夏六君子湯加減。
藥物：陳皮8克，法半夏12克，黨參30克，白朮12克，雲苓15克，雞內金15克，麥

芽30克，甘草6克。

(2)氣血虧虛型

主證：面色蒼白無華，心悸氣短，唇甲淡白，頭暈目眩，手指麻痹感，舌淡，苔薄白，脈細弱。

治則：補氣養血。

方劑：八珍湯加減。

藥物：黨參30克，白朮12克，雲苓15克，當歸12克，熟地15克，白芍10克，川芎6克，炙黃芪30克，雞血藤30克，骨碎補30克。

（二）辨病選方

1、專科用藥

本病在辨證分型治療的基礎上，可選用下列藥物加強清熱解毒，散結抗癌的作用：白花蛇舌草，半枝蓮，鳳尾草，馬齒莧，蒲公英，敗醬草，白屈菜，蜈蚣，槐角，苦參等。

2、隨症加減

(1)腹脹腹痛者：加杭艾30克，積實10克，檳榔10克，延胡索15克，川楝子12克，炒萊菔子30克。

（2）排便困難：體實者加大黃9克（後下），川樸15克，積實12克，桃仁10克；體虛者加火麻仁20克，柏子仁20克，鬱李仁20克。

（3）裡急後重者：加廣木香12克，川連10克，檳榔10克，杭芍20克，甘草20克，藤梨根。

（4）便血不止者：加阿膠15克（烊化），血餘炭30克，三七6克，地榆炭20克，榆花15克，仙鶴草30克。

（5）痛引兩肋者：加柴胡12克，鬱金12克。

（6）氣短汗多者，加紅參（蒸兑）10克。

（7）泄瀉不止者，加豬苓30克，訶子15克，罌粟殼10克。

（8）納呆腹脹者，加陳皮6克，雞內金15克，焦山楂12克，穀芽、麥芽各30克。

（9）肛門下墜者，加黃芪30克，葛根30克，升麻10克。

第六節 中西醫結合治療

手術、化療、放療仍是目前治療大腸癌的三大主要方法。對於適應手術、化療、放療的患者確實有良好的效果。但手術會損傷臟腑組織器官，引起創傷出血，放、化療缺乏選擇性，且副作用較大，而且對機體免疫功能有損傷作用。假如癌灶尚未徹底消滅，即使達到一時緩解，仍可迅速復發或轉移。如能在化、放療過程中，配合中醫治療。不但可以減輕毒副反應，使治療得以順利進行，而且能加強抗癌作用，提高臨床療效。在手術、化療、放療後，配合中醫治療，不但可以促進身體恢復，增強免疫功能，而且能繼續發揮抗癌作用，防止復發和轉移，提高生存率。因此在大腸癌的治療中，積極運用中醫藥與手術、化療、放療相結合是十分必要的，也是進一步提高療效的重要途徑之一。另外，對於喪失手術治療機會，又不宜或不願意化療、放療的晚期患者，用中醫藥治療也能取得一定的療效，尤其在緩解臨床症狀，提高生存品質，延長生存期方面發揮了中醫藥特色。

總而言之，在大腸癌綜合治療中，在不同的治療階段，可選擇不同的中醫治療方

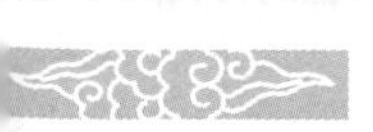

法，其基本原則是：在手術、化療、放療後，視患者具體情況，採取或補、或攻、或攻補兼施的治療。對於穩定期的病人，要定期採用大劑量的散結抗癌之攻反中藥，以防患於未然；對於不能接受手術、化療、放療的病人，如體質尚可，可以攻法為主，輔以扶正治療，如體質弱者，則以扶正為主，以攻為輔。只要運用恰當，中醫治療定能起到協同增效，減毒抗癌的目的。

（一）中醫與手術結合

迄今為止，大腸癌最有效的治療方法仍是手術治療，早期病例可以根治。但由於腫瘤手術切除範圍較大，給患者帶來各種損傷和併發症，同時手術的徹底性也存在問題，因此仍需綜合治療以提高療效。大腸癌患者手術後的中醫藥治療，也是目前常用的綜合措施之一。中醫認為，手術易傷血耗氣，術後患者多表現為氣血雙虧、脾胃虛弱、腑氣不通。治療應以補益血氣、健脾和胃、消導通腑為治則。臨床實踐證明，患者手術積極地配合中醫藥治療，可加速術後的康復，防治術後併發症，預防復發，並儘快地為及時化療創造條件。陳武進報導，用針灸（取穴足三里、關元、天樞、內關等針刺，每日一次）配合中藥口服治療直腸癌術後腸痲痹患者二四例，結果痊癒二〇例，占八三．三%。張蓓等用健脾補氣、瀉下通腑中藥大腸癌術後完全性或不完全性腸梗阻患者三八例，結果痊癒三三例，有效率八七%。

一般而言，大腸癌手術患者，在可進食流質即可服用中藥。

（二）中醫與化療結合

化療是大腸癌綜合治療中的主要方法之一，多用於手術後輔助性化療或失去手術機會或復發轉移的治療。但因其毒性較大，往往會引起很多毒副反應及合併症、後遺症。而中醫藥能扶正培本，提高免疫功能，對化療起到減毒增效的作用，有利於化療的順利進行。化療後，繼續應用中醫藥治療，攻補兼施，能使虛弱的肌體儘快恢復，防止復發和轉移。因此，中醫與化療相結合的治療方法，是大腸癌綜合治療中最常見的方法之一。中醫認為，化療主要損傷氣血，使肝腎虧損，脾胃失調，累及骨髓。因此，治療當以補益血氣，健脾和胃，滋補肝腎為治則。

孔桂芝等採用中藥配合化療治療三期大腸癌術後患者九二例，化療採用MFV、MF、MFE、MFC方案，中醫辨證分為脾腎兩虛、脾胃不和、心脾兩虛等型，基礎方為黃芪30克、黃精、枸杞、雞血藤、槐花、敗醬草、馬齒莧、仙鶴草、白英各15克；脾腎兩虛型加黨參15克、白朮、菟絲子、女貞子各10克；脾胃不和型加黨參15克、白朮、陳皮、茯苓、半夏各10克；心脾兩虛型加黨參、紅棗各15克、茯苓、當歸各10克，並隨症加減。結果治療一年生存九〇例，生存率九七．八三％，治療三年總例數七六例，生存七〇例，生存率九二．一一％；治療五年，總例數五一例，生存三六例，生存率七〇．

五九％。陳乃傑等採用中藥配合MLF方案化療治療晚期大腸癌二六例，中醫辨證分型為濕熱下注型、瘀毒內結型、肝胃陰虛型、氣血虧虛型、脾腎陽虛型、肝腎陽虛型，結果近期有效率三八・四％，略高於對照單純化療組，而在症狀改善，不良反應發生率等方面明顯優於對照組。郭志雄對三八例大腸癌術後患者採用扶正抑癌湯（薏苡仁60克、生曬參、靈芝、三七各10克，黃芪、白朮、苦蕎頭、無花果、豬苓、山慈菇、北豆根各15克，丹參、敗醬草各30克）加化療治療（治療組），與三一例單純化療（對照組）進行對照，結果治療組（$P<0.01$）；中位生存時間（三一・四個月）長於對照組（十八個月，$P<0.01$）；治療組生存率高於對照組（$P<0.05$）；治療組復發率（二一・〇五％）低於對照組（四三・八％，$P<0.05$）；毒副反應發生率低於對照組（$P<0.05$或$P<0.01$）；治療組治療後免疫功能改善（$P<0.05$或$P<0.01$）。

（三）中醫與放療結合

放療是治療大腸癌的方法之一，但放療可引起一系列副作用及後遺症（如放射性膀胱炎，放射性直腸炎等）。在放療期間同時應用中醫藥治療，可達到局部與全身兼治的目的。並可防治毒副反應和後遺症，以取得更好的療效。在放療後，繼續服用中藥攻補兼施，以防止復發和轉移。中醫認為，放射線為熱毒之邪，易傷陰耗氣，治療應以益氣養陰、健脾和胃、涼補氣血為治則。

另外，放療照射多在下腹部，易致濕熱下注腸絡，熱毒下注膀胱，多表現為「本虛彪實」，因此，放療期間除在扶正基礎上，還要注重清熱利濕，解毒活血。朱東晨運用中藥（桃仁10克，丹皮、蒼朮、皂角刺、黃柏、薏苡仁各15克，澤瀉20克）防治直腸癌放療引起的放射性膀胱炎，在治療前服用該方的觀察組六四例患者中，發生放射性膀胱炎八例，占十二．五％，其中二周內治癒七例，占八七．五％；而未服用該方的對照組六四例患者中，發生放射性膀胱炎十八例，占二八．一三％，二周內治癒六例，占三三．三％，兩組對比有顯著性差異（P<0.01）。萬偉等採用地榆煎（地榆20克，白艾、黃柏各15克，青黛10克，煎湯100ml，保留灌腸，每日一次二〇天為一療程），配合思密達保留灌腸，治療十三例直腸癌放療後引起的放射性直腸炎患者，結果治癒十例，顯效三例，總有效率一〇〇％。潘明繼等用扶正養陰湯（黃芪30克，黨參、元參、白花蛇舌草各15克，茯苓、白朮各12克，麥冬、沙參、玉竹、丹參各10克，甘草3克）配合放療治療大腸癌，取得較好療效。

總之，在大腸癌的整個治療過程中，中醫藥均有其獨特的療效和作用，尤其是體現改善症狀，防治術後併發症和放、化療毒副反應，提高生存品質以及延長生存期方面，因此，對中醫治療大腸癌應以其治療的總體療效水準來評價。只要運用恰當，取長補短，中西醫結合療法可取得比任何單一療法更好的療效。

針灸及單、偏驗方治療

（一）偏驗方：

1、赤鏈蛇粉：

組成：赤鏈蛇粉30克，沒食子12克，禹餘糧30克，附子6克，乾薑6克，訶肉10克，肉蔻6克，紫河車粉25克、炙五倍子45克，制乳、沒各15克。

方解：赤鏈蛇粉用於治療慢性瘻管及潰瘍，在本方對主症起直接治療作用，為本方君藥；沒食子蜂科昆蟲沒食子蜂的幼蟲，寄生於殼斗科植物沒食子樹幼枝上所產生的蟲癭，性味苦溫，歸肺、脾、腎經，固氣、澀精、斂肺、止血，治大腸虛滑，瀉痢不止，便血瘡瘍久不收口等。禹餘糧性味甘、澀、平，歸胃、大腸經，澀腸止瀉，收斂止血，質重下降，攻效收澀，用於治下焦不固，腸滑不禁的久瀉久痢。炙五倍子、訶肉、肉蔻澀腸止血，為玉關丸方中的主藥，治久瀉便血不止等症，訶子在抗癌實驗中又能抑制癌細胞生長。故以上三藥可為本方臣藥組。附子、乾薑溫中行氣，散寒止痛，紫河車養血益氣，益腎精，三藥合為本方佐藥組。制乳、沒活血化瘀，消腫止痛，為方中使藥。

功效：澀腸止瀉，收斂止血，抗癌止痛。

主治：大腸癌、肛門癌。

用法：將上藥共研細末備用，每次3克，每日服二次。

2、大戟雄蟾膏

組成：紅芽大戟30克，硼砂10克，蟾酥3克，硇砂30克，兒茶20克，松香30克，雄黃30克，紅升丹10克，白降丹10克，白胡椒10克，血竭30克，白芨30克，煅石膏30克。

方解：紅芽大戟性味苦辛寒，有毒。歸肺、腎經，治水飲，利二便，治水腫、水臌，痰飲、瘰癧、癰疽腫毒。硇砂鹹苦辛溫，有毒，主治積聚，破積血，在抗癌藥理中，紫硇砂對小鼠S180、大鼠腹水癌WK256均有一定的抑制作用。雄黃解毒、殺蟲，抗癌藥理研究證實有抗癌作用。以上三藥與解毒消腫、開竅止痛的蟾酥合為本方君組藥。血竭外用止血生肌、收濕斂瘡；松香燥濕殺蟲，拔毒生肌；煅石膏、白芨、兒茶斂瘡止血，生肌止痛。以上五藥合用有助君藥之抗癌生肌、斂瘡之效，故為本方臣藥組。紅升丹、白降丹解毒消腫、斂濕生肌，為本方佐藥。硼砂清熱解毒，白胡椒解毒、溫中、下氣，共為本方使藥。

功效：解毒抗癌，收濕斂瘡，生肌止血。

主治：大腸癌、肛門癌。

用法：以上各藥共研細末，混勻備用。對腫物未潰者，用香油或凡士林將藥末調成適量軟膏外敷，隔日一次；對已潰者直接撒藥面，每日一次。

3、蟾蛇酒

組成：蟾蜍十五隻（一二〇克／隻）、鮮蛇膽五個、黃酒一・五公升。

方解：蟾蜍性味辛涼，有毒，歸心、胃經，具有破癥結、行水濕、化毒、殺蟲、定痛之功效，治陰疽瘰癧、惡瘡、癥瘕癖積、臌脹、水腫等，在體外抗癌實驗中，蟾蜍水溶液對JTC-26抑制率達九〇％以上，蟾蜍醇和水的提取物經吳藍法實驗，證實對胃癌細胞有抑制作用；蟾蜍皮製劑對S180、兔腫瘤均有抑制作用。該藥在本方中既有抗癌之功效，又有消腫止痛的作用，為本方君藥。蛇膽性味甘苦寒，歸肝、脾經，燥濕，殺蟲，消腫，止痛，治腔腹蟲痛、痔痢，目翳腫痛，在本方中增加君藥解毒抗癌之功為臣藥。黃酒活血化瘀，為引經使藥。

功效：破癥化毒，燥濕止痢，抗癌止痛。

主治：大腸癌、肛門癌。

用法：將黃酒、蟾蜍共放入瓷罐中封閉，然後將瓷罐置入鍋內加水蒸煮二小時，濾

出藥液。再將蛇膽放入濾出藥液中，備用。每日三次，每次15-30ml，飯後服。

4、莪朮散結湯

組成：莪朮10克、白花蛇舌草30克、土茯苓30克、菝葜60克。

方解：莪朮性味辛苦溫，歸肝、脾經，具有破血祛瘀、行氣止痛之功效，臨床應用於腸癌、肺癌、肝癌、宮頸癌，在體外莪朮油對腹水癌L615白血病細胞有直接破壞作用，從莪朮中分得的三種部分對後者的作用更強，動物實驗證明莪朮醇及結晶I等對小白鼠S37、U14、艾氏腹水癌均有抑制作用，能使癌細胞變性壞死，用莪朮油處理的L615白血病細胞對小鼠進行主動免疫亦獲得明顯的免疫保護作用。莪朮既有殺滅癌細胞的作用。又能增加機體免疫功能，既扶正又祛邪，攻補兼施，為方中君藥。土茯苓性味甘、淡、平，無毒，歸肝、胃經，解毒，除濕，利關節，治梅毒、淋濁、筋骨攣痛、腳氣、疔瘡、癰腫、瘰癧，以JTC-26作體外抗癌中草藥篩選試驗中，土茯苓熱水浸出物500mg/ml濃度下，對JTC-26抑制率達一〇〇%，而博來毒素（5mg/ml）抑制率為六六%；對小鼠S180有抑制作用。該藥在本方中能減輕莪朮酸猛破血之功，並增強器官抗癌利濕之功效，為本方臣藥。白花蛇舌草清熱解毒，利濕消癰，有一定抗癌作用，為本方佐藥。菝葜解毒消腫，祛風活血，收斂止血，抗癌而不傷己，為本方的使藥。

功效：活血祛瘀，行氣止痛，抗癌止血。

主治：大腸癌、肛門癌。

用法：水煎，每日一劑分二次服。

5、莧蓮湯

組成：馬齒莧30克、半枝蓮30克、椿根皮20克、莪朮10克、苦參10克。

方解：馬齒莧性味酸寒，歸大腸、肝、脾經，具有清熱解毒、散血消腫之功效，治熱痢膿血，熱淋、血淋、帶下、癰腫惡瘡、丹疳疔。半枝蓮性味辛甘、平，歸心、肺經，具有清熱解毒、散瘀止血、抗癌止痛之功效，治赤痢、疔瘡、瘰癧、瘡毒、癌腫等，民間用本品代茶飲，廣泛應用各種腫瘤的治療，在抗癌動物實驗中對小鼠S180、Ec、腦瘤B22等均有一定抑制作用，尚有較廣譜的抑菌作用。以上二藥均有抗癌解毒之效，合為本方君藥。椿根皮性味苦、澀、寒，歸胃、大腸經，清熱燥濕，止瀉止血，臨床應用大腸癌、宮頸癌的治療，在抗癌實驗中S180、S37、L16、及Hela細胞有抑制作用，本方應用中椿根皮以增強君藥抗癌之效，用為臣藥。莪朮破血行氣，抗癌止痛，為佐

藥。苦參清腸中濕熱，解毒抗癌，為使藥。
功效：清熱利濕，抗癌解毒。
主治：大腸癌、肛門癌、宮頸癌。

6、蟑礬散

組成：蟑螂60克（微炒）、白礬90克。
方解：蟑螂性味鹹寒，破瘀，化積，消腫，解毒，治癥瘕積聚、疔瘡、癰腫等。其去翅足的醇提取物，對鼠S180有顯著的抑制作用，體外證明對S180癌細胞有直接殺滅作用；其醇提取物能使小鼠腹腔巨噬指數顯著增加，毒性小，安全範圍大。一九七六年臺灣生物教師夏端花研究：蟑螂體內有抗癌物質。他說：「由於有機體抗拒、分裂和消化的能力，使蟑螂體內產生一種特別物質，化解了所飼餵的癌毒素。」以上說明該藥對抗癌和破腸積起主要治療作用，為本方主藥。白礬性味酸寒，歸肺、肝、脾、胃、大腸經，解毒殺蟲、燥濕止癢，止血止瀉，清熱抗癌，用於瘡瘍癬、濕疹瘙癢、吐衄下血、瀉痢不止等，為本方輔藥。
功效：解毒化瘀、抗癌止血。
主治：大腸癌、肛門癌、下血症。

用法：蟑螂微炒後與白礬共研為末，每於飯後以溫粥調1.5克口服。

7、苦參方

組成：苦參50克、白蘚皮30克、蛇床子30克、薄荷10克、芒硝10克、大黃10克。

方解：苦參性味苦寒，歸心、肝、胃、大腸、膀胱經，清熱燥濕、祛風殺蟲、抗癌利尿，主要用於腸癌、宮頸癌、肝癌、皮膚癌等，抗癌的藥理方面，其所含苦參鹼及生物鹼對S37、V14、S180抑制率均在三五％左右，所含抑瘕鹼對S37、V14的抑制率均在四〇％以上，以苦參、香葉天竺黃葵為原料製備的香參薄荷油，對多種動物移植性腫瘤和人體胃癌細胞有直接抑制作用。白蘚皮性味苦寒，歸脾、胃經，清熱解毒、除濕止癢，用豆芽法做體外試驗，表面它有細胞毒性，在體內抗癌實驗中，對小鼠S180有一定的抑制活性的作用。以上二藥合為本方的君藥。蛇床子性味辛苦溫，歸腎經，溫腎壯陽、散寒祛風、燥濕殺蟲，與解毒殺蟲、抗癌之雄黃合為本方臣藥。薄荷清熱解毒，疏散風熱，為方中佐藥。大黃、芒硝清熱瀉火、活血化瘀、瀉下軟堅，引藥力下行，為本方使藥。

功效：清熱燥濕、抗癌殺蟲、瀉火解毒。

主治：肛管直腸癌。

8、春蠶丸

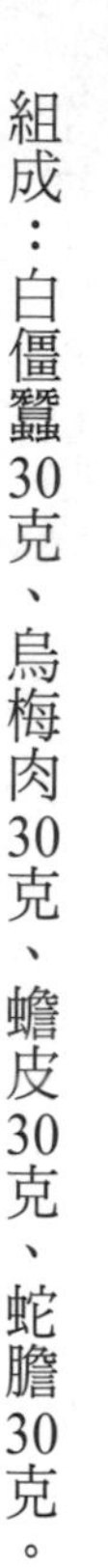

組成：白僵蠶30克、烏梅肉30克、蟾皮30克、蛇膽30克。

方解：僵蠶性味辛、鹹、平，歸肝、肺、胃經，祛風、解痙，化痰散結，治瘰癧結核、風瘡癮疹、丹毒等，在動物體內抗癌實驗中，其醇提取物抑制小鼠S180的生長，在體外實驗，可抑制人體肝癌細胞的呼吸，臨床應用白僵蠶治療大腸癌下血有一定的療效，故該藥為本方的君藥。烏梅肉性味酸平，歸肝、肺、脾、大腸經，斂肺、澀腸、生津、安蛔，用於久瀉久痢，應用腹水癌細胞平板法做體外實驗，證明本品有抑制腫瘤細胞活性的作用，用吃菌體法做實驗，證實烏梅肉有抗腫瘤的作用，在體內實驗中對小鼠S180有抑制作用，對JTC-26抑制率達到九〇%以上（熱水提取物）。烏梅在本方中增加君藥抗癌收澀止瀉之功效，用為臣藥。蟾皮解毒消腫、抗癌止痛，為方中佐藥。蛇膽燥濕殺蟲、消腫、止痛為使藥。

功效：澀腸止痛、抗癌解毒。

主治：大腸癌下血者。

用法：僵蠶微炒，去嘴、足，烏梅肉焙乾，共研為細末，米糊為丸如梧桐子大，每服百丸，飯前白湯送下，每日三次。

9、莪朮豬苓湯

組成：莪朮10克、豬苓30克、腫節風30克、敗醬草30克、露蜂房20克、山楂20克。

方解：莪朮破血祛瘀、行氣止痛，抗癌藥理研究證明它有抗癌作用。豬苓性味淡甘平，歸脾、腎、膀胱經，利水滲濕，治小便不利、泄瀉等。抗癌藥理方面，豬苓水溶液對小鼠S180抗癌效果，在劑量0.5mg/kg體重的情況下，三〇隻小鼠腫瘤完全消退者二五隻，抑瘤率達一〇〇%；以豬苓多糖（PGV-1）0.1mg/kg體重腹腔給藥，對S180抑制率達九七．二%，十二隻荷瘤小鼠有十隻在第五週時腫瘤全部消退，豬苓提取物對JTU-26抑制率為三三．三%，同時對人或纖維細胞毫無抑制作用。以上二藥合用，一攻一補，均具有抗癌作用，為本方君藥。腫節風又名草珊瑚，抗菌除濕，活血抗癌，有一定抗癌作用。敗醬草微苦帶甘，善排膿破血，敗醬草熱水浸物對JTU-26瘤株抑制率為五〇%—七〇%，以之腹腔注射給荷瘤小鼠，對S180抑癌率為五七．四%，臨床治療食道癌、胃癌、腸癌、子宮癌有一定的效果。以上二藥合為本方臣藥。露蜂房甘平、有毒，歸胃經，攻毒、殺蟲、祛風、抗癌，用其以毒攻毒之效，治療癰疽、瘰癧、癬瘡等，在抗癌研究方面，用美藍法試驗發現對胃癌細胞有效，體外實驗中抑制人肝癌細胞，為本方佐藥。山楂消食化

積、活血化瘀，調和本方諸藥之效，為使藥。

功效：清熱利濕、解毒化瘀、抗癌止痛。

主治：大腸癌、肛門癌。

用法：水煎服，每日二次。

10、三甲散

組成：穿山甲尾尖處30克、鱉甲酥30克、地鱉蟲三隻。

方解：穿山甲性味鹹涼，歸肝、胃經，消腫潰癰，搜風活絡，通經下乳，治癰疽瘡腫，風寒濕痹，便毒便癰，蟻瘻瘡多而孔小，氣恃膿血，痢疾裡急後重等，所含穿山鹼有抗白血病的作用，用於臨床有治療作用，穿山甲尾尖處藥效力勝，故選此為方中君藥。鱉甲為鱉科動物中華鱉的背甲，又名團魚、甲魚等。常用水泡，去淨皮肉，洗淨，曬乾。醋鱉甲，先取淨砂入鍋內炒熱，然後加入淨鱉甲，炒至表面微黃色為度，取出篩去砂子，置醋盆內略浸泡，取出，用水漂洗，曬乾，（每用鱉甲50kg，醋15kg）。性味鹹平，歸肝、脾經，養陰清熱，軟堅散結，平肝熄風，治癥瘕積癖，勞熱骨蒸，陰虛風動等，用美藍法試驗，證實它對肝癌、胃癌、急性淋巴型白血病細胞有效，用細胞平板法亦有效，能抑制人體肝癌、胃癌細胞的呼吸，在本方助君藥抗癌

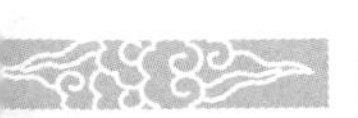

散結，為臣藥。地鱉蟲性味鹹寒有毒，歸肝經，活血散瘀，抗癌止痛，對體外白血病細胞有抑制作用，為本方佐藥、使藥。

功效：軟堅散結、抗癌止痛。

主治：大腸癌、肛門癌。

11、藻蛭散

組成：海藻30克、水蛭6克、半枝蓮20克、黃酒適量。

方解：海藻性味苦鹹寒，歸肺、脾、腎經，軟堅、消炎、利水、泄熱，治癭瘤、瘰癧積聚等。海篙子的粗提取物對U14、S180、淋巴1號腹水型（L.）的動物移植腫瘤有一定的抑制作用；同屬植物褐藻熱水提取物的非透析部分對小鼠皮下移植的S180抑制率高達九三．七%（腹腔給藥，連續十天）。該藥在方中治療大腸腫塊，發揮其軟堅散結、抗癌之效，故為本方君藥。水蛭性味鹹苦平，有毒，歸肝、膀胱經，活血化瘀、軟堅消腫，治蓄血、癥瘕、積聚等，其注射液可抑制精原細胞分裂，體外伊紅法實驗表明，該注射液對腫瘤細胞有抑制作用，在體內實驗中對小鼠肝癌有抑制效果，為本方臣藥。半枝蓮清熱解毒，消腫抗癌，為佐藥。黃酒活血化瘀，引藥下行，為本方的使藥。

功效：化瘀解毒、抗癌軟堅。

主治：大腸癌、肛門癌。

用法：將上藥分別焙乾，研細末後混勻備用，每日二次，每次3克，黃酒沖服。

（二）中醫針灸治療大腸癌

針灸療法是中醫學的重要組成部分，廣泛應用於各種疾病的防治，在腫瘤的防治方面也發揮了較大的作用。

針灸與藥物治療腫瘤各有特點。藥物可「消堅磨石」，但「堅頑之積聚」，在「腸胃之外，募原之間，外藥物所能猝及。」因此，「宜薄貼以攻其外，針法以攻其內，艾灸以消散固結。」可以「估藥物治所不逮」。進入廿一世紀，隨著人們對腫瘤認識的不斷加深和針灸療法的迅速發展，進行了大量的針灸治療腫瘤的臨床與實驗研究，如針灸抑瘤作用的研究、針灸治療癌痛的研究、針灸提高機體免疫功能的研究、針灸治療放化療毒副反應的研究、針灸改善臨床症狀的研究等等。針灸除對腫瘤有直接治療作用外，尚可增加機體的免疫監視功能，故針灸在治療腫瘤方面的應用，是有很大的潛力可挖掘的。一般認為選穴與手法是取得針灸療效的關鍵。治療腫瘤，手法多用抑制法，選擇的穴位如下：

肛門直腸癌：積聚痞塊穴、百會、中極、關元俞。

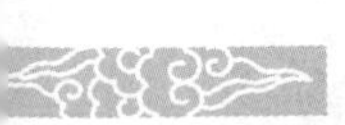

一、臨床應用研究

（一）針灸對腫瘤有直接治療作用

經臨床觀察，電熱針可使部分皮膚癌得以痊癒。採用電熱針治療皮膚癌八〇例，根據瘤體的大小、部位、形狀，將電熱針平刺、斜刺、直刺、圍刺，刺入瘤體，針距〇・五—〇・六公分，溫度控制在四三—四六℃之間。血燥風毒型者，用毫針加刺太沖、陽陵泉（雙）；血熱濕毒型者加刺足三里、豐隆（雙）；濕毒不化型者加刺風府、血海（雙）；每次三〇—四〇分鐘，隔日一次，十次為一療程，療程間隔七天，治療二—三個療程。完全緩解四八例，部分緩解十八例，改善八例，無效三例，瘤體增大或出現新腫瘤者三例，有效率為八二%。針灸加穴位注射治療中晚期原發性肝癌三〇例。取百會、雙胃區（頭針）、肝俞、脾俞，配內關、命門、三陰交、阿是穴，針灸得氣後，將刺入的針撚轉三次後退針；穴位注射取足三里、大椎、阿是穴，取二〇%—五〇%胎盤注射液，每穴注入二—四CC，總量十—十六CC。針刺與穴位注射每日一次，七日為一個療程，中藥用茵陳蒿湯、白蛇六味散、龍膽瀉肝湯加味。結果：二例已健康生存四年半和三年五個月，另三例分別生存三年三個月、三年二個月和八個月，無其它不適。三〇例治療後平均生存期為六個月。用西藥或化療藥治療七三例，無一例存活，平均生存期為一・四六—二・四六個月。鐳射穴位照射治療晚期食道癌八例。照射膻中、合

谷、天鼎、足三里各五分鐘，每周一次，七次為一個療程。結果顯效四例，好轉二例，無效二例。針刺配合中藥綜合治療獲得臨床治癒的個案，已有報導。

（二）針灸療法可以改善腫瘤患者的臨床症狀

在臨床上，運用傳統的臨近取穴和循環取穴，施以一定的手法，可以使腫瘤病人的疼痛、發燒、腹脹、便秘、尿閉、失眠、月經失調等臨床症狀減輕或消失。對賁門癌所致的嘔吐、呃逆施以針刺，膈腧配內關，脾俞配足三里，採用平補平瀉手法，已見到明顯療效，胃腸功能紊亂時，針刺天樞、中脘、足三里、下脘等穴，留針二〇分鐘，每日一次，對於腫瘤病人出現上消化道出血（嘔血）者，穴位注射維生素K_3，取曲池、下巨虛，選單側穴位，兩側穴位可交替使用，一般用量每穴4mg，結果有效率為六五％，明顯高於對照組。應用梅花針療法治療癌性疼痛也有一定療效。肺癌、乳腺癌併胸痛者，取內關、曲池、尺澤等穴；胃癌、食道癌肩背痛者，取肩髃、肩井、天宗、阿是穴；骨腫瘤及其它骨轉移癌致腰腿痛者，取腎俞、環跳、委中、承山、陽陵泉、昆侖穴，緩解疼痛的總有效率為八四％（藥物：乳香、沒藥、元胡、蟾蜍皮各90克、徐長卿150克，用七五％的酒精浸泡一個月後，即可使用）。對於腫瘤引起的咳嗽、胸痛、咯血、發燒等症狀，食道癌的吐粘液、進食困難和梗阻症狀等辨證選穴，施以針灸療法，均較對照組的症狀獲得明顯改善。

（三）針灸療法可以增強體質，提高機體的免疫功能

在對腫瘤患者進行治療觀察中發現，針對組三八例，治療前的E-玫瑰花結形成率為四七・七一％，治療後為六七・五八％（與正常人六九・四八％相接近），提高了19.87%±2.77%，有極顯著性差異（$P<0.01$），對照組十八例，治療前為四七・六七％，治療後為三五・八三％，反而降低了11.83%±5.54%。

用斑痕灸（化膿灸）對二一例惡性腫瘤患者進行淋巴細胞轉化率的觀察，觀察了肺癌、乳腺癌、胃癌等。穴位選天井、肺俞、小海、光明、臑會等，每次取單側一穴。材料用艾絨、麝香。將艾絨裹麝香〇・三克做成圓錐狀，放置於穴位上，然後用消毒紗布包紮，每周更換抗癌膏一次，以出現關—化膿—吸收—結疤為一個療程。觀察結果：二一例化膿前淋巴細胞轉化率，五例在正常範圍內，十六例屬低值範圍。化膿後，除二例下降外，其餘十九例中十二例提高二〇％以上（$P<0.001$）。患者自覺食欲增加，體質增強。說明巨噬細胞吞噬功能及淋巴轉化率有所提高。

放、化療的腫瘤患者配合針灸治療，機體的免疫功能明顯升高。如在頭頸部腫瘤放療中觀察了針灸對免疫功能的影響。取合谷、氣海、足三里、懸鐘針刺；取外關、關亢、太沖、陽陵泉針刺；大杼至腎俞穴平面用皮膚針叩刺。三組穴間日交替使用，體針用補法，得氣留針十五分鐘，皮膚針叩刺以充血漸紅為度，同時進行細胞免疫測定。結

果表明針刺對提高機體免疫功能有一定作用，但對放射線引起的淋巴細胞損害無明顯保護作用。

（四）針灸療法可以減輕腫瘤患者的放、化療反應

腫瘤患者應用放射治療或化學藥物治療時，均易出現各系統的功能紊亂，血象及免疫功能低下，使治療不能順利進行而被迫中斷，常出現消化道反應（噁心、嘔吐、厭食），骨髓抑制（白細胞下降、血小板減少），栓塞性靜脈炎，放射性肺炎，放射性直腸炎等副反應。採用針灸療法，有對抗其副反應的作用。

針灸大椎、足三里、血海、關亢等穴位，能提高白細胞及血小板的數值。針刺使用放化療組三七例患者，治療前白細胞總數為$7.3\times10^9/L$，治療後為$7.1\times10^9/L$，下降了（0.18 ± 0.50）$\times10^9/L$，無顯著性差異（$P>0.05$），放化療對照組二七例，治療前為$8.0\times10^9/L$，放化療後為$5.2\times10^9/L$，下降了（2.8 ± 0.5）$\times10^9/L$，有極顯著性差異（$P<0.01$）。應用艾絨隔薑灸大椎、關元、膈俞、脾俞、肝俞、腎俞，對放、化療所致的白細胞下降有明顯升高作用，有效率為九〇%，明顯高於對照組。

放化療配針刺組三五例，治療後，血小板顯著升高（$P<0.01$）；單純放、化療組二一例，治療前為$159.7\times10^9/L$，治療後為$131\times10^9/L$，減少了（28 ± 15）$\times10^9/L$，無顯著性差異（$P>0.05$）。

應用耳針治療放、化療所致的消化道反應四〇例，噁心、嘔吐，取穴：(1)主穴：內分泌、胃、交感、腎上腺；(2)配穴：脾、肝、食道。用膠布將王不留行籽貼於穴上，每日按摩三—五次，每周更換一次。結果：緩解三二例，顯效七例，有效率為九七．五%。針刺治療放、化療後胃腸道反應，取內關、足三里、合谷等穴，用平補瀉法，每日或隔日一次。結果：觀察的三〇例患者中，顯效十八例，有效十例，好轉二例。

應用化療導致栓塞性靜脈炎者，體針：下肢取足三里（雙）、陰陵泉、行間、昆侖、照海穴，上肢取曲池、外關、合谷、中渚、血海穴，針刺得氣後，留針二〇分鐘，每日一次，十次為一個療程；耳針：取肺點、胸、交感穴王不留行籽穴位貼壓，三—五天更換一次；也可採用穴位封閉法，去中渚、外關、內關、陽溪、郄門、少海、曲池穴，用二%普魯卡因4ml，取其中一—二個穴，每日注射一次，約二—三次即可，治療後療效顯著。

對放射性肺炎採用針灸療法，體針：取中府、肺俞、孔最穴、針刺得氣後，留行二〇分鐘，每日一次，十次為一個療程，取肺、胸、交感穴王不留行籽穴位貼壓，每日按摩三—五次，每周更換一次。結果觀察三七例病人，顯效三一例，有效三例，總有效率為九一．八九%。

對放射性直腸炎採用針灸治療，針刺穴位，雙側合谷、天樞、上巨虛、足三里穴。

裡急後重者加氣海，大便粘液者陰陵泉、三陰交，血便者加下巨虛，用平補平瀉手法，針刺得氣後，留針二〇分鐘，每日一次。結果觀察四四例，痊癒三二例，顯效四例，好轉八例，有效率為一〇〇%。

第七章

大腸癌的護理及康復

第一節 護理

癌症病人的心理及護理

（一）一般癌症病人的心理變化特徵及護理

癌症的發生除與生理因素有關外，還與心理、社會因素明顯有關，負性情緒如憂傷、悲觀、忍耐、克制、壓抑等造成中樞神經過度緊張，削弱了人體免疫力，增加了機體對治病的敏感而成為癌症的活化劑；而情緒樂觀，積極配合，善於表達，身心處於良性功能狀態，會增加全身免疫功能，使疾病得以控制或向有利的方向發展。因此護理人員掌握病人的心理變化特點，給予相應的指導和護理對策，制定護理計畫，在癌症的整合治療中尤為重要。

當病人得知自己的病情後，其心理反應大致分六個階段，即體驗期、懷疑期、恐懼期、幻想期、絕望期、平靜期，下面分別介紹：

1、**體驗期**：當病人看了檢查結果或是得知自己患了癌症會頓時驚訝，表現為驚慌失措，麻木不仁，甚至昏厥，這種震驚稱為：診斷休克。很多病人回憶時，都不清楚當時怎樣過來的。此期短暫可數小時、數日。

護理：與病人建立信任關係，提高支持，向病人表達情感上的安慰和關心。護士和家屬應為病人做出具體的實際的幫助，如陪伴在病人身邊，輕輕握住病人的手保持適當的身體接觸，使病人感到態度溫和、行為得體，從而受到積極的影響。

2、**懷疑期**：病人對診斷結果極力否認，有的病人到幾家醫院去複查，有的病人假充病人家屬找醫生護士諮詢，以便得到不同方面的資訊，此時病人即希望確診，有希望聽到不是癌症的診斷，此期病人的否定態度不能簡單評價為急性心理狀態，這種拒絕接受事實的作法是一種對創傷和應激狀態下的心理反應，可降低病人的恐懼和緩解痛苦的體現，逐漸適應意外打擊。

護理：護士不需要急於讓病人接受現實，盡可能使病人不要受太大打擊。讓病人盡情表達自己的感受和想法，最終接受治療方案，在說服過程中應始終讓病人感到自己是主人，維護病人的自尊，滿足心理和治療方面的需求。

3、**恐懼期**：當病人極力否認而不能改變診斷結果時，會產生恐懼，包括對疾病的恐懼，恐懼的產生與危險的明確來源有關。

護理：通過與病人交談，讓病人將自己感到恐懼前後經過講出來，通過有關知識的教育，糾正病人感知錯誤或讓其他病友講述自己的感受，講述成功度過此期的經驗，使

病人增加對醫護人員的信任感。

4、**幻想期**：當病人經歷了得病的痛苦體驗後，已能接受現實，但出現幻想，如希望出現奇跡，希望專家教授能研究出根治自身疾病的新方法等。

護理：支持病人與疾病抗爭，增加信心，提高應對能力，消除慌亂，此時護士應多與病人交流，保持這種積極的情緒，告訴患者，為達目的以及他們的需求，醫護人員會盡一切努力，穩定病人的心理情緒，因此，此期的護患交談應謹慎，應掌握適度。

5、**絕望期**：當各種方法治療都未能取得良好的治療效果，病情進一步惡化，或出現嚴重併發症及難忍的疼痛時，病人會絕望，對治療失去信心，聽不進醫護人員、家人和朋友的勸說，表現為易怒，對立情緒，不順從，挑逗，不遵醫囑等。

護理：首先醫護人員應同情和理解病人的痛苦，給病人更多的撫慰，允許病人發怒，讓病人的家人陪伴身邊，更多的給與心理上的滿足。

6、**平靜期**：病人已接受現實，承認病人角色，情緒穩定，表現得服從、配合治療，對死亡已不恐懼，處於無助，絕望狀態。

護理：護士應多與病人交流，多陪伴病人，盡可能減輕痛苦，滿足病人的各種需要，向病人提供充滿希望的訊息，與病人共同制定生存的計畫。總之，大多數癌症病人基本符合以上心理變化過程，但不同心理變化分期方面也存在著差異，在護理過程中應注意個體化差異。

腫瘤一般護理

（一）飲食與營養

腫瘤細胞比正常組織細胞生長活躍，代謝旺盛，尤以惡性腫瘤更為明顯。大多數晚期癌症病人都有機體新陳代謝異常的改變。合成代謝減少，分解代謝加強，新陳代謝率及消耗明顯增加，對營養物質的消化吸收利用率降低，病人在晚期因機體營養缺乏而損害機體及免疫功能，從而引起惡液質。營養支援是腫瘤病人的重要內容，所以對癌症病人更應重視其營養。護理人員應於早期注意病人的進食，保證治療計畫的順利完成。

1、營養缺乏的因素

（1）局部因素：腫瘤病人的局部病變，如頭頸部腫瘤伴唾液腺破壞，加之吞咽困難，病人飲食攝入量減少，體重下降。

（2）全身因素：腫瘤病人因放療、化療週期長，局部和全身反應大，常有嗅覺、味覺的改變，出現腹脹感的厭食。味覺異常可引起消化液分泌減少，腫瘤可產生乳酸鹽，均有抑制食欲的作用。

（3）治療的影響：如頭頸部腫瘤放療導致唾液腺抑制，腹部照射引起腸蠕動失調，化療、放療中會影響病人的食欲，使病人的體重下降。

2、食欲不振表現

(1)精神性食欲不振，癌症病人會出現憂愁、焦慮、失望的情緒，有的病人只重視藥物和手術、放療、化療而輕視食療，因此要多與病人交談，從而使病人自覺接受並密切配合食療。

(2)消化道梗阻與吸收障礙，如食道癌，有進行性吞咽困難，饑餓感，不能進食或進食少，體重減輕，甚至出現惡病質狀態。

(3)放療、化療所致的食欲不振，化療病人常有全身疲乏，消化道反應明顯變差。放療過程出現食欲與照射的部位，範圍及劑量有關。

3、營養

鼓勵癌症病人自願地攝入儘量多的食物。根據病情、營養要求及胃腸功能情況，原則上給予癌症病人高蛋白、高熱量、多維生素、低脂肪、易消化的飲食，癌症病人一般每天需要一〇〇—一五〇克蛋白質及20.9-25.1ml的熱量，每日四—五餐，以維持肌肉活動和滿足惡性腫瘤的代謝需要，如魚、蝦、雞、瘦肉等；另一類為富含維生素的均衡攝入，目的是維持病人良好的營養狀態，若是中度和重度營養缺乏或在治療時併發嚴重的營養不良，則應採取積極措施。

4、基本飲食

（1）普食

適於消化功能正常，無發熱及治療恢復期病人，其特點是：與正常人飲食相同，但少用油炸及不易消化的食物。注意均衡飲食，還應注意食物的色、味和多樣化，每日供應三餐，總熱量為9.3-10.9KL蛋白質七〇—九〇克。

（2）軟食

適於消化不良，手術後恢復期，放療後咀嚼不便或化療後納差的病人。其特點是：

①介於半流質與膳食之間的一種飲食，易消化，一切食物切碎、燉爛、煮軟。

②不食油炸的食物，少食含粗纖維的蔬菜。

③長期採用軟飯的病人，需要補充富有含維生素C的食物，如番茄汁、菜汁等。

④每日三餐，下午可增加一餐點心。

（3）半流質

適於發高熱，身體虛弱及手術、放療或化療後消化道反應重，咀嚼及吞咽困難的病人。其特點是：

①較軟飯更為細軟，易消化，易咀嚼，含纖維素少而營養較高，呈半流質狀態的食物。

②少量多餐，每日五—六餐。其熱量6280.2-8373.6KL（一千五百—二千卡）之

間。蛋白質應達到健康人需求量。

③腹部手術後，腸道功能未恢復，不能立即給含纖維素及脹氣食物。

④調配各種米粥、肉末粥、蛋花粥、麵湯、蛋糕等。

⑤忌用油煎、油炸、生、冷及辛辣調味品。

（4）流質

適於高燒，咀嚼及吞咽困難、大手術後初期和危重病人。其特點是：

①食物為液體或易於溶化的液體。

②每二—三小時一次，每日六—七次，每次二百—三百CC。

③胃腸道手術病人，為避免脹氣，不給牛奶及甜的液體。

④頭頸部手術後病人應給冷流質飲食，同時禁用過酸、過鹼的飲料，以免傷口受刺激而疼痛。

⑤凡用鼻飼管注入的流汁，忌用蛋花湯、濃米湯，以免管道堵塞。

（5）治療飲食

①高蛋白飲食，適用營養不良的癌症病人，採用富含蛋白質的食品如魚、肉、蛋、奶及豆製品。

②低蛋白飲食，適宜肝、腎衰竭病人，每日蛋白質不超過四〇克，應適用動物食品

為蛋白質的來源，主食可用小麥澱粉代替。

③少油膳，適於放療、化療及膽囊、肝臟、胰臟等腫瘤病人。每日脂肪量限於四〇克以下，禁用油炸食品和肉、豬油及含脂肪多的點心，以少油或不用油的方法來改善食物的色、香、味。

④糖尿病飲食，適晶體糖運尿的腫瘤病人，需要營養師通過計算方法制定一個飲食治療計畫，烹調飯菜儘量符合病人口味。

⑤痛風症飲食，適於腫瘤併發痛風病人，飲食要求供應低嘌呤食物。應限制蛋白質的攝入量，多食蔬菜、水果、鹼性食物，忌飲酒、濃茶、咖啡等辛辣刺激性食物。

(6)試驗飲食

①膽囊造影飲食，腫瘤病人併發膽囊疾患，為配合膽囊造影，查病人的膽囊與膽管形態及功能而配製的飲食。於膽囊造影前一日，晚飯採用碳水化合物為主，少渣、清淡飲食；晚飯後服造影劑，服藥後應禁食、禁水。造影當日，早餐禁食。於服藥後十四小時攝片，然後進食脂肪飲食，使膽囊收縮排空，至一—二小時收縮明顯。

②高碳水化合物少渣清淡飲食，可用的食物有稀飯、藕粉、蒸馬鈴薯、芋頭、山藥及水果等。

③高脂肪飲食，可用的食物有，油炸雞蛋兩個，蒸雞蛋兩個，牛奶二百克，奶油巧

克力五〇克。

④隱血試驗飲食，用以檢查腫瘤消化道出血情況。檢查前三天，飲食中主食不變，副食中禁食肉類及綠色蔬菜，同時禁用含鐵藥物，雞蛋以不超過一個為宜。

⑤結腸造影飲食，用於檢查結腸病變的病人。為了便於檢查，需清潔腸。於檢查前一日午餐開始，進低脂的、少渣飲食，鼓勵大量飲水。可進的食物有豆漿、藕粉、饅頭、果汁、煮雞蛋。禁食蔬菜、水果、肉類、奶類。

⑥氮平衡飲食，用於消化道腫瘤切除術後的危重病人。首先計算全天飲食中蛋白質攝入的總量，求出含氮量，給予高蛋白飲食。其目的在於糾正病人的負氮平衡狀態，幫助病人身體恢復。

⑦饅頭試驗飲食，為測定糖耐量用的試驗餐。檢查胰島功能測定糖耐量時，有些病人對飲用一定量的葡萄糖產生不適、噁心、嘔吐。其飲食用饅頭代替葡萄糖，病人易食用，效果好。

疼痛與褥瘡的護理

一、疼痛控制與護理

由於腫瘤的發生率在世界各地都有明顯增高的趨向，嚴重威脅人民的生命和健康。癌症疼痛時一個普遍性的問題，解除癌症病人疼痛是一個重要而不能忽視的醫療問題。

（一）癌痛的原因及處理

引起疼痛的原因不同，處理也不同，而病人的不同性格，精神狀態和社會背景對疼痛的反應也有差異。

(1)直接由癌症引起或癌症相關的因素引起的疼痛，抗腫瘤治療可在一定程度上使疼痛緩解，治療原則應是抗腫瘤加止痛。

(2)與癌症治療有關的疼痛和與癌症無關的疼痛，除需進行止痛外，尚需其它有關輔助治療。

（二）癌痛的藥物止痛要點

世界衛生組織推薦的藥物治療癌痛的要點是：口服、按時、按階段、個體化給藥。

(1)口服給藥，盡可能避免創傷性給藥的途徑，便於病人長期用藥。

(2)按時給藥，止痛藥應當有規律地（按時）三—六小時給藥一次，而不是（按需）給藥（需在疼痛時給藥）。

(3)按階段給藥，癌痛治療的三階段方法就是對癌痛的性質和原因做出正確的評估後，根據病人的疼痛程度和原因適當地選擇相應的鎮痛藥。

①輕度疼痛：弱鴉片類，輔助藥物，如吲哚美辛（消炎痛）等。

②中度疼痛：弱鴉片類，輔助藥物，如可待因，強痛定，達甯，鹽酸曲馬多（曲馬多）等。

③重度疼痛：強鴉片類+非鴉片類加減輔助藥物，如鹽酸、嗎啡緩解片（路泰）、美非康等。

（4）用藥個體化，即應注意具體病人的實際療效。止痛藥劑量根據病人的需要由小到大直至病人疼痛消失為止，而不應對藥物限制過嚴，導致用藥不足。

（三）癌痛的其他治療方法：

癌症疼痛除上述藥物治療方法外，還包括手術、放療、化療、麻醉和神經外科治療等。

（1）姑息性手術，可減少腫瘤體積，從而減輕梗阻和壓迫症狀。

（2）放射治療，可直接作用於引起疼痛的病因，提高治療效果，尤其對骨轉移，局部放療可使疼痛明顯減輕。

（3）化療，化療時控制癌痛的必要手段，它從病因上消除癌症所致的疼痛。

（4）麻醉方法，有些病人通過局麻或神經鬆懈劑進行神經阻滯，可以控制難治性疼痛。

（5）神經外科方法，包括神經切除，置入藥物注入系統和電神經刺激法，這些方法反適於軀體痛而不是神經痛。

(6)其他治療，包括氣功，針灸或穴位壓迫、熱磨、冷療，皮膚刺激，經皮電神經刺激。

(四)癌痛護理

(1)心理疏導，告知病人疼痛通過治療完全可以控制，沒有必要硬撐。爭取家屬配合，以減輕病人心理負擔也是必不可少的。

(2)飲食護理，給予清淡無刺激，富含纖維素和纖維素飲食。防止產生口腔潰瘍和便秘，一旦產生立即給予對症處理。

(3)加強基礎護理，疼痛可引起大汗淋漓，出汗多時，要及時更換衣褲和被褥，保持環境清潔、整潔、安靜，給病人創造一個溫馨的休養環境。

(4)護理人員要掌握癌痛的三級以上止痛法使用原則，掌握各類止痛藥物的作用機制與毒副作用。指導病人合理用藥，減少病人的痛苦，提高病人的生活品質。

(5)給病人皮下、靜脈或椎管內插管，持續少量鎮痛泵給藥，要瞭解病人用藥後的反應，遵醫囑及時調整用量。保持導管在位通暢，防止滑脫。注意無菌操作，防止感染。

二、褥瘡的預防與處理

褥瘡是因為長期臥床，局部受壓，引起神經營養紊亂及血流不暢，局部組織持續缺血，營養不良而發生的軟組織壞死。

（一）褥瘡發生的原因

（1）與病人長期臥床，使局部組織受壓過大，導致血液循環障礙而發生營養不良有關。

（2）皮膚經常受潮濕，摩擦物理刺激使皮膚抵抗力降低。

（3）全身營養缺乏，惡病質等。

（二）褥瘡分期及好發部位

（1）褥瘡分四期：第一期淤血紅潤期，第二期炎性浸潤期，第三期淺度潰瘍期，第四期壞死潰瘍期。

（2）褥瘡好發部位，褥瘡好發於身體受壓和缺乏脂肪組織保護，無肌肉包裹或肌層較薄的骨隆突處，如骶髓尾部、骶部、肩胛部、肘部、內踝、外踝、足跟、耳廓、枕部等處。

大腸癌手術後的護理

一、手術前護理

首先做好病人的思想工作，取得配合，手術前的準備工作直接關係到手術的進展、傷口癒合的好壞及術後併發症的預防等。

1、協助醫生做好各項檢查，包括體格檢查、常規化驗及一些特殊檢查，如各種標本的採集，體溫、脈搏、呼吸、血壓等測量及記錄工作，以便準確、及時地提供診斷依據。

2、病人的準備，術前腫瘤病人因疾病的消耗，營養不良或慢性失血可引起的貧血或消化道梗阻，水、電解質紊亂，應給予輸血、輸液等補充不足，糾正營養失調，以保證手術安全進行。

3、外陰、肛門部位手術的病人，術前應清洗，以保證局部清潔，防止感染。

4、手術部位的特殊準備，對不同手術部位的病人應做好特殊準備。

5、皮膚的準備，腫瘤病人手術的皮膚準備範圍包括病兆廣泛切除區，區域淋巴清除區。

6、術前指導工作，對促進病人的康復及減少併發症的發生，可產生明顯的效果，如深呼吸、咳嗽、肢體功能鍛練等。

二、手術後護理

1、麻醉後的體位及護理，全麻術後應平臥，頭偏向一側，保持呼吸道通暢。椎管麻醉後去枕平臥六小時，注意觀察麻醉平面消失情況和下肢活動情況。麻醉清醒後可根

據手術部位及具體情況時進行調整。

2、術後監護

（1）心電監護：全麻術後應密切觀察病情，定時測血質、脈搏、呼吸，記錄在特護單上。

（2）血氧飽和度的檢測：術後血氧飽和度應保持在九〇％以上，如有下降趨勢，應檢查呼吸道有無阻塞情況，排除監護不當等原因，可加大吸氧流量，必要時給予面罩吸氧。

3、各種引流管的護理，正確應用引流可減少感染的發生，有利於吻合口的癒合，因此，引流管的護理尤為重要。

4、術後不適及合併症的護理，疼痛及嘔吐是術後常見的反應。麻醉消失後，護士可及時給予止痛藥，滿足病人的止痛需要。

5、協助咳嗽、咳痰。呼吸道感染及分泌物阻塞是術後肺部感染的主要因素。由於傷口疼痛，病人呼吸運動幅度減少，如胸、腹部手術病人，術後回房，麻醉清醒六小時，生命體徵平穩，護士可協助病人取半臥位，輕輕向腹部按壓，然後讓病人稍用力咳嗽，以減輕腹部傷口張力，促進有效排痰。

6、術後傷口的護理

（1）高部手術傷口多採取暴露方式，應經常使用乙醇棉球輕輕擦拭，保持局部乾燥、清潔，促進傷口癒合。

（2）口腔手術後，應定期清潔口腔。對於張口困難者，可用壓舌板和喉鏡暴露口腔，以一．五％雙氧水棉擦洗後再沖洗和吸引。

（3）甲狀腺癌頸清掃術後，應密切觀察病人是否出現創面出血，氣管塌陷等嚴重併發症，其可引起窒息導致生命垂危，需在病人床頭備好氣管切開包。

7、術後飲食護理

術後能經口進食者，應鼓勵其早進食，給易消化富有營養的飲食。消化功能差者以少量為宜。

胃腸術後，待腸鳴音恢復，自動排氣後方可進少量流質，量逐步增加。半流食時應少量多餐。

結腸造瘻口開放後，可進半流或少渣飲食，應避免過多纖維素及易瀉的食物，並協助病人摸索飲食規律，養成定時排便的習慣。

8、早期活動，病人全麻清醒後應鼓勵其深呼吸，咳痰，可預防肺部感染。早期下床活動可促進腸蠕動，減輕腹脹，預防腸粘連，注意保暖，使病人增進早日康復的信心。

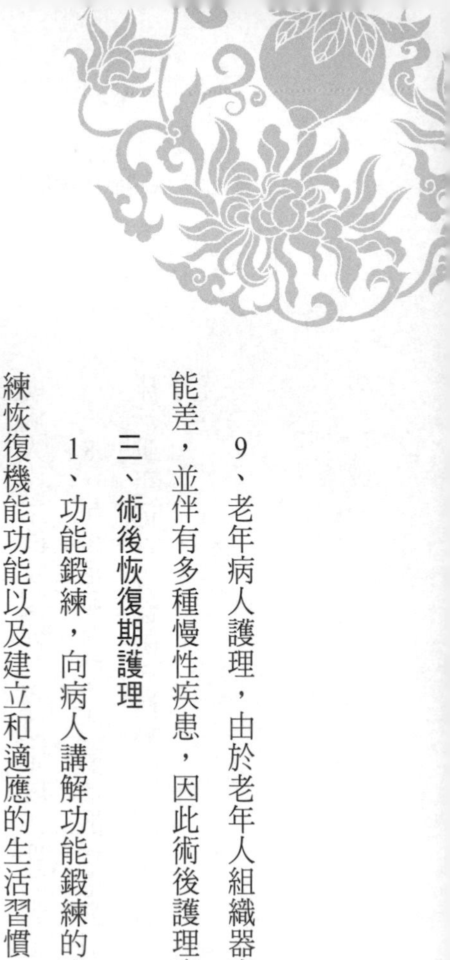

9、老年病人護理，由於老年人組織器官及功能逐漸衰退，組織修復及機體恢復功能差，並伴有多種慢性疾患，因此術後護理應給予細緻的護理。

三、術後恢復期護理

1、功能鍛練，向病人講解功能鍛練的意義。此階段的護理重點是指導病人通過鍛練恢復機能功能以及建立和適應的生活習慣。

2、全身狀況，病人的全身營養狀況，有無消瘦、貧血、腹水、飲食減退、乏力等不適。

3、局部狀況，病人的大便習慣改變，有無腹瀉、便秘、腹脹，淋巴結及腹部有無腫塊，腫塊大小，活動度等。特別瞭解病人大便是否帶血、粘液是否有腸梗阻等情況。

4、健康知識，病人對大腸癌的認識程度，病人的文化、社會、宗教及工作情況，對手術的瞭解情況。

第二節 康復

大腸癌手術後，常併發腸運動功能紊亂，大便次數增多或腸粘連，乙狀結腸切除後常由於結腸協調性固有運動機能的破壞而造成便秘，肛管、結腸吻合術後常有排便次數增多，大便失禁等。

直腸癌手術的男性病人五〇％有排尿功能障礙，多為神經源性膀胱炎。約有三三％－七〇％的大腸癌病人手術後性功能障礙，直腸癌手術後永久性人工肛門造口感染、瘢痕粘連而發生退縮等。

術後放療可使會陰部瘢痕硬化或併發小腸炎、膀胱炎。

大腸癌的治療主要以手術及放療為主，以上手術、放療後的併發、繼發症，也就是本病的康復指標，針對這些進行有效地康復，其常用康復方法如下：

一、康復護理方法

（一）患大腸癌病人，手術之前就有很大的思想顧慮，害怕術後造瘻口洩漏而影響日常生活，而拒絕手術治療。因此，應向病人耐心解釋手術的必要性和術後避免造口洩漏的可能性，說明人工肛門如處理得當並不會妨礙日常生活及工作，讓病人堅定對手術

治療的信心，儘早配合手術治療，以免耽誤病情。

（二）術後病人對糞袋使用的方法掌握不熟練，有時出現糞便洩漏，臭氣外溢，使病人十分苦惱、煩躁、緊張、發窘，此時家屬及醫務人員應理解病人，遇到這種情況，積極說明給予解決。在病人面前，不可表現出反感，或者厭煩而傷害其自尊心，只有這樣，才能改變和緩解上述心理反應。

二、食療與藥膳調理

（一）大腸癌手術後飲食、藥膳調理

大腸癌術後飲食調理要以營養豐實、容易消化的食品為好。大便偏稀者，多食些細糧加薏米和含纖維素少的蔬菜及酸澀水果以及石榴、烏梅等；若大便偏乾，可多食些粗糧加核桃仁、麻仁及含纖維素多的蔬菜和水果，如芹菜、苦瓜、香蕉、獼猴桃等。常選用藥膳為：馬齒莧粥和人參、紅蘿蔔、薏米粥等。

（二）大腸癌放射治療後飲食、藥膳調理

大腸癌放療後多食些利尿、滋陰、補血之品，飲食調理除選用上述手術後食品外，應多食些鮮水果，如西瓜、梨、羅漢果、桑葚等，同時食用新鮮蔬菜及動物內臟。常選用藥膳有：萊菔粥、馬齒莧槐花粥、藤梨根狗肉湯及核桃枝煮雞蛋、馬齒莧燉瘦肉等。

（三）藥膳舉例

1.人參紅蘿蔔湯

原料：人參30克、紅蘿蔔二百克、大蒜10克。

製法：以人參煎湯，用人參湯煮紅蘿蔔，燉爛，再加入雞、鴨鮮湯或其他調料。也可將人參加入山楂30克，然後再加入大蒜等調料共炒，成人參紅蘿蔔湯。

服法：每日服一餐，當副食服用。

2.馬齒莧槐花粥

原料：馬齒莧20克，槐花10克研粉，稻米30克，片糖適量。

製法：先煮米成粥，將熟，調入馬齒莧、槐花粉，再煮至熟即可，後放入片糖適量，不拘時間進食。

服法：每日服一次，用量不限。

3.核桃枝煮雞蛋

原料：核桃枝60克，雞蛋三個。

製法：將核桃枝洗淨，然後同雞蛋一同煮，待雞蛋熟後即可。

服法：吃蛋喝湯，每日一次，可連服一個月，停七天後再服。

三、沐浴療法

大腸癌的礦泉康復療法主要以飲用和浴用為主。其飲用的礦泉大體同胃癌飲用礦泉

相似，其中不同之處，即以偏鹼性泉水為佳。

對於乙狀結腸切除術後而造成便秘者，可飲用硫酸鎂、硫酸鈉，直、結腸術後導致腸功能紊亂，肛管、結腸吻合術後排便功能改變者，可飲用碳酸泉、硫酸鹽泉和鐵泉，有利於改善和恢復其功能。

放療後導致的會陰硬化及手術後肛門造口感染，瘢痕粘連者或術後腸粘連者，多採用礦泉浴、浴溫一般為三七—三八℃。常用礦泉為：氡泉、溴泉、硫酸鈣泉，浴後有改善手術後神經組織損傷的再生，並能洗淨假肛處感染的分泌物，軟化瘢痕及組織硬化的作用。同時溫水浴對改善緩解腸粘連也會起到一定作用。

此外，應用藥湯浴，如複方槐花地榆坐浴液，桃根坐浴液，對直腸系段癌的手術康復療養也常應用，並收到一定效果。

四、物理療法

物理療法是大腸癌術後常用的康復方法，術後腸粘連病人，用酶法貼於粘連部位或用動酶法在粘連外進行治療；術後人工肛門周圍有感染者及炎症性疼痛應用動酶法進行酶療，對其炎症吸收會有一定作用；對手術後放療導致的會陰部瘢痕硬化者，應用酶法局部貼敷法施行康復治療。直腸癌術後而致排尿功能障礙者，用酶片貼敷關元、氣海、三陰交、腎俞、膀胱俞等穴康復治療，也能見到一定療效。

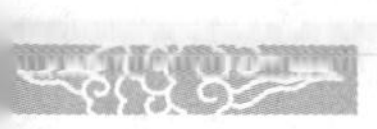

對於大腸癌術後導致神經節損傷者，應用肌電、腦電生物回饋療法，對恢復損傷神經，改善其功能有一定作用。

微波電療主要用於大腸癌失去手術治療機會者，可用大劑量微波電療治療後，再配合其他康復方法，可能會收到一定效果。

五、自我按摩療法

大腸癌手術，放化療後，常用的自我按摩方法為：乾洗臉、擦頸，並以指揉兩側太陽、四白穴等預防感冒，以增強機體抵抗力，避免腫瘤因機體免疫功能低下，從而發生復發或轉移。同時應用搓腰部、擦腎俞等方法，配合指揉足三里、膀胱俞、中脘、大腸俞，對術後、放療後導致的合併症功能的恢復，有一定的作用。

六、針灸療法

1.大腸癌術後排便次數不規律者

體針療法：取大腸俞、天樞、上巨虛、脾俞、支溝等穴，留針十五—二〇分鐘，每日一次，十五天為一個療程，一個療程後改為隔日一次。氣滯者加中脘、行間，針用瀉法；氣血虧虛加胃俞、足三里，針用補法。

耳針療法：取大腸、小腸、腹點、交感、脾埋針或王不留行穴位貼壓，三—四日換

一次，六周為一個療程。

2.大腸癌術後併發腸粘連者

體針療法：取中脘、三樞、足三里、三陰交、阿是穴、大腸俞、脾俞等穴，針法用瀉法，亦可加用電針，每日一次，十五次為一療程。

耳針療法：取神門、交感、大腸俞，疼痛時針刺，強刺激，緩解時埋針或王不留行穴位貼壓，三－四日更換一次，四周為一個療程。

3.大腸癌術後排尿功能障礙者

（1）術後尿失禁

體針療法：取腎俞、膀胱俞、三焦俞、氣海、魚際、關亢等穴，針刺用補法，並用艾柱灸腎俞、氣海穴，每穴灸十分鐘，每日一－二次。

耳針療法：取膀胱、尿道、皮質下、神門、三焦穴，埋針或王不留行穴位貼壓，三－四日更換一次，每日按揉五－七次，六周為一療程。

（2）術後排尿困難

體針療法：取膀胱、腎、交感、三焦、皮質下穴，針刺強刺激，或埋針，王不留行穴位貼壓。三－四日更換一次，每日按揉七－十次。

4.大腸癌術後放療繼發會陰瘢痕硬化者

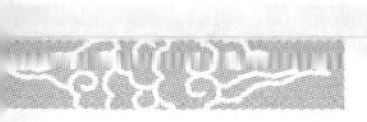

體針療法：取八髎、白環、腎俞、長強穴，留針十五－二〇分鐘，每日一次，十天為一個療程，三個療程後，停止七天後，再做下一個療程的治療。

耳針療法：取腎、皮質下、外生殖器、肝穴，埋針或王不留行穴位貼壓，三－四天更換一次，四周為一個療程。

七、按摩推拿療法

大腸癌未行手術治療前，腹部禁用按摩推拿療法。根治術後，可配用以下手法：上腹橫摩法、按腹中法、按天樞法、臍周圍摩法、摩側腹法、脊背拿提法、指分壓法、揉按足三里法、旋轉推按腹部俞穴等。

八、氣功療法

大腸癌術前練功時，一般選用太極拳、內養功、站春、新氣功等功法，適宜練增加腹壓的功法。

九、藥物調理

1.直腸癌手術後多數病例要做永久性結腸造瘻。因此，術後用藥的目的在於調理胃腸功能與防止復發和轉移。鞏固治療、預防復發可採用FT-207片盒腫節風片口服，長期

食用馬齒莧菜。調理胃腸功能時，如便偏稀，用藿香正氣丸及參苓白朮丸。大便偏乾，用麻仁滋脾丸，牛黃上清丸等。

綜合治療用藥根據治療方法而定，如放療時加滋陰丸、生血丸；化療時加理氣丸、生血丸、腸胃康沖劑等。

2.大腸癌術後假肛發炎水腫，可內服連翹敗毒散或二妙散加減。局部周圍皮膚清潔乾燥，外用龍膽紫藥水或外撒滑石粉。

3.大腸癌手術、放化療後康復期，均可辨證論治：

(1)濕熱內蘊、瘀毒結聚：證見腹痛下墜，小便黃赤，便細便難，或便膿血，味惡臭，舌質黯紅，苔黃膩，脈滑數，法當清熱利濕，化瘀解毒，方用薏苡附子敗醬散合白頭翁湯，去附子，加翻白草、白英各二十克，白屈菜十克，鬼箭羽十五克。

(2)脾虛濕聚：證見胸悶不舒，胃納不佳，腹部脹滿作痛，大便粘液，時伴膿血，舌質淡，苔白膩，脈沉緩。法當健脾利濕為主，方用胃苓散加減。

(3)濕毒滯腸，積聚鎖肛：肛門、直腸結節或腫物疼痛，大便帶膿血粘液，大便次數增多，便形變扁，伴有腹痛腹脹，飲食減少，體重減輕，舌苔黃膩，脈沉強。法當利濕解毒，化瘀消積通腸，方用槐角地榆湯合白蛇六味散加減。

隨症加減：下墜便頻加葛根、升麻、生芪、秦皮；便血不止加血餘炭、阿膠、仙鶴

草、三七粉（沖服）；裡急後重加川連、木香、杭芍、甘草；腹痛腹脹加杭芍、甘草、元胡川楝子、炒萊菔子等。

十、調養護理注意事項

1.大腸癌練功注意事項：大腸癌術後選擇練功功法方面，儘量以靜功為主，不宜練增加腹壓的功法。

2.大腸癌病人飲食忌食用辣椒、生蔥、韭菜、老南瓜、扁豆。腹瀉時少吃白薯。

3.大腸癌病人的危象：大腸癌病人出現劇烈疼痛和腹部包塊或大量出血，應請醫生及時處理。

4.大腸癌病人術後複查時間：大腸癌根治術後一般情況半年到一年複查一次，如有特殊情況，應及時複查。

5.直腸癌術後假肛護理注意事項：假肛要經常清洗，保持清潔，預防感染。結腸造瘻術後四八—七二小時開放瘻口，術後一周內手術傷口用凡士林油紗保護。傷口癒合後，可用肥皂水清洗。局部皮膚如被侵蝕，塗氧化鋅軟膏保護。要保持假肛袋清潔或用一次性肛袋。口服炭粉一—二克，每日三次可消除不良的氣味。指導病人養成定時排便習慣，讓病人每日清晨喝一杯涼開水刺激排便或自人工肛門注入少量生理鹽水引起排便。另外，指導病人定時定量，少吃多殘渣致瀉的食物，注意飲食衛生。如有排便困

難或瘻口狹窄趨向，可戴橡皮手套擴張瘻口，如瘻口腸壁回縮返入腹壁，及時找醫生處理。

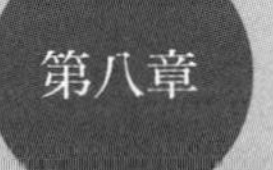

大腸癌的預防和預後

第一節 大腸癌的預防

現代生物醫學的研究顯示大腸癌是遺傳因素和環境因素共同作用的結果。其特徵是在多因素的作用下隨機的遺傳學改變產生的一群生長、調配失控的細胞，並且這種細胞具有侵入基底膜和從其正常位置轉移的能力。這樣過程是一個相當長的時間，大約平均是五—十年，這在癌的預防中具有重要意義。很顯然，可以在癌變過程早期、癌前病變狀態進行干預。預防的作用原理在於改變癌前病變的生物學，進而減慢或阻斷癌變過程。這些措施包括飲食干預、化學預防和治療癌前病變等。

一、飲食干預

英國學者Burkitt早就指出大腸癌是一種現代病，與現代生活方式和飲食類型有關。飲食防癌是理想的預防措施，建立合理的飲食結構和制度，培養良好的飲食習慣有重要意義。

1.熱量攝入

病例對照研究發現熱量攝入量與大腸癌發生率呈正相關。這一結果是由於熱量總量攝入過多，還是因為飲食中某些營養素的不平衡造成的，仍然存在許多爭論。但是我們應該減少熱量攝入的證據已經很充分。熱量攝入應該減少到什麼水準，目前還沒有統一結論。一個既實用又與流行病學觀察相一致的推薦是，對於一個正常活動的西方男性，每天能量攝入限制在少於10500KJ（二千五百卡），而對於女性則少於8500KJ（二千卡），換句話就是保持適宜的體重，避免肥胖（維持體重指數小於三〇）。

2.脂肪攝入

大腸癌（也包括腺瘤在內）發病率和飲食中高脂肪攝入有一定的關係，特別是當脂肪攝入超過總熱量的四〇%時，另一方面，少於總熱量一成五的脂肪攝入是與大腸腺瘤和癌的低發病率有關。

脂肪中飽和脂肪酸較不飽和脂肪酸是更重要的危險因素，研究發現，高脂肪飲食的芬蘭漁民、日本漁民，愛斯基摩人，其大腸癌發病率明顯低於同樣是高脂肪飲食的歐美發達國家，推測與這些沿海居民飲食富含魚油有關。根據國際比較，魚和魚油的攝入與結腸癌的發生有一個可逆的關係，特別是魚油和其他動物脂肪攝入的比例，在人的干預實驗中，魚油也可以減少直腸上皮的增生。病例對照實驗也支持魚油具有保護作用，儘管目前還不清楚消費量多少才能達到保護作用。

美國國立癌症研究所（NCI），美國癌症學會和十二位國際營養衛生專家推薦低脂

肪飲食，脂肪攝入量應減少到熱量攝入的三成或更少。似乎值得增加魚的攝入，用植物油來代替動物脂肪的攝入。

3.肉類

肉類是蛋白的豐富來源。美國癌症研究所和世界癌症研究基金認為瘦肉比脂肪對結腸癌更具危險性，減少脂肪攝入的簡單辦法是減少肉類的攝入。而美國的流行病學研究認為只有在大量的瘦肉攝入下，瘦肉才有可能與結腸癌的危險性增加有關。吃素食的人結腸癌發病率較低，這可能主要歸因於動物脂肪攝入的減少，歐洲的研究發現瘦肉的攝入與結腸癌的危險性無關，每天消費一百克瘦肉似乎不能明顯增加結腸癌的危險性。

肉類（瘦肉或肥肉）加工的方式能更具重要意義，因為高溫加工（如燒烤）可以產生大量的芳香胺致癌物。因此，儘量避免食用過度烹調和煎烤後的肉，有助於減少大腸癌的發生。

4.維生素

飲食纖維是指食物中所含的植物性纖維（植物性細胞壁成分），能抵抗體內消化酶的降解，主要存在於蔬菜、水果、穀物、種子、堅果和豆莢中，其對大腸癌的預防作用是最為肯定的。Howe彙集了總數五二八七例患者和一〇四七〇名對照的十三個病例。Potter發現十個病例對照和隊列研究中，有八個研究支持含纖維植物的保護作用。其它的分析也支持這個觀點。

飲食纖維素（DF）是多種多樣的。大部分是由非澱粉多糖和非碳水化合物構成。一般認為DF可以增加糞便體積和排便頻率，通過稀釋或直接結合作用來減少腸道中潛在致癌物，減少糞便在腸內滯留時間；而可溶解性DF發酵生成短鏈脂肪酸，降低腸道PH值，從而減少次級膽汁酸的生成，溶解性和活性。

5.耐消化澱粉

耐消化澱粉是指在小腸逃脫消化的澱粉。在中國，高澱粉的攝入與低結腸癌發病率有關，這可能是由於耐消化澱粉的保護性作用所致。但是，最近的一個研究未能證明中國人飲食含有大量耐消化澱粉。

6.維生素和微量元素及其它

抗氧化劑維生素（維生素A、C、E）能夠抑制自由基反應而防止對DNA的氧化性損傷。在實驗研究表明，補充維生素A、C、E能使腺瘤患者的結腸上皮過度增生轉化為正常，但目前的資料並不支援用抗氧化劑維生素來預防大腸癌。

低葉酸飲食是結腸癌的危險因素，特別是在可慣性酒精消費者。但是，沒有證據說明過量葉酸具有保護作用。

微量元素與大腸癌的關係，目前的研究還不甚詳細。早期研究顯示高鈣飲食有一

定的結腸癌預防作用，近年來分析未能證實這種觀念。成人每天理想的鈣攝入應該是1000-2000mg，以此作為總的指導原則，而對於結腸癌的預防而言，則沒有什麼特別推測的補鈣方案證明是合理的。就目前證據來看，鈣補充不可能預防結腸癌。體內大量維生素D是有暴露於陽光所產生的，飲食維生素D似乎對結腸腫瘤的發生沒有預防作用。

關於硒與大腸癌的關係的研究結果彼此矛盾，一些研究表明硒缺乏人群結腸癌的發病率和死亡率均上升，但也有研究表明補硒並無作用，大劑量的硒還有毒性。在向社會推薦補硒之前，補充硒的效果需要在適當設計的獨立實驗中進行驗證。鐵則有提高大腸癌危險的可能。

植物食物中含有多種天然產生的營養素，具有抗癌特性，這些營養素具有獨立的優於植物纖維成分的抗癌作用。這些植物營養素包括吲哚、亞麻酸、丙烯硫化物、番茄紅素等等。水果、穀類以及蔬菜中的芸苔屬家族（甘藍、花椰菜、花莖甘藍、球芽甘藍的球芽），蔥屬家族（大蒜、洋蔥、韭菜），葉狀蔬菜和番茄富含這些化合物。飲食中攝取不同的蔬菜、水果和穀類是預防結腸腫瘤的重要策略之一。

二、化學預防

化學預防是近些年提出的腫瘤控制的新概念，是指用一種或多種天然或合成的化學製劑防止腫瘤的發生。從廣義上說飲食干預也是一種化學預防，因其通過改變飲食習慣

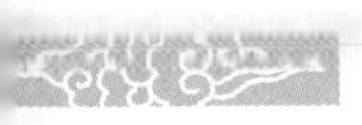

實現，故也可看作是一種行為學的干預。化學預防劑可通過抑制和阻斷致癌劑的形成、吸收和作用來預防腫瘤的發生及阻抑其發展。

化學預防劑根據其作用機制主要分為三類：第一類是抑制突變作用的化學預防劑，如非甾體類抗炎藥；第二類是抑制促癌作用的化學預防劑，主要是能抑制增殖或抗炎的化合物，如維生素A、硒化合物及非甾體類抗炎藥；第三類是具有以上兩種作用及機制不明的化學預防劑。

1、阿司匹林和非甾體類抗炎藥

墨爾本結直腸癌預防研究第一次證明定期的阿司匹林應用可以降低結腸癌的危險性。到目前為止，關於非甾體類抗炎藥在普通人群攝入和繼發的結腸癌或息肉的發生的前瞻性的資料至少有八個，已表明阿司匹林和非甾體類抗炎有保護作用，危險性可減少至少四成。

Kune等最初在研究中發現，服用阿司匹林者與服用其它非甾體類抗炎藥物相比較，結直腸癌在危險人群中發生的相關危險性分別為〇．五三和〇．七七（$p<0.01$，$p=0.06$）。每月小劑量服用阿司匹林十—十五次，可以使直腸癌的相對危險度下降四—五成。Tnun等報導每月服用阿司匹林至少一年者，胃腸道癌死亡率降低四成，用藥十年以上者，效果更明顯。隨後的大量流行病學研究證實其它的非甾體類抗炎藥也能夠預

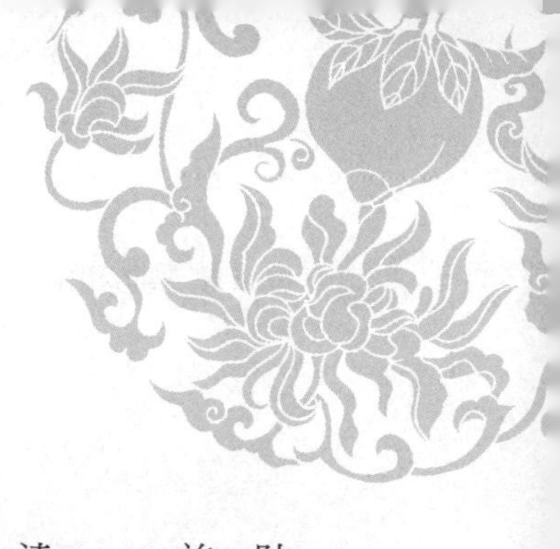

防結直腸癌的發生和發展，降低這種疾病在危險人群中的死亡率並能夠減少結直腸息肉前期惡變的發生。但甾體類抗炎藥要發揮上述的抗腫瘤作用，必須長期堅持服用。

總之，目前的流行病學研究提供了強烈的證據表明定期服用非甾體類抗炎藥可預期達到結腸癌發病率降低四成五─五成。然而，長期服用非甾體抗炎藥的不良反應仍然不清楚。我們缺乏詳盡的關於劑量、持續時間、開始治療年齡以及不同非甾體類抗炎藥選擇的詳細資料。後者十分重要，因為預防性應用非甾體類抗炎藥，在很多程度上取決於其不良反應和治療的平衡效果。

非甾體類抗炎藥減少結腸癌危險性的一個可能機制是通過抑制環氧化酶（cox-1和cox-2）。環氧化酶催化前列腺素的形成，這一機制也與非甾體類抗炎藥的不良反應有關。

2、其他的化學預防劑

雌激素的替代治療與結腸癌的危險性減少有關，熊去氧膽酸，一種人類微量膽汁酸，可以中和其它膽汁酸的致癌作用，現在正被用來做腺瘤預防的臨床實驗。類黃酮、吲哚類、異硫氰酸鹽和二硫酚硫酮等，可以通過誘導抗癌酶活性而阻斷致癌劑的作用。目前正在研究過程中的其它藥物，包括綠茶的提取物、氫氧化鋅粉、薑黃色素和薑黃、大豆提取物、染料木黃酮和維生素D。

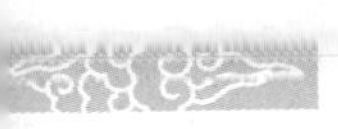

三、治療癌前病變

一般認為大腸癌的癌前病變包括腺瘤性息肉、潰瘍性結腸炎和Crohn病等，而腺瘤與大腸癌的關係尤為密切。

臨床和病理研究證實絕大多數結直腸癌是由腺瘤癌變而來，特別是大的、絨毛狀的和有重度不典型增生的腺瘤癌變的可能性更大。根據Morson的研究，大腸腺瘤如未摘除，則五年內有四％的病人可發生大腸癌，而十年內則有十四％可癌變。Strgker等也證明，未經治療的大腸腺瘤患者二〇年內其大腸癌的發生率可高達二四％。因此，早期發現並及時治療大腸腺瘤是防止和減少大腸癌發生的理想途徑。但是摘除癌前病變對大腸癌預防的價值還有待於更嚴格的臨床實驗來證實。為此美國的NCI資助了由Sloan-Kettering紀念腫瘤中心等七個單位參加的一項多中心前瞻性臨床試驗（national polyp study nps）。預期該研究完成後可最終對腺瘤摘除後定期隨訪治療對降低大腸癌發病率的價值做出較肯定的結論。

對於大多數炎性結腸病患者進行積極地內科、外科治療是減低患者癌危險的最佳辦法。

四、限酒、戒菸

許多流行病學隊列研究，以及以人群為基礎的病歷對照研究均表明，酒精攝入量與

大腸癌的發生呈正相關，酒精也是大腸腺瘤的危險因素。酒精的作用機制尚不清楚。減少酒精攝入量有利於預防大腸癌。

吸菸是最危險的不良習慣，吸菸可以引起多種癌症，病例對照研究或隊列研究發現吸菸與增加結腸癌的危險性有關。資料表明，吸菸對直腸癌的危險較結腸癌更明顯。而且吸菸史越長、便愈增加腸癌的危險性。吸菸與腺瘤的復發有很強的正相關，因此，吸菸可能在癌變的早期有促進作用。

五、體育運動

保持心情舒暢和樂觀向上，做到心胸開闊，積極鍛練身體，將會大大降低癌腫的發生率。體育運動可預防結腸癌（不同於直腸癌），刺激腸蠕動，減少雜亂的推進階段活動，有利於糞便的排出，從而達到預防大腸癌的作用。

綜上所述，遵循推薦的飲食策略，進行適量的體育活動，保持適宜的體重可以減少大腸癌的發病率。要做到這些是有一定困難的，因為這涉及包括飲食在內的生活習慣的改變。化學預防途徑，或者簡單因素干預可能更實用，目前是否能夠達到這一要求還不清楚。

第二節 早期發現、早期診斷和早期治療（大腸癌的預後）

大腸癌是世界上在死亡順序中列第三位的腫瘤，七〇年代中期中國大腸癌的標化死亡率男性為4.1/10萬，女性為3.0/10萬，分別為所有惡性腫瘤死因的第五位和第六位。但是近年來中國大腸癌發病率上升的趨勢令人矚目，以上海市為例，七〇年代大腸癌還占所有惡性腫瘤的第六位，八〇年代已上升為第四位，九〇年代上升為第三位。儘管大腸癌的治療手段有很大進展，但多年來晚期大腸癌的五年生存率並無太大改觀。因此，大腸癌預防的意義越顯重要。二級預防是指早期發現、早期診斷、早期治療以期防止或減少惡性腫瘤引起的死亡。大腸癌的自然史較長，從癌前病變發展到浸潤性腫瘤要經過多次基因的缺失、突變等分子生物學事件，據估計需十——十五年，這就對篩檢發現早期病變提供了機會。由於篩檢不僅可以發現早期結直腸癌，也可發現大腸癌癌前病變——腺瘤性息肉，使之得以及時治療，以防止癌變的發生，從這個意義上說，篩檢既是大腸癌的二級預防措施，也是行之有效地一級預防手段。

大腸癌的早期發現應從高危人群入手，有下列情況者發生大腸癌的可能性較一般人

為高：（1）家族史：家族性腺瘤性息肉病（FAP）均有APC基因缺失，五五歲幾乎一百%癌變，約占全部大腸癌的一%。遺傳性非息肉病（HNPPC）為錯配修復基因突變所致，占大腸癌的五%—十%，較一般人發病早。（2）息肉史：主要指腺瘤性息肉，較無息肉者發生癌的機會高二—五倍，多發者較單發者的癌發生高一倍。（3）婦科腫瘤病人有放療史者，發病機會高二—三倍。（4）既往有大腸癌手術史者，發生第二個大腸原發癌的機會會比一般人高三倍。（5）長期慢性結腸炎症患者，第一個十年，大腸癌的發生率三%，以後每十年增加二〇%。（6）出現不明原因大便習慣改變或糞便異常的四〇歲以上中老年人。

日本國立癌症中心提出十二條防癌要求：（1）注意飲食營養的平衡，不偏食；（2）不反復吃完全相同的飲食，也不長期服用同一種藥物；（3）飲食適度，不過飽；（4）不吸菸；（5）適量攝入富含維生素A、C、E纖維素的食物；（6）避免過多飲酒；（7）少吃過鹹過熱的食物；（8）少吃燒焦的食物；（9）不吃發黴的食物；（10）避免過度日曬；（11）避免過度疲勞；（12）保持個人的清潔衛生。根據不同的防治重點，可選其中的某些要求計算相應的指標。如自動戒菸率，睡前刷牙率等。

普通死亡統計：

（1）普遍死亡率

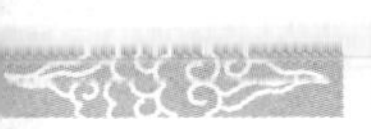

某地某年普通死亡率=該地某年死亡數/該地某年平均人口數×1000（‰）

年平均人口數通常估計為：（上年底人口數+本年底人口數）/2

男（女）性某年齡組死亡率=男（女）性某年齡組死亡數/男（女）性某年齡平均人口數×1000（‰）

（2）年齡組平均人口數參照普通死亡率的估計方法。中國衛生部規定的年齡分組為（〇——，一——，五——，十——，十五——，二〇——，二五——，——八五及以上，共十八組。）

（3）惡性腫瘤死因別死亡率：

某惡性腫瘤死亡率=某惡性腫瘤死亡數/平均人口數×100000（1/10萬）

平均人口數參照普通死亡率的估計方法。資料較完整時，還可計算某惡性腫瘤的性別和年齡別死亡率，以及非腫瘤的死亡率（‰）。惡性腫瘤死亡率是反映腫瘤對社區居民生命危害程度的主要指標。

（4）惡性腫瘤死因構成比及其順位

某惡性腫瘤死亡占總死亡的百分比=某惡性腫瘤死亡數/全死因死亡總數×100（%）

在惡性腫瘤大類中，按構成比從大至小排隊，便獲得其死因順位，死因順位反映某

惡性腫瘤對社區居民危害程度的級別，也是決定社區腫瘤防治工作的重點的主要依據。

(5)惡性腫瘤發病率

某惡性腫瘤發病率=某惡性腫瘤新發病例數／平均人口數×100000（1/10萬）

平均人口數參照普通死亡率的估計方法。資料較完整時，還可以算某惡性腫瘤的性別和年齡別發病率，當腫瘤發病登記制度比較完善、資料較完整時，腫瘤發病率比腫瘤死亡率敏感，尤其適用於病因研究的干預性試驗。惡性腫瘤病率實際意義不大，較少應用。

(6)年齡標準化發病（死亡）率

在實際工作中，經常要將不同時期或不同社區的腫瘤發病（死亡）率進行比較，但年齡構成往往不同，即不具備直接可比性，此時必須首先將總的合計率進行標準化，然後才能比較。

(7)累積率（cumulative rate）

〇至七四歲累積發病率=〇至七四歲每歲發病率相加（1/10萬）

實際工作中可依據年齡組發病率，用加權法近似計算，即：

$$74$$

〇至七四歲累積發病率=$\sum$（年齡組發病率）×（年齡組組距）（1/10萬）

0

式中∑號表示對〇—七四歲各年齡組求和。累積率可作為累積危險度（cumulative rist）的近似值，表示假定無其它死因存在的情況下，一個人在〇—七四歲期間（一生）發生惡性腫瘤的危險度。

累積率還可用壽命標記法更精確地計算，方法參照「生存率」部分。

（8）生存率

某年生存率P1=活滿某一年人數／某年年初人口數

生存概率與生存率只是一字之差，但意義不大相同。某年生存概率（嚴格定義），表示在七年仍存活的機會（可能性）多少，如t=5時s（5）=0.1832，可慣上稱之五年生存率為十八．三二%，表示病人在五年時仍存活的機會（可能性）為十八．三二%，換言之，預期五年之後仍有十八．三二%的病人存活。

社區的生存率分析，一般分別估計某腫瘤的生存率，資料通過隨訪獲得，常用壽命表法計算，若病例數較少則改用乘積極限法（kaplan-meier）計算。生存率的計算方法在有關醫學統計參考書中可找到。

（9）平均壽命

主要指腫瘤對居民平均壽命的影響程度，即去腫瘤死因之後居民的預期壽命可延長

多少年，用編制去某死因壽命表方法計算。

標準化率消除了年齡構成的影響，可用於不同人群之間的比較，但它不能反映當地的實際水準，意義抽象而帶來諸多不便。平均壽命不但消除構成的影響，而且可反映當地實際水準，意義直觀，因而得到廣泛的應用。平均壽命的計算方法在有關的醫學統計參考書中可找到。

國家圖書館出版品預行編目(CIP)資料

腸道抗癌力：中西醫大腸腫瘤防治錦囊 /
李岩、李春華作.-- 第一版. --臺北市：
樂果文化, 2013.02
冊；　公分. -- (治癌中醫；8)
ISBN 978-986-5983-30-7(平裝).

1.大腸癌　2.中西醫整合

415.569　　　　101026242

治癌中醫08
腸道抗癌力—中西醫大腸腫瘤防治錦囊

作　　者 / 李岩、李春華
編　　者 / 王艷玲、李春華
責任編輯 / 廖為民
行銷企畫 / 張雅婷
封面設計 / 上承文化有限公司
內頁設計 / 上承文化有限公司

出　　版 / 樂果文化事業有限公司
讀者服務專線 / （02）2795-3656
劃撥帳號 / 1604621-1 紅螞蟻圖書有限公司
印 刷 廠 / 卡樂彩色製版印刷有限公司
總 經 銷 / 紅螞蟻圖書有限公司
地　　址 / 台北市內湖區舊宗路二段 121巷19號（紅螞蟻資訊大樓）
電話：（02）2795-3656
傳真：（02）2795-4100

2013年2月第一版　定價 / 360元　ISBN：978-986-5983-30-7